若杉ばあちゃんの
伝えたい食養料理

若杉友子　若杉典加

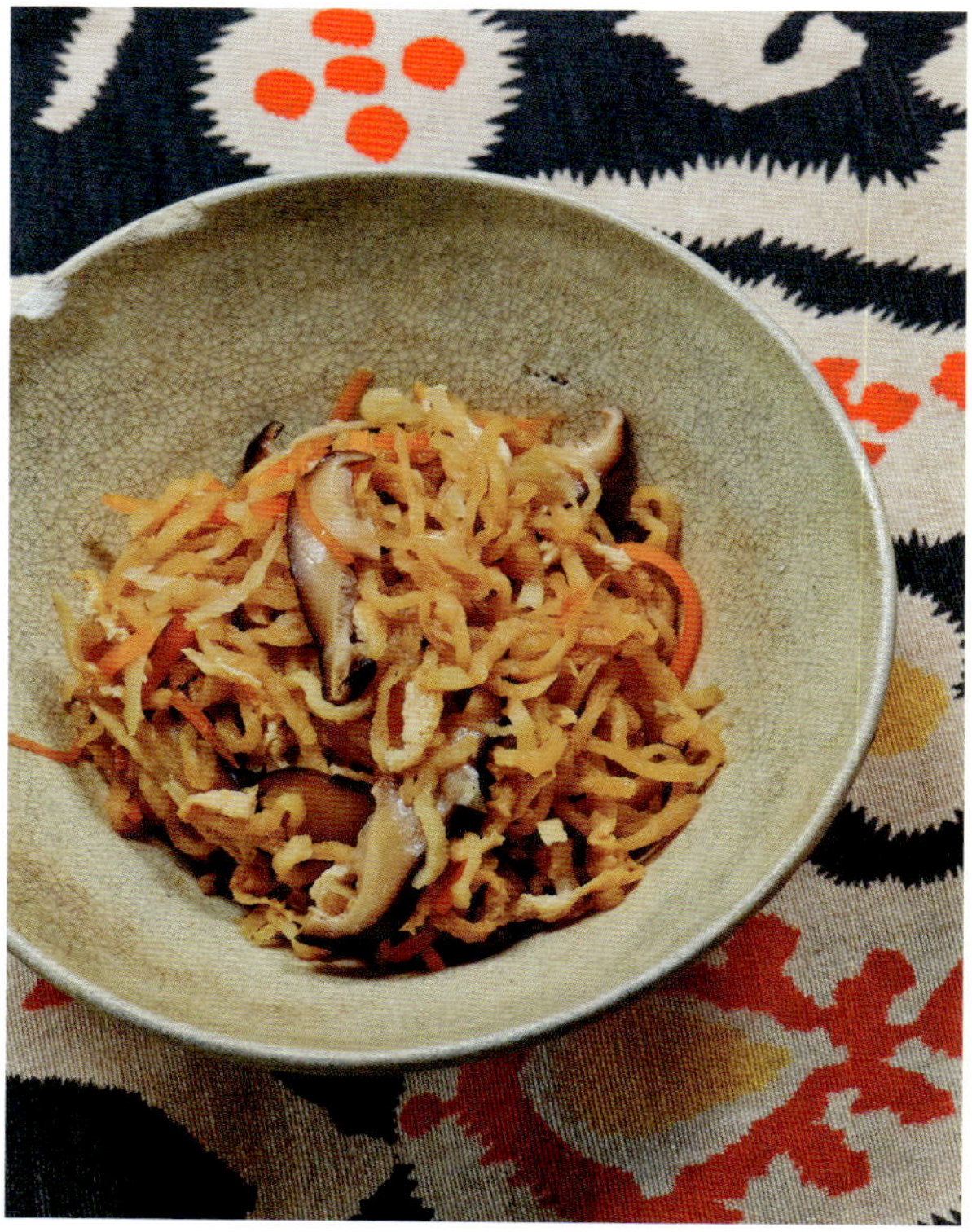

目次

あえもの・漬物

汁もの・めんもの

若杉ばあちゃんの手当て法

手当て法・外用

手当て法・内服

調理を始める前に

・大さじ1 は15mℓ、小さじ1は5mℓ、1カップは200mℓです。
・「ひとつまみ」は三本指でつまんだ量で、「少々」は二本指でつまんだ量です。
・食材は旬のもので、無農薬・無肥料のものが理想的です。調味料は、原料にこだわって、昔ながらの製法で作られたものを使用しましょう（オススメの商品をP108で紹介しています）。
・食材を購入する際は、放射能の検査体制が整っている業者からの購入をおすすめします（オススメの食品業者を巻末で紹介しています）。
・放射能汚染が心配される地域で採取するものについては、測定所での放射能測定をおすすめします。

米をしっかり食べなさい

日本人はね、食べすぎで万病をつくっているんだよ。
美食と飽食で、みんな病気の問屋、病気のデパートになっているんだよ。
「癌」という字を見てごらん。
疒（やまいだれ）の中に口が三つあって、その下に山が書いてあるだろ。
「人の3倍、3人分、山のように食べていたら、癌になるよ」って、
この字は教えているんだよ。

今の時代、食べものは巷《ちまた》にあふれているけど、まともなものはどこにもないでしょう。
日本人は、昔から米を食べて心や体をつくってきたんだ。
だから、米をしっかり食べなきゃいけない。
パンやパスタを主食にして生きてたら、体が弱って腑抜けの腰抜けになっちゃうよ。
精気もなけりゃ覇気もない。だから、今の人間は魅力がないんだよ。

白米は文字通り「粕《かす》」だから、栄養もなければ陽性のパワーもないんだよ。
毎日の主食には、玄米や、玄米に近いくらいに精米した三分づき米がいいねぇ。
寿命の長い血液ができるし、それで病気の人が救われている。
ただし、よく噛むこと！　噛む、噛む、噛む、噛む!!

それから、おかずはあれこれたくさん作って食べないほうがいいよ。
栄養過多になるし、陰陽バランスだってくずれるんだよ。
塩気がきいたちょっとのおかずで、米をしっかり食べていたら、
快食・快便・快眠・快調で、疲れない体になるからね。
病気が逃げて、治った人がいっぱいいるんだよ。

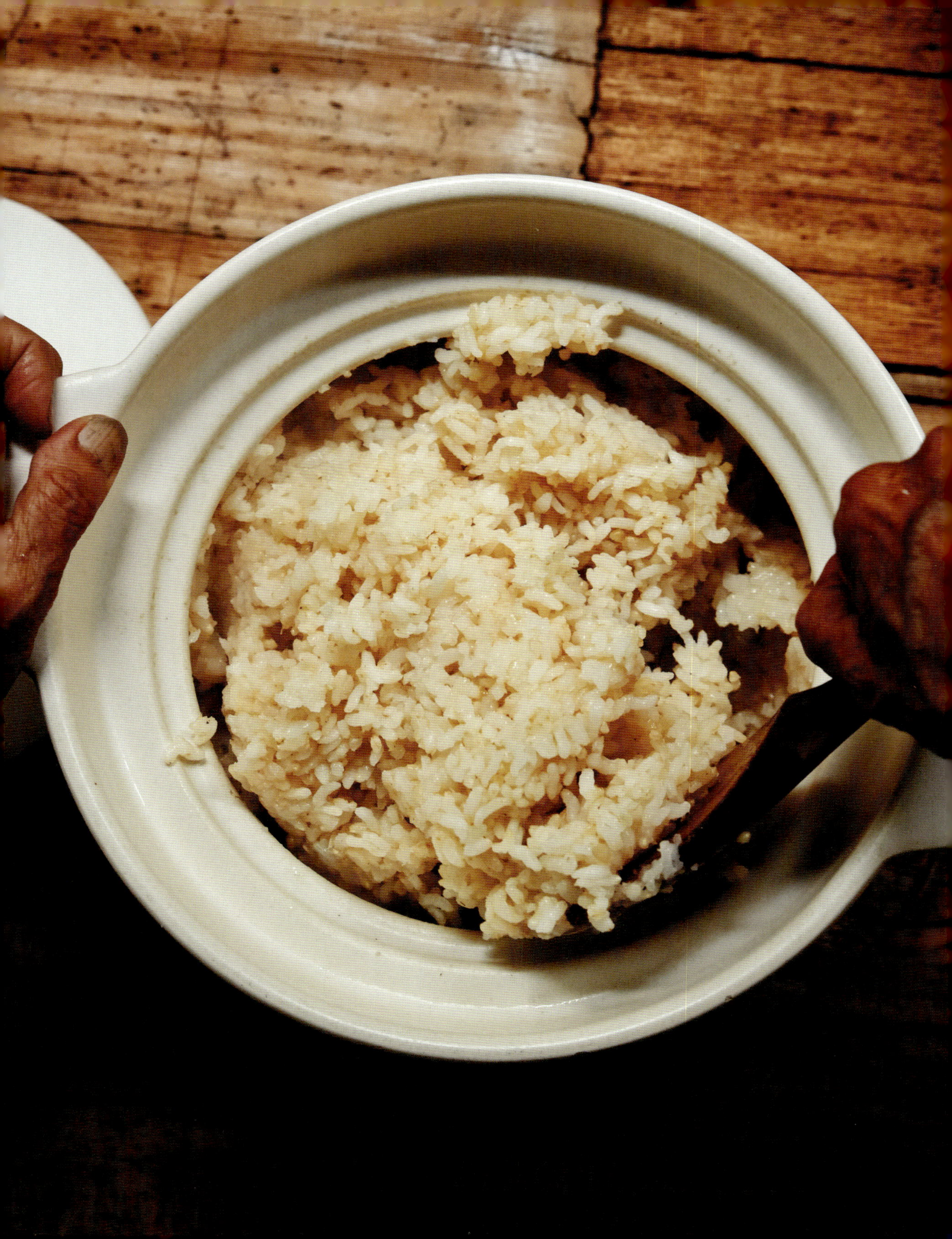

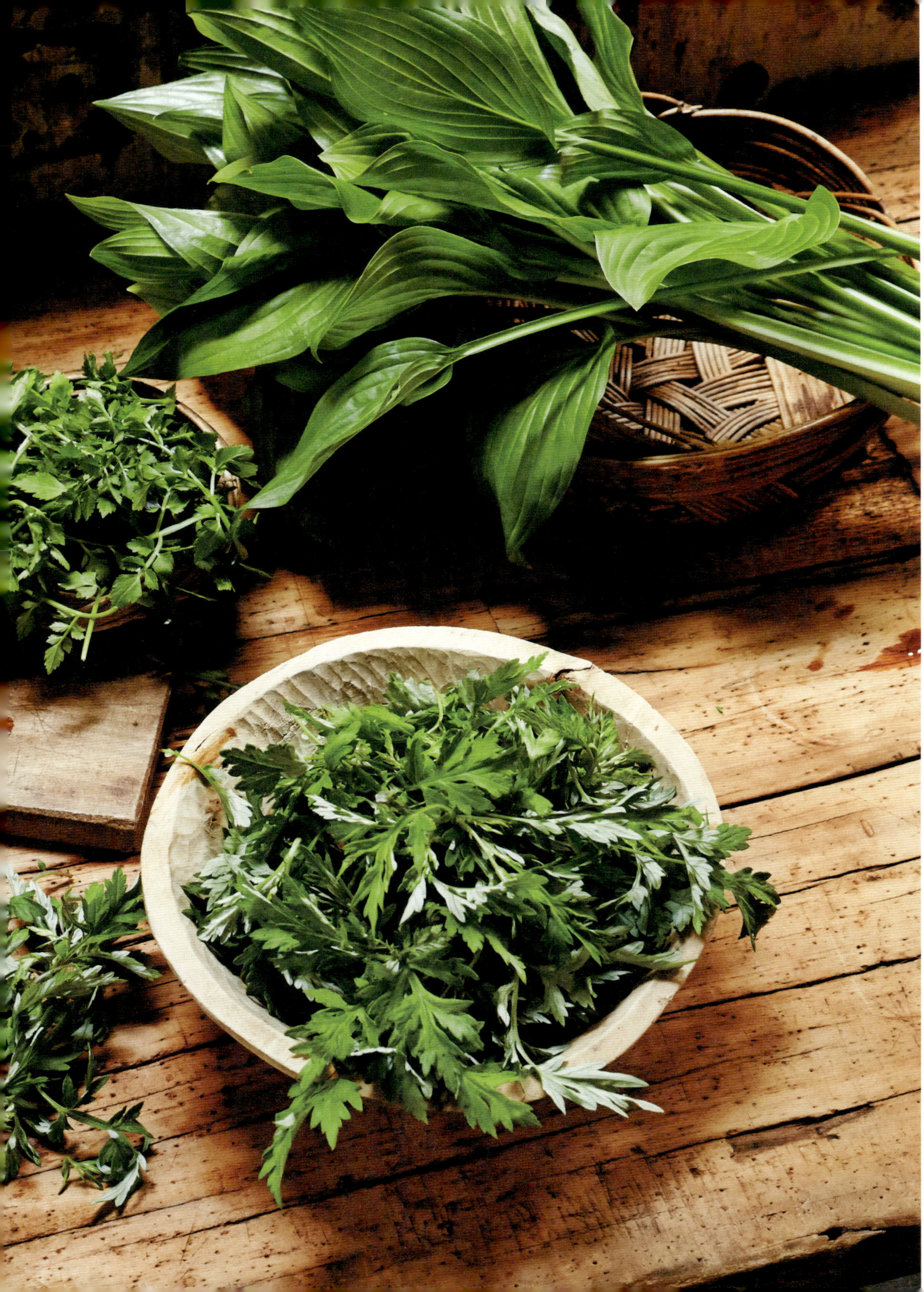

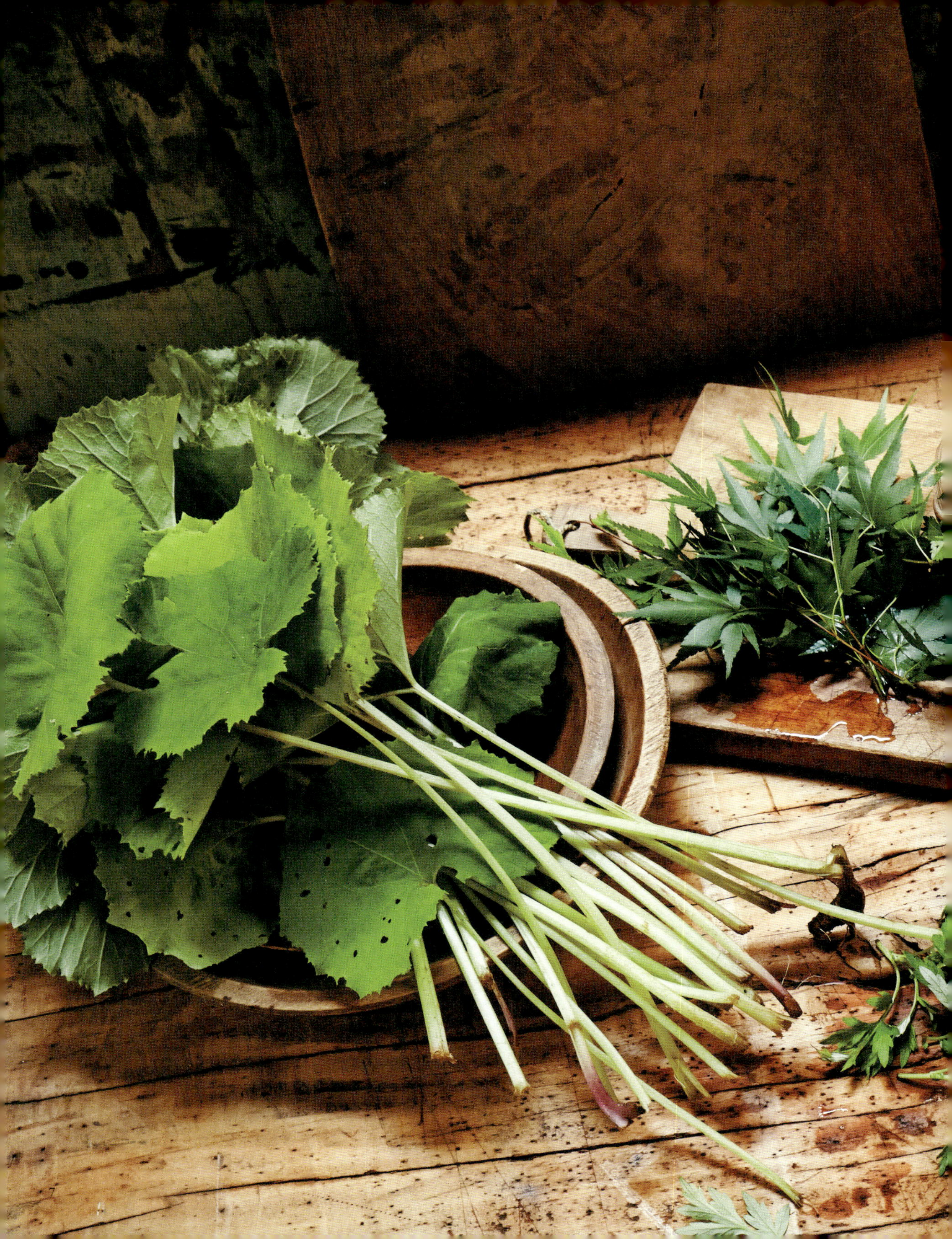

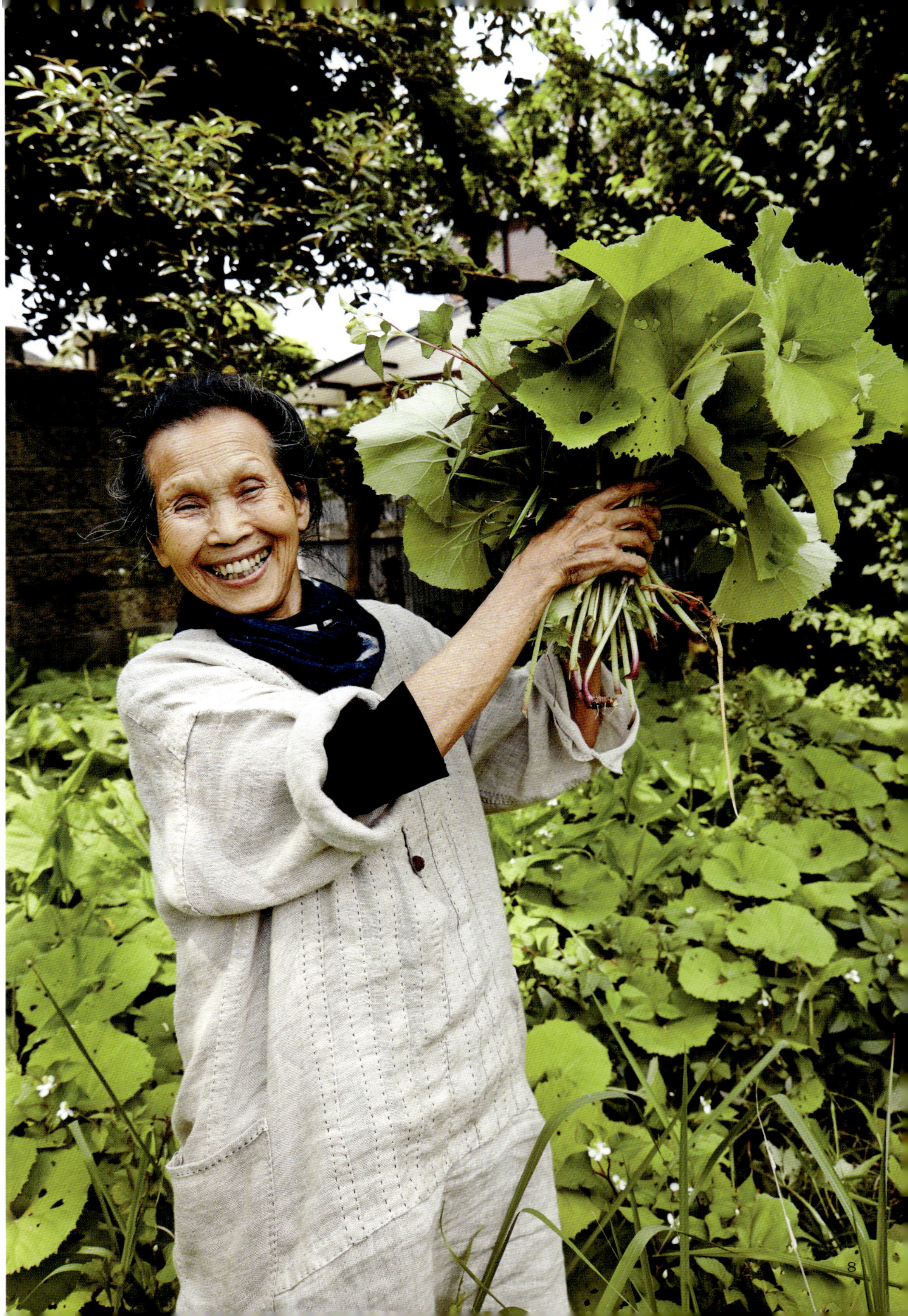

野草は生命力の塊だよ

人間が種をまいたり球根を植えたりしなくても、野草は時期が来れば毎年必ず自然に生えてくる。

一滴の水を与えなくても、一粒の肥料を与えなくても、勝手に心地よい場所をみつけて繁殖する。

えらいだろう。

まさに、生命力の塊。これぞ、天が与えてくれた恵みの食べもの、
神様が作られた神の化身だよ。

これを知らないで食べずに死んでいくなんて、もったいない話だねぇ。


よもぎには浄血作用や造血作用、止血作用があるし、つくしはカルシウムがいっぱい。

のびるは卵や肉の毒消しになるし、ふきは魚の毒消しをする。

たんぽぽの葉の苦味は弱った心臓を癒すし、はこべは歯周病の特効薬で、母乳の出をよくする。

どうだい、草っていいことずくめでありがたいだろ。

今まで雑草だと思っていた野草が、大地の宝物に見えてくるよ。


みんなが普段食べているのは、ビジネスで育てられたバケ学の野菜。

Ｆ１という次の世代に命をつなげない種で育ち、子孫も残せない。

ハウスや水耕栽培で育った野菜、化学肥料や有機肥料で太らせたメタボ野菜。

こんな野菜を食べていたところで、元気になれといわれたって無理な話だね。

だから、野草なんだよ。天災や、経済がおかしくなって
物が買えない事態になっても、野草を知っていれば生きられる。
でもね、正しくアク抜きして食べなきゃ体を壊すよ。
この本でしっかり学び、
野草のパワーで自分の心と体をパワフルにして
生きていってほしい。

減塩は大まちがい！「適塩」が大事

「健康のためには、塩分を控えなければならない」

そう思っている人が、日本中になんと多いことか。

食べてもおいしくないのに、体にいいと思って薄味のおかずを食べているなんて、おかしいよ。

その結果、体は冷えてゆるんで、元気もないし、やる気も起きない。

体がすっかり冷えきって、「陰性状態」になっているのさ。

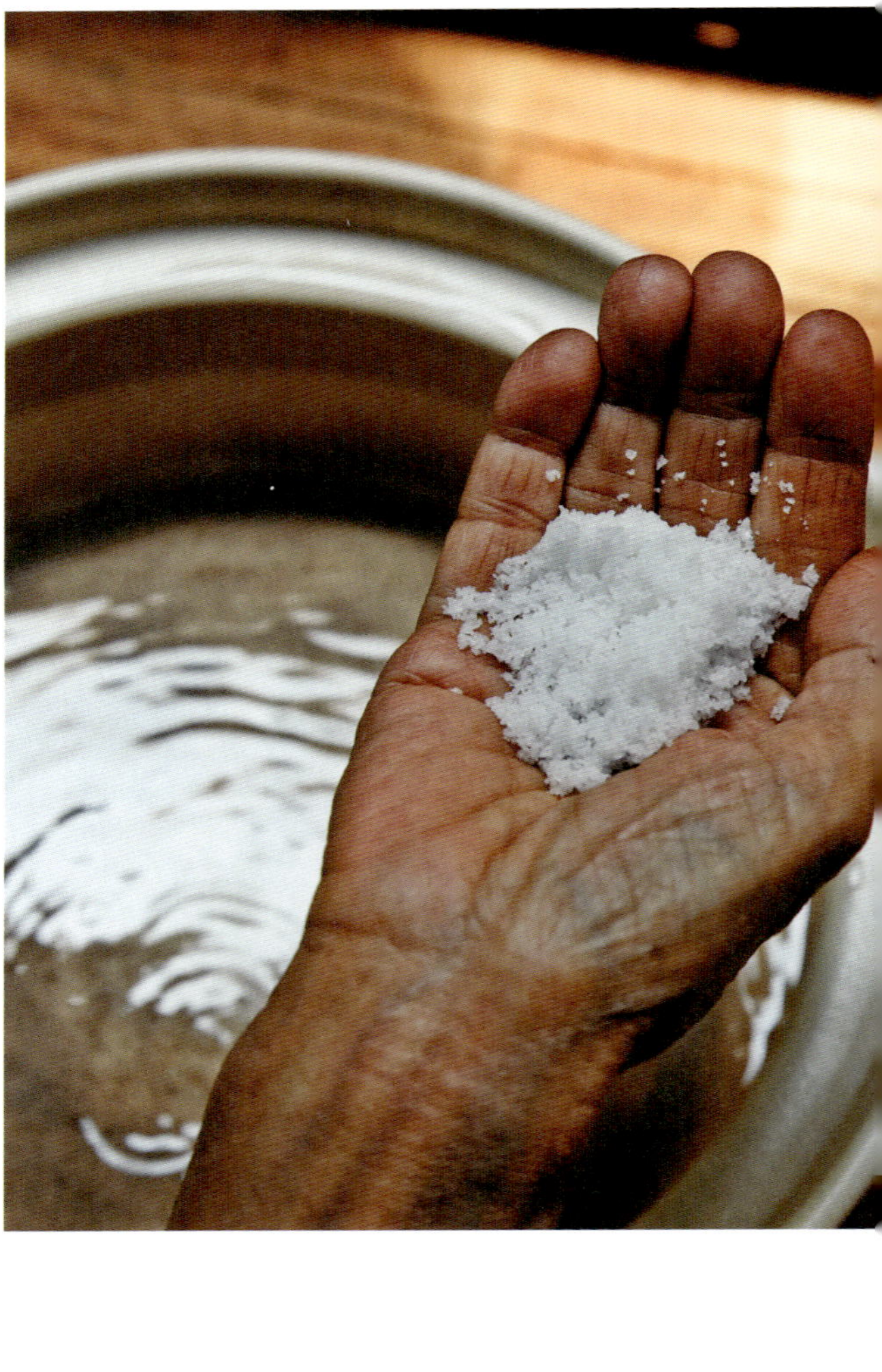

「陰」は冷やす、ゆるむ、拡散する遠心のエネルギー。

「陽」は温める、締まる、収縮する求心のエネルギー。

塩はナトリウムという陽性な元素でできていて、締める力と温める力が強く、体の救世主なんだよ。

自分の体に合った塩分、つまり「適塩」が体に入れば、
血液も細胞も内臓も引き締まって、活発に動くよ。

足りなければ、だらんとゆるんで、動きは鈍くなり、働きが悪くなって活力も意欲もなえ、
人生を棒にふることになってしまうよ。

大事なのは「適塩」。「うまい！」と感じる塩加減。これは、一人ひとりに備わった本能なんだよ。

塩は造血を促し、体温を上げ、抵抗力をアップさせる。
胃も腸も心臓も、塩で動くんだ。塩が足らないと、
ますます体は悪くなって、認知症にもなりかねないよ。
健康のためを思って減塩するなんて、本末転倒！

塩をいったん植物に抱かせ、
時間をかけて有機化したもので塩分をとるのが、いちばん安全。
みそやしょうゆ、梅干し、たくあん、ぬか漬けのような漬物のことだよ。
最近、自分でみそを造ったり、グループでしょうゆ造りをしている若い子たちが増えていて、
ばあちゃんはうれしいよ。
それから、料理に使う塩は、ミネラルを含む自然の塩ならいいと思っている人が多いけど、
その中でもニガリの少ないまろやかな味の塩を探してちょうだいよ。
塩のニガリが右の腎臓をかたくして、腎硬化症になるから、それも怖いよ。
体も老化させるからね、本当にいい塩を選んでおくれよ。

海藻の常食で、病気知らず

昆布、わかめ、ひじき、あらめ、くろめ、板のり、ふのり、青のり、磯のり、めかぶ、
もずく、とろろ昆布、がごめ昆布、寒天……。海藻って、いっぱいあるだろ。
日本は海に囲まれた国だから、昔からたくさんの種類の海藻が一年中食べられてきた。
海藻にはミネラルが多く、塩気も多い。ナトリウムが多くて陽性なんだよ。
海藻が育つのは塩気を含む海水の中だから、海の滋養をたっぷり含んでいるんだよね。

カルシウムが多く含まれることにも注目したいね。
子どもの骨を強くしたいとか、高齢者の骨粗鬆症《こつそしょうしょう》を防ぎたいなら、
牛乳やちりめんじゃこ、カルシウム剤でカルシウムをとらないで、
海藻や植物性のものでとってほしいんだ。
ひじきと干したけのこ、ひじきと切り干し大根の取り合わせで
食べると、体が自前でいい骨をつくるって知ってるかい？
牛乳は人間にとって異種タンパクなんだから、
アレルギー体質をつくるだけだよ。

海藻には、体にため込んだ毒素を吸着して排出する力もある。
毎日食べていると、血液がだんだんとキレイになってくるよ。
高血圧や脳卒中の予防にもいいね。

海から陸揚げされた昆布は、日に干されてかたく縮まり、真っ黒になるよね。
海の塩気におてんとうさんの陽性エネルギーが加わって、パワー倍増さ。
この昆布を土鍋で水に一晩つけて、旬の野菜や野草を具にして、
わかめを入れてみそ汁を作ってごらんよ。体の内側から活力がわいてくるよ。
昆布のつくだ煮とか、磯のりやめかぶを使ったあえものを、
ジャンジャン食べていれば病気知らずの体になること請け合い。
海藻を常食している人間から、病気のほうがしっぽを巻いて逃げていくよ。

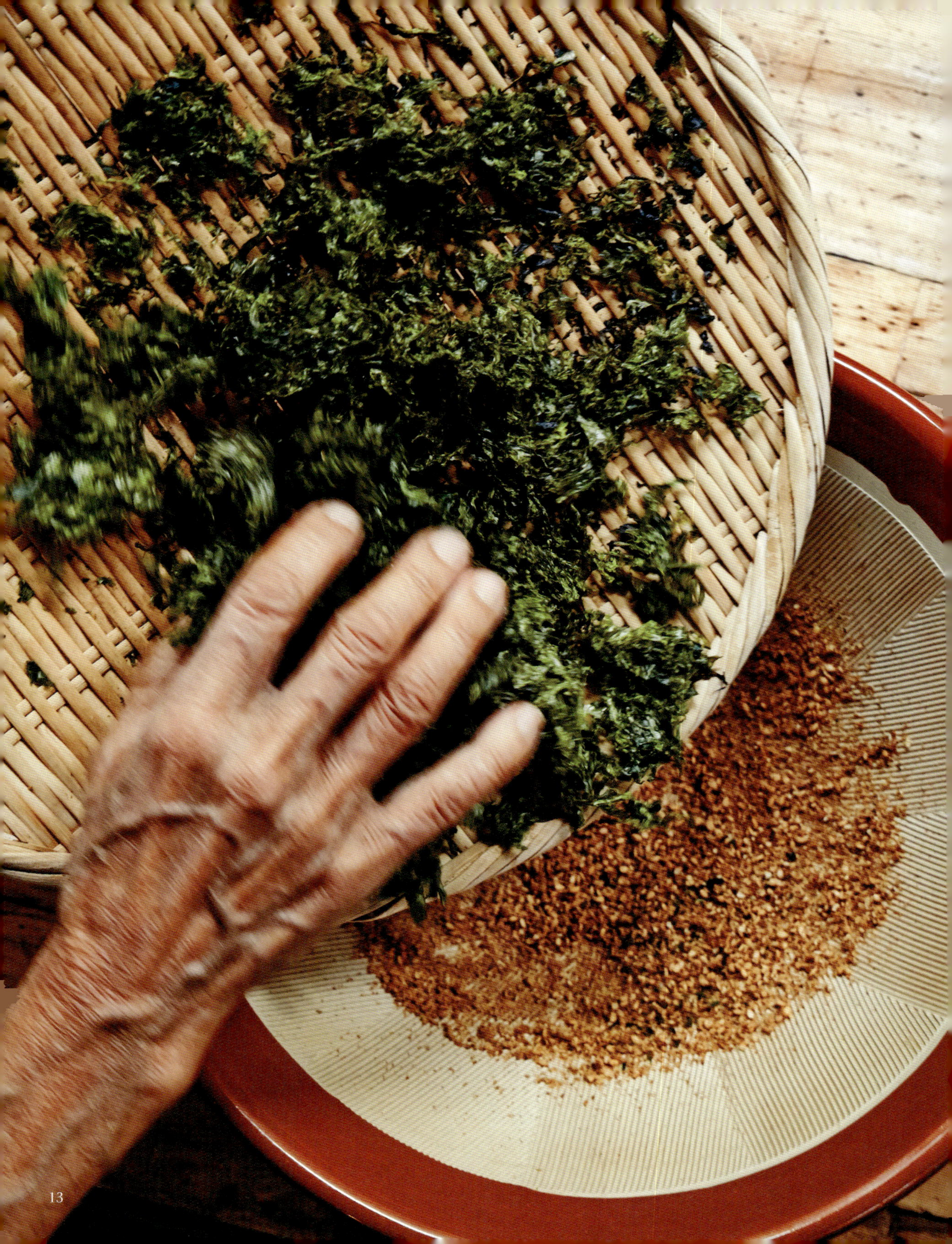

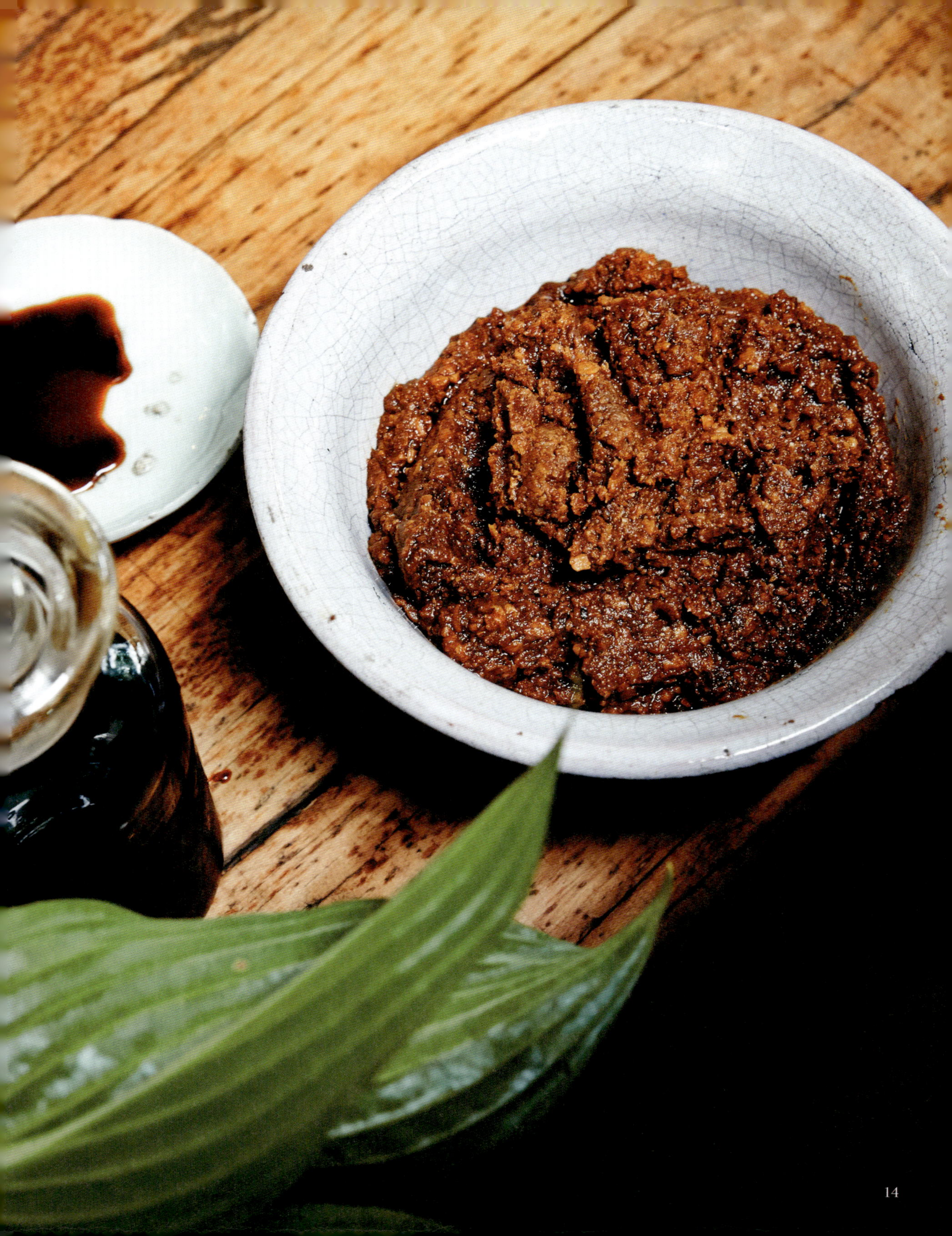

本物の調味料は
サプリメントだよ

ばあちゃんが使う調味料は、塩、みそ、しょうゆ、
酒、みりん、酢、梅酢、ごま油、菜種油だけ。
ソースやマヨネーズ、トマトケチャップ、
ドレッシングなんて、使わないよ。
それだけの調味料でおいしく料理して、元気に暮らしてる。

はっきり言って、調味料にはこだわってるよ。
塩はニガリの少ないものを選び、その塩を使ってみそとしょうゆを仕込み、
3年以上ねかせてから使っている（写真はばあちゃんの手造りみそと、典加《のりか》の手造りしょうゆだよ）。
酒は米と麹と水だけで造られた純米酒、みりんも米と米麹、米焼酎だけで造られた本みりん、
酢も米だけで造られた純米酢にしているよ。
梅酢は、自家製の梅干しを漬けるときにできたもので上級品。

油は、酸化しにくいごま油と菜種油だけ。

いろんな油のブームが次々と来るけど、昔の日本人が使っていないものは使わないよ。

どれもこれも、下級品で陰性だからね。

一般に出回っている油には、注意したほうがいいよ。

薬品でごまの皮を溶かしたり、油を抽出するのにも化学薬品を使っていたりするからね。

しかも、日本の油の70%は遺伝子組み換え食品が原料になっていて、
本当に日本人の命と体は大丈夫？　って感じだよ。

良質な調味料や油はスーパーに売っているものに比べれば、確かに値がはる。
でもね、いい調味料こそサプリメントなんだよ。
それも、日本人が昔から守り続けてきた食の知恵が凝縮している上等なサプリだ。
外食したり、よけいなものにお金を使うより、
自分の体にしっかり投資して、人生のスイッチを陽性に切り替えよう。

土鍋生活で元気になって、若返ろう！

ばあちゃんが使う鍋は、土鍋と鋳物のフライパン。これだけ！

アルミ鍋やステンレス鍋、ホーロー鍋はとっくの昔に卒業。

ぜんぜん持ってないし、これからも持たないよ。

金属の鍋は、目に見えないけれど、調理のたびに金属溶解を起こしているからね。


なんといっても、土鍋がいちばんだよ。ごはんもおかずも、とびきりおいしくできるんだ。

ゆっくり温度が上がっていくから、素材の甘味が引き出されるんだよ。

なのに、早く煮えるおしゃれな金属鍋が人気だね。

圧力鍋は高圧で高温にするために栄養が破壊されるのに、早く煮えるから重宝がられる。

なんでもかんでも、ファスト、スピードの時代なんだよ。


でもね、玄米を圧力鍋で炊いたら、ビタミンB_1が破壊されるよ。

ごはんが酸化しているから、胃もたれして消化に悪いし、病気も治らない。

そういうものを毎日食べていたら、血液が酸化して、老化が進むよ。

圧力鍋で炊いた玄米を食べ続けて、白髪になった人も多いからね。

一方、土鍋炊きに切り替えて、白髪が治った人もたくさんいるんだよ。

土鍋生活に切り替えてごらん。自分が変わり、家族が変わってくる。

本当なんだよ。

鋳物や鉄の厚いフライパンはちょっと重いけど、
こればっかりは手放せないね。
これを使うと炒めものや焼きものが、ひと味もふた味もウマくなる。
薄くて軽いペコペコのフッ素樹脂加工のフライパンは、
素材を入れたとたんに陰性になり、有害物質が発生するから味も悪くなるし、体にも悪いよ。
鋳物や鉄製フライパンは鉄分補給にもいいから、貧血の人には特にオススメだよ。

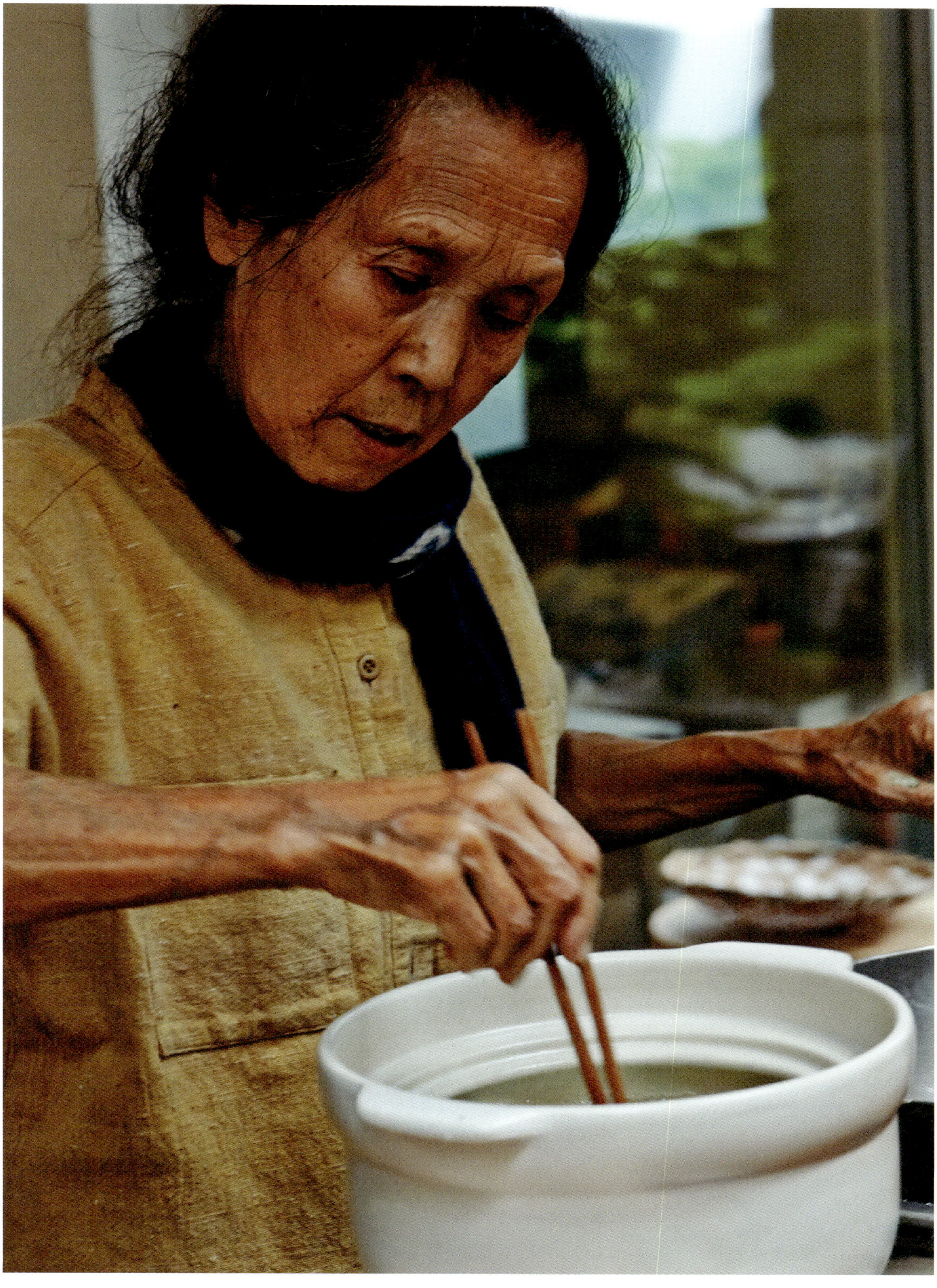

食養は「陰陽」を知ることから

体を冷やし組織をゆるめる「陰」と、温めて締める「陽」

　食べものにはね、体を冷やすものと温めるものの二つが必ずあるんだよ。体や組織をダラーッとゆるめるものと、キュッキュッと締めるものがあるし、食べると血液が壊れるものと、血液をつくるものがある。この二つを知ると、人生は絶対変わるよ。健康で幸せに生きたかったら、食養のもとになっている「陰陽」を勉強しないともったいないね。

　体を冷やすもの、組織をゆるめるもの、血液が壊れるものは、「陰」の遠心力が働いているんだよ。「陰」とは中心から外に向かって逃げるエネルギーで、広がり、ふくらみ、上昇し、体の中心からゆるんで冷えて弱る性質がある。だから、陰性のものは大きくなって、背が高くて、柔らかいんだよ。カリウムという元素が多く含まれているから怖いもの、と覚えてちょうだいね。この元素がナトリウムを体外に排出させ、体を冷やす原因になっているから。

　体を温めるもの、組織を締めるもの、血液をつくるものは、「陽」の求心力が働いているんだよ。「陽」は外から中心に向かって入ってくるエネルギーで、集まり、縮まり、下降する性質がある。だから、陽性なものは小さくて、背が低くて、かたいんだよ。こっちはナトリウムが多くて、これが体を温めるんだよ。それから、炭素は極陽性の温める元素と覚えておいてね。

　食物を陰陽の基準で並べた陰陽表を20ページに載せているけど、「陰」の代表は砂糖で、「陽」の代表は塩。

　以前、食養を実践している静岡の医者が実験したことがあるんだよ。健康な人の血液を取り出してガラスの上にポトンと置き、砂糖水をかけて顕微鏡で見たら、赤血球がバタバタと破壊されて溶けていったんだって。今度は、病気の人の血液をガラスの上に置いて塩水をかけた。赤血球は縮まって、血液の状態が正常に戻ろうと動き始めたと教えてくれたよ。砂糖は破壊のエネルギーが強くて、塩は再生に働いて、赤血球をつくるんだよね。

　たとえば、歯周病で歯茎がゆるんで歯がグラグラしている人。これは、組織がゆるんで壊れかけているんだよ。砂糖をたくさんとって、体を陰性にしてしまったんだろうね。こういうときは、歯茎を締めなきゃいけないから、陽性な塩でみがいたり、はこべの黒焼きに焼き塩を混ぜたの（Ｐ１００）をなすりつけたりするんだよ。黒焼きは極陽性の炭素なので、ゆるんだところが締まってよくなるから、やってみてごらん。

　陰陽を身につけると、どんな事態でも、こうやって対処ができるってことさ。

陰陽バランスのとれた「中庸」を目指して料理しよう

「陰」は左回転で、遅い回転。「陽」は右回転で、速い回転。ネジ回しと同じなんだよ。右に回せば締まって、左に回せばゆるんで抜けるだろ。

　これは、桜沢里真さん（マクロビオティックの創始者・桜沢如一氏の夫人）から教えてもらったんだよ。ご著書にサインしてもらったときに、右回転で書かれて、「この世はすべて回転の渦ですよ。宇宙はすべて回転の動き。人間の体の指紋も頭の渦巻きもすべて回転、循環しています」と教えてくれた。

　そのときに、「料理するときも、右回転にすればいいんだ」って直感して、それから炒めるときもあえるときも、右回転で混ぜることにしたんだよ（P23）。右回転で混ぜれば陽性なウマイ料理になるけど、左回転で混ぜれば陰性なマズイ料理になる。ばあちゃんのおまじないだけどね、実際に比べてみたらいい。

　でも、陽性がよくて陰性が悪いのではないよ。陰陽は必ず比べる相手があるので両方が大事だよ。そして二つの調和も大事だからね。陰陽バランスのとれた「中庸」を目指しておいしい料理にするんだよ。

　そもそも料理とは、野菜の「陰」に陽性エネルギーの火（熱）と調味料（塩）の陽性を使って、中庸にする仕事。野菜は穀物より陰性が強いからね。野菜を陽性化する方法は、「右回転・塩を加える・熱を加える」のほかに、「圧力をかける・干す・時間をかける・アクを抜く」という方法があるよ（詳しくはP22）。

　中庸な食事さえしていれば、体は健康を維持できて、心は落ち着いて穏やかでいられるんだよ。食品全般の中で中庸に位置するのは、米。だから、ごはんを主食にして、みそ汁と漬物、野菜や野草、海藻のおかずといった食事をしていると、だんだん体調もよくなって、陰陽調和がとれて、病気知らずの体になってくれるからありがたい。

　そのためには、おかずの食べすぎはやめること。中庸からどんどんずれていくからね。ごはん7に対しておかず3にして、塩気のきいた、ごはんが進むおかずを作って、お米をしっかり食べる生活に切り替えてごらん。1か月もしないうちに、体も心もパワフルに変わってくるよ。

　食事を変えて改善した体験をした人は、全国にたくさんいるからね。陰陽のネジ回しを活用して、食養で体を元気に立て直してちょうだいね。

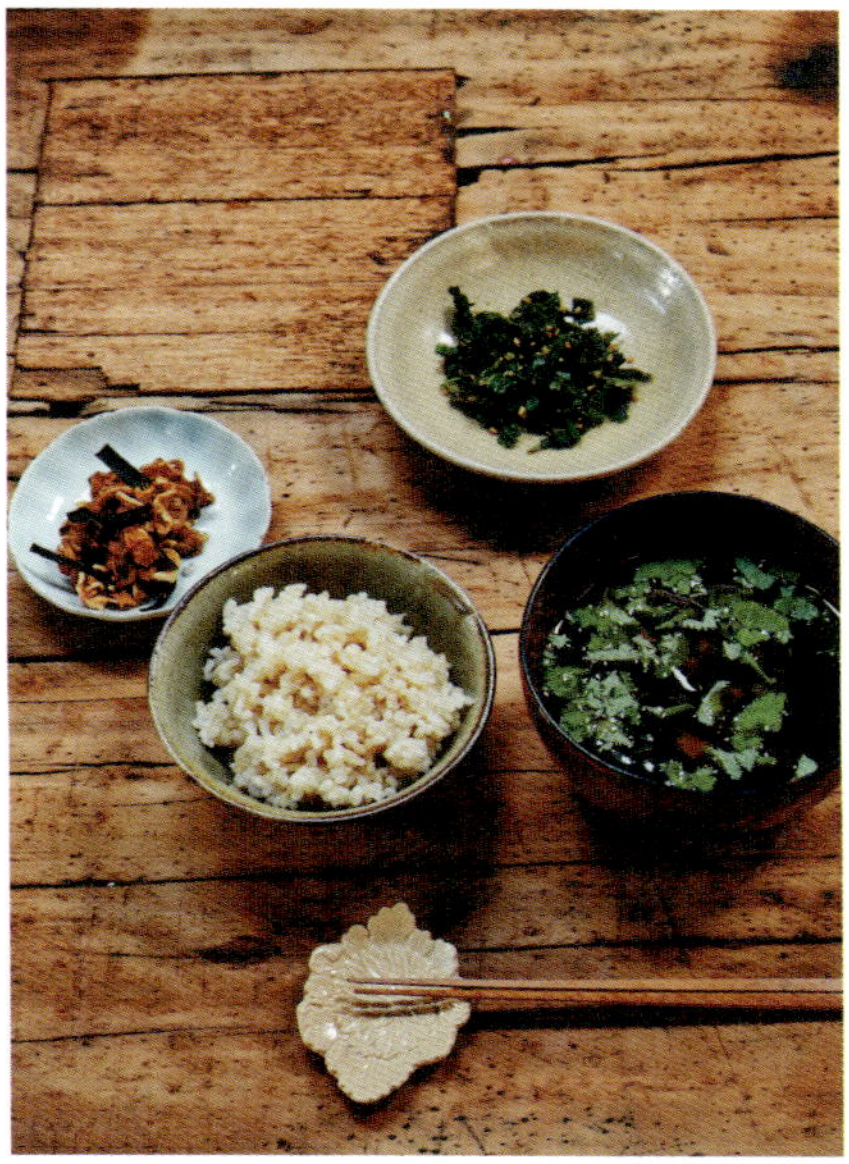

献立見本

三分づき米ごはん（P28）、三つ葉とわかめのみそ汁、大根のハリハリ漬け（P78）、いのこづちのごまあえ（いのこづちを塩ゆでして水に20分さらし、いってすった黒ごまとしょうゆであえる）。ごはんとおかずのバランスはこれくらいに。

表の見方

◉常に食べてよいもの。
　または、旬のときにとってよいもの。
●食べてもよいが、調理法や食材の取り合わせによって陰陽バランスをとって食べること。
▲旬のときに限り、気をつけて少量食べるもの。
　療養中の人は絶対に避けること。
×とらないほうがよいもの。

体を温める、しめる、縮める力

ナトリウムが多い。／収縮性と求心力のエネルギーで働く。／水分が少ない。かたい。／煮るのに時間がかかる。／寒い気候・寒い時季・寒い土地でとれる。／ゆっくり育つ。大きくならない。／細い葉、ギザギザの葉、小さい葉。地下でまっすぐ下に伸びる。／地上で横にはう。／暑い。夏。熱。火。

陽性

中庸（Na:K=1:5〜7）

黄	橙	赤		赤外線
甘い（でんぷんの甘み）	塩辛い	苦い	渋い	
	薪	炭		太陽
土鍋		鉄鍋	砂鉄鍋	圧力鍋

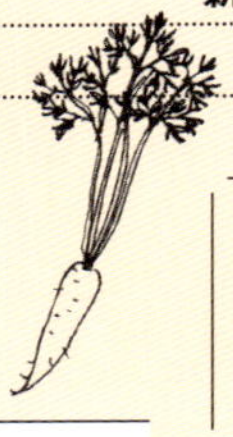

◉玄米　●きび　●そば
●あわ　●ひえ
●もちきび
●もちあわ　●玄米焼きおにぎり

＊なす、じゃが芋、ピーマン、トマトは極陰性なので、7〜8月で、自然栽培または自然農法の路地ものに限り可。ただし、調理法や取り合わせに気をつけ、療養中は絶対に避けること。

肉類・乳製品

×牛肉　×牛乳
×豚肉　×チーズ
×鶏肉
×ハム・ソーセージ
×ベーコン
×卵

●にんじん　◉たんぽぽ（根）　◉じねんじょ
●ごぼう　◉山ごぼう
●大根
●れんこん　●ゆり根

＊野菜や野草を天日で干すと、陰性が少しやわらぐ。

魚介類

〈川魚〉
●鯉
▲フナ
▲ヤマメ
▲マス
▲アユ
▲ウナギ

〈近海の魚介〉
▲タイ　▲サケ
●カキ・シジミ・アサリ・ハマグリ・アオヤギ
▲エビ　▲イワシ　×ジャコ　●ウニ
▲カニ　▲サンマ　×煮干し　●クラゲ
▲アナゴ　▲アジ　▲カツオ　●ナマコ
▲白身魚　×赤身魚　▲サバ

〈遠海の魚〉
×イルカ
×クジラ
×マグロ
×ブリ
×深海魚

※養殖の魚は禁！　天然の新鮮なものを。

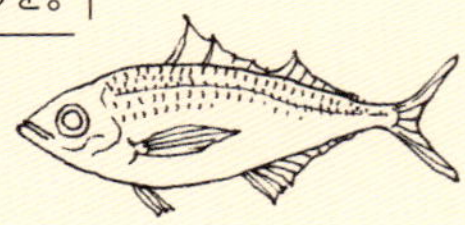

〈その他〉
×干もの
×みがきにしん
×鮭のハラス
×丸干し
×ちりめんじゃこ
×煮干し
×アジの開き
×めんたいこ
×かずのこ
×すじこ

●昆布　●わかめ
●坂のり　●ひじき
●磯のり　●あらめ
●青のり
●ふのり
●天草
●根昆布

●三年番茶　◉かわらよもぎ茶　◉梅しょう番茶　◉たんぽぽコーヒー
●おおばこ茶　◉朝鮮にんじん茶
●はと麦茶　●黒焼き玄米茶
●ハブ茶

＊輸入食品、冷凍食品、添加物を用いた加工食品、インスタント食品、農薬使用の作物、ハウス栽培や水耕栽培などの不自然なものは避ける。

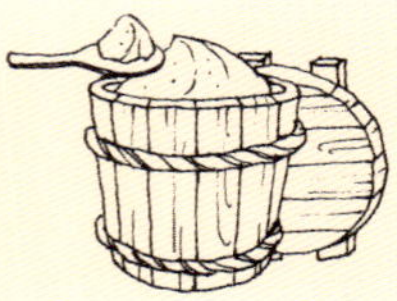

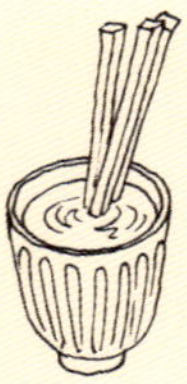

◉ごま塩　◉しょうゆ　◉たくあん（古漬け）　◉自然海塩（ニガリが少ないもの）
◉みそ　●みそ漬け
▲浅漬け　●らっきょう漬け　◉梅干し　●しょうゆ漬け　×精製塩
※一年物は×。三年物は◉。
◉葛粉

陰性

体を冷やす、ゆるめる、広がる力

カリウムが多い。／拡散性と遠心力のエネルギーで働く。／水分が多い。柔らかい。／早く煮える。煮えると柔らかくなる。／暑い気候・暑い時季・暑い土地でとれる。／スピーディに育つ。／大きくなる。背丈が高くなる。／広がった葉、大きい葉。／地上でまっすぐ上に伸びる。地下で分裂する。／寒い。冬。水。氷。

若杉流食べものの陰陽表

紫外線　紫　藍　青　緑

えぐい　辛い　酸っぱい

電気　ガス　れんたん

電子レンジ・電磁調理器（IH）　アルミ鍋　ホーロー鍋　ステンレス鍋

穀物

×イーストパン　▲天然酵母パン　▲白米もち　×白米　●そうめん　●胚芽米　●玄米もち

●とうもろこし　●大麦　●よもぎもち　◉雑穀もち

▲炭火雑穀パン　●小麦　●うどん・パスタ　◉国産そば（めん）

×インスタントラーメン　●はと麦　●小麦グルテン粉

野菜・野草

▲しいたけ　×紫キャベツ　▲さつま芋　●きゅうり　●小松菜　◉ふきのとう　◉ふき　●かぼちゃ

×マッシュルーム　×紫玉ねぎ　▲里芋　●大和芋　●春菊　●せり　◉よもぎ　●玉ねぎ

×えのきだけ　×つる菜　×アスパラガス　▲長芋　●ふき　◉たんぽぽ（葉）　●まこもたけ

×じゃが芋　▲チンゲン菜　●ゴーヤ　●のびる　●うど

▲なす（露地物7～8月可）　×セロリ　×二十日大根　×ほうれん草　▲キャベツ　●はこべ　◉あざみ

▲トマト　×ピーマン　▲夏大根　●白菜　●よめな　●おかひじき　◉つくし

▲たけのこ　×パプリカ　×レタス　×ブロッコリー　●天然みつば　●かぶ　●のかんぞう

×もやし　×水耕みつば　●ねぎ　●クコ（葉）　●きくらげ

×わらび　×貝割れ大根　×間引き大根　●にら

果物

×バナナ　×ぶどう　×桃　●すいか　●野ぶどう　●りんご

×パイナップル　×メロン　×梨　●みかん　●いちご

×いちじく　×びわ　▲さくらんぼ

×キウイフルーツ　×外国産オーガニック・ドライフルーツ　▲柿　●きんかん　●桑の実

×生ジュース（果汁）　●まくわうり　●野いちご

海藻

●ところてん

●寒天

●ふのり

●めかぶ

●青のり

豆類

×豆乳　▲豆腐　●うずら豆　▲油揚げ　●あずき　●黒ごま

▲きな粉　×納豆　▲がんもどき　▲ピーナッツ　●金ごま

×大豆　●黒豆　×枝豆　▲高野豆腐　●えごま　●白ごま

飲みもの

×ウイスキー　×コーヒー　▲ビール（無添加）　×どくだみ茶　●日本酒（純米酒）　●麦茶

×ワイン　▲焼酎（無添加）　×発泡酒　×ハーブティー　▲紅茶　●まこも茶

×清涼飲料水　▲甘酒　×緑茶　▲茎茶（緑茶）

×サイダー　×炭酸ジュース　×抹茶

薬味・香辛料

▲生わさび　▲にんにく　▲からし

×粉わさび　●七味とうがらし　●しょうが

▲こしょう　▲カレー粉　▲みょうが

▲かんずり　▲ゆずこしょう　●青じそ

木の実

▲ぎんなん　▲松の実

●鬼ぐるみ　◉栗

●とちの実　●クコの実

●どんぐり　×外国産オーガニック・ナッツ類

油・調味料・その他

×人工甘味料　×ポテトチップス　●米飴　×マーガリン　×千枚漬け

×白砂糖　×アガベシロップ　×かりんとう　▲みりん　×使用済み揚げ油　×バター　×ピクルス

×合成酢　×メープルシロップ　×ドーナッツ　×オリーブオイル　◉ごま油　◉つばき油

×黒糖　×はちみつ　×カステラ　▲ノンシュガーソース　×紅花油　◉菜種油　●ごまペースト

×てんさい糖　×三温糖　▲ノンシュガートマトケチャップ　×大豆油

×片栗粉　▲醸造酢　×ラード（豚脂）・ヘット（牛脂）

食材を陽性化する調理法

前ページの陰陽表でわかるように、野菜はカリウムが多く、穀物よりも陰性。根菜より葉物は陰性、芋類はもっと陰性で、水分の多い夏野菜はさらに陰性が強くて体をうんと冷やすよ。また、野草はアクをもっていて、陰性が強いよ。

これらを中庸に近づけるためには、次にあげるような調理法で陽性化する必要があるんだよ。

熱を加える

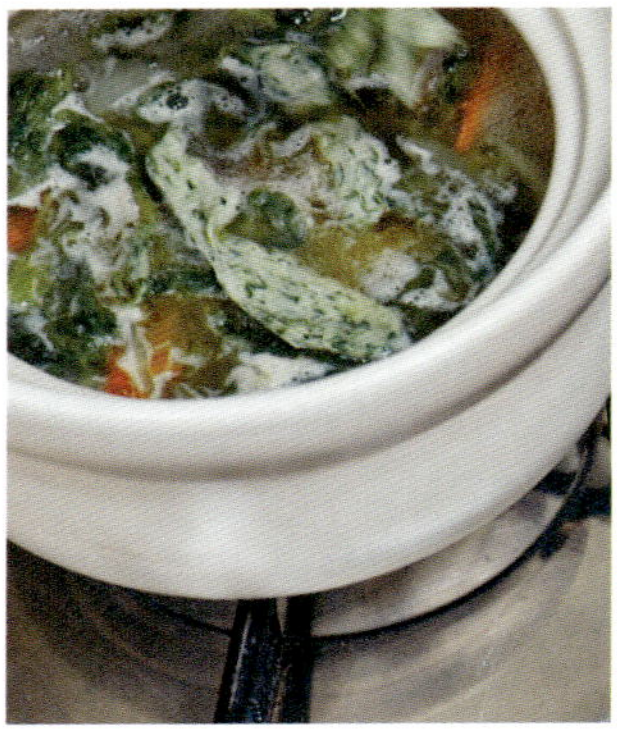

煮たり焼いたり、ゆでたり、炒めたり、揚げたりして、加熱すると、火の陽性が食材を陽性にする。今はどこの家でもサラダを食べるけど、昔は野菜を生で食べる習慣がほとんどなかったね。サラダは日本人が肉食するようになって、西洋から入ってきた食べ方なんだよ。

生野菜を食べると血液が薄くなって、体が冷えるよ。漬物は生だけど、塩と圧力（重し）と時間の陽性を使っているから大丈夫だけどね。

塩を加える

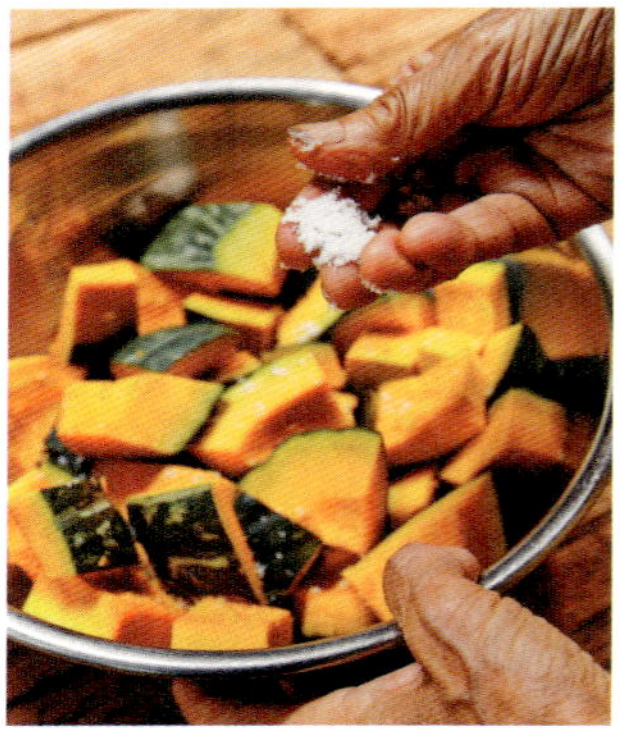

塩は陽性な元素のナトリウムが元になっているから、料理に加えると陽性化される。塩を原料にしているしょうゆやみそも、同じことだね。素材に塩をなじませる手塩（P53）や塩もみ、食材を炒め合わせるたびにふる塩、煮ものや炒めものの仕上げにふる塩などは、味を引き締め、おいしさを増すんだよ。

生の素材に塩を加えると、陰性な水分が浸透圧で引き出されるので、それをしぼって陽性にするとおいしくなるよ。

干す

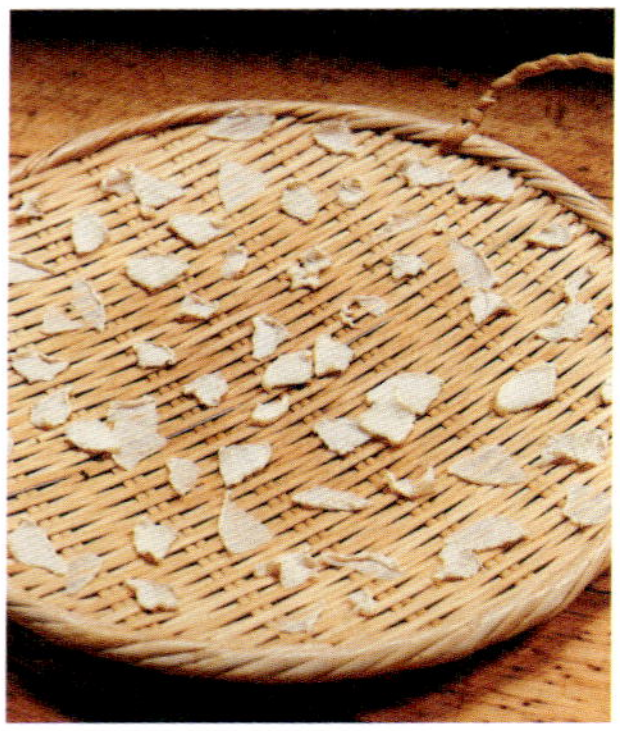

干して乾燥させると陰性な水分がほとんどなくなるから、食品は陽性化する。だから、乾物は生の状態より陽性だよ。乾物は塩漬けと一緒で、冷蔵庫がなかった時代に工夫された、長期保存のための知恵さ。

天日で干せば、おてんとうさまの陽性エネルギーをいただくから、食べると元気になるよ。でも、最近の乾物は機械で電気乾燥させた陰性なものが多い。干ししいたけも電気乾燥物は陰性で、いいだしも出てこないね。

圧力をかける

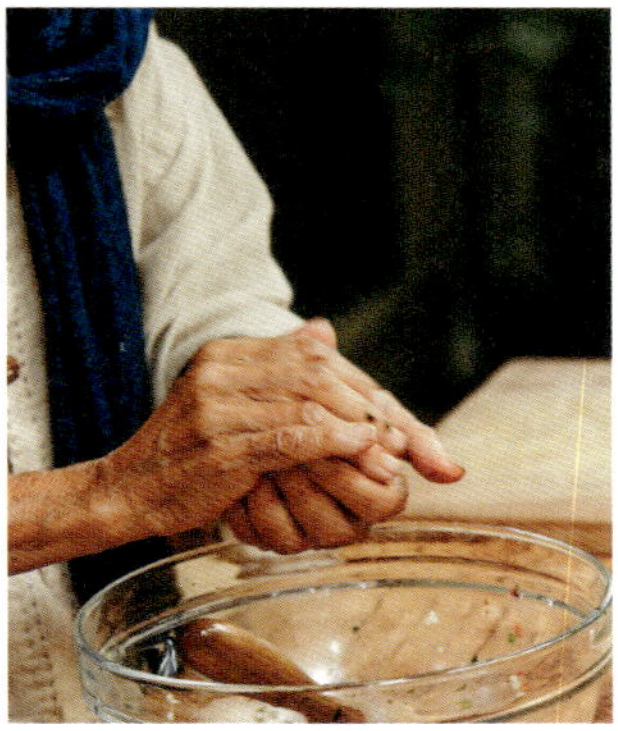

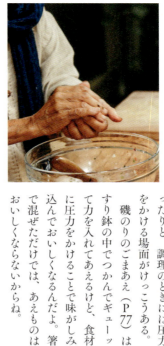

圧力といっても、圧力鍋を使うんじゃないよ。漬物で重しをしたり、おにぎりをギュッと握ったり、ほうとうの生地をこねたり、水にさらした野草をしぼったりと、調理のときには圧力をかける場面がけっこうある。

磯のりのごまあえ（P77）は、すり鉢の中でつかんでギューッて力を入れてあえるけど、食材に圧力をかけることで味がしみ込んでおいしくなるんだよ。箸で混ぜただけでは、あえものはおいしくならないからね。

時間をかける

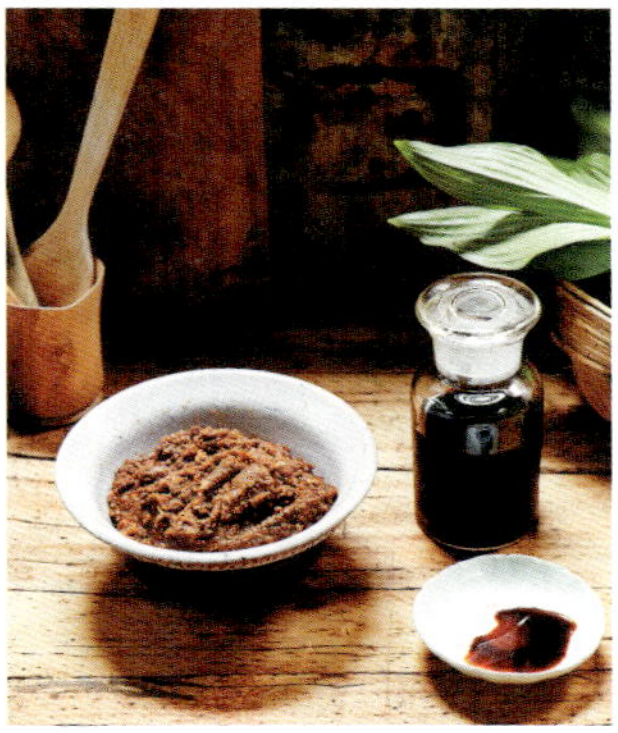

「時間は陽性」とは、桜沢如一先生の言葉だけど、ゆっくり長い時間をかけたものは陽性になるんだよ。漬けるでも煮るでも、炒めるでも、短時間では食材を陽性化しないね。昔、里真さんにたくあんは古漬けがいいかと聞いたとき、「古いほどよろしい」っておっしゃったよ。

みそでもしょうゆでも、梅干しでも、3年たったものは塩が枯れて陽性になっているから、毎日とっているとパワフルな体になるよ。

右回転のエネルギーを加える

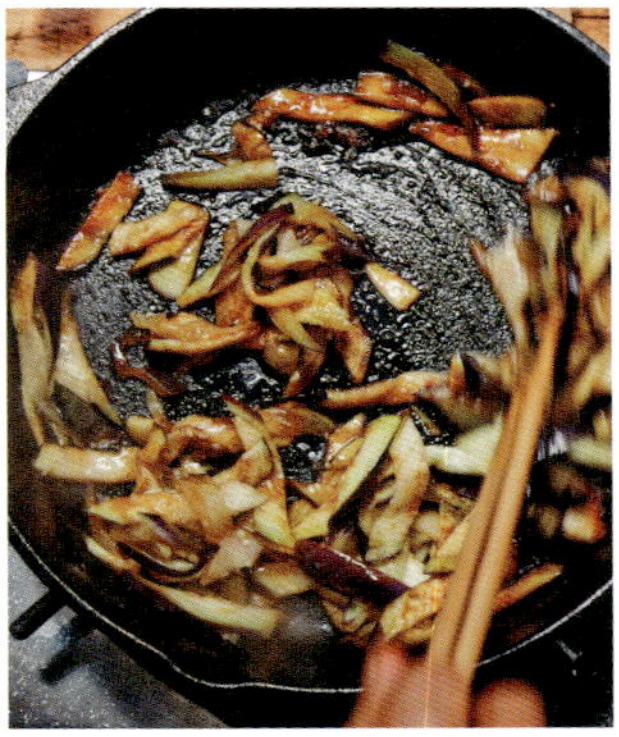

菜箸やへら、手で混ぜるときは、右回転ですれば陽性の締めるエネルギーが料理に入って味が引き締まるけど、左回転ですれば陰性のゆるめるエネルギーが入って味が散漫になるんだよ。

右回転ですると、不思議なことに料理の作り手も陽のエネルギーに引っ張られ、回転の中心に引き寄せられて、料理に「気」が入るのさ。左回転で混ぜたり適当に混ぜて作ると、陰性のエネルギーが働いて、焦がしたり煮こぼしたりするんだよ。

アクを抜く

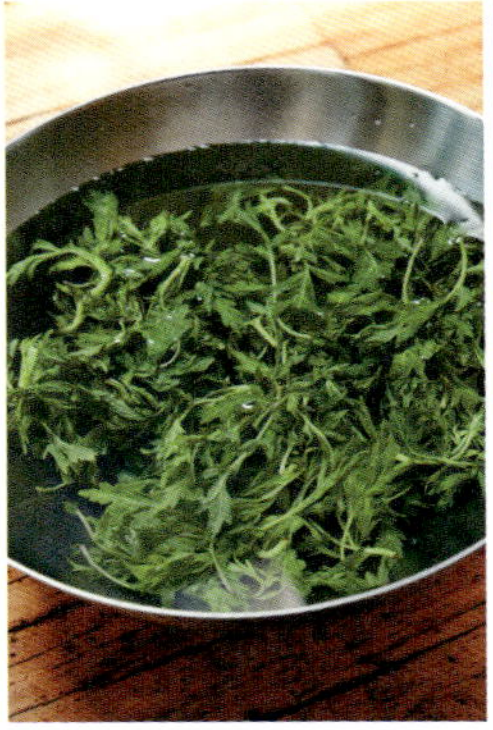

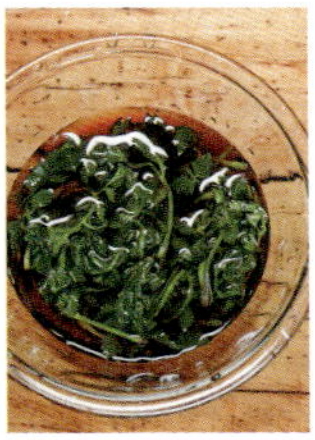

野草は陰性なアクを抜くことで、中庸に近づける。春先の若菜なら大さじ1の塩を入れてゆで、水きり後に水洗いでOK。4月なら、塩ゆでのあとに20分水につける。5月以降は水につけたあと、20分しょうゆ洗い（水6対しょうゆ4につける。アクが強ければ2～3度行う）。

アク抜きを怠ると陰性な料理になるよ。ミョウバンや重曹を使うと、野草のミネラルも出ていくから注意。それと、野草は生で絶対食べないように！

焼きおにぎり

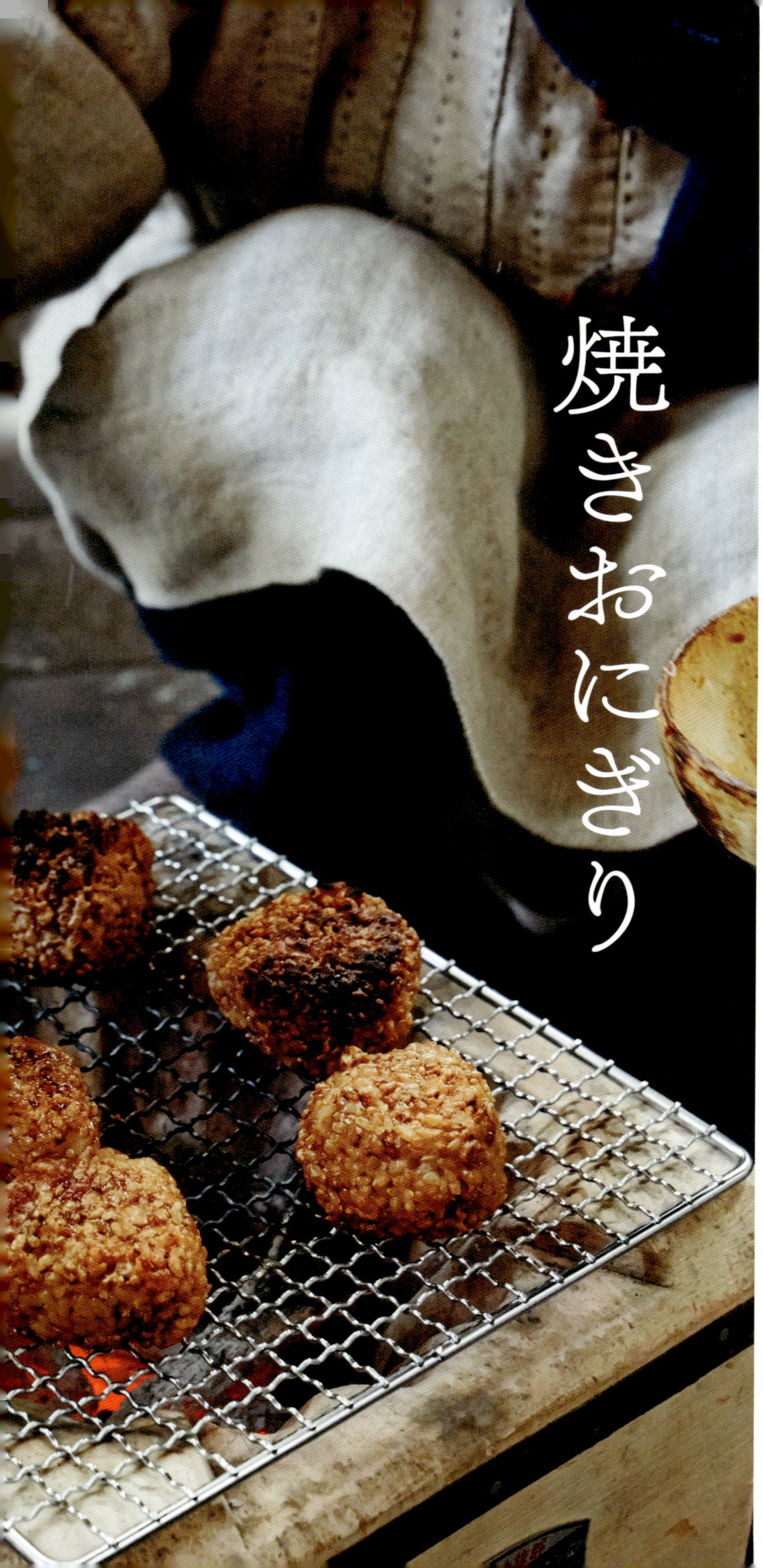

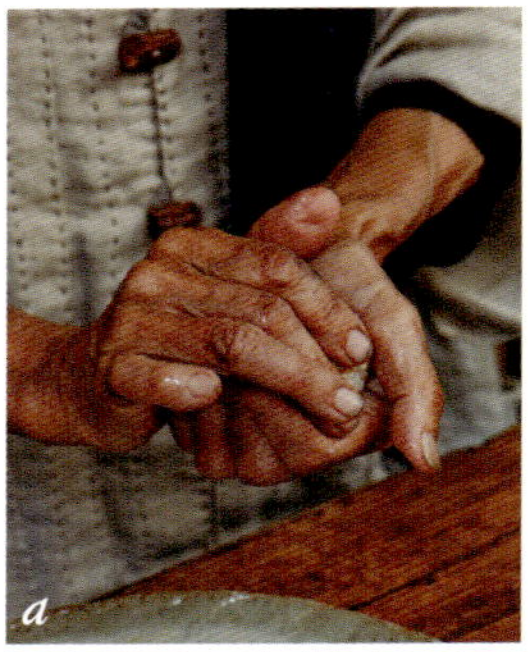

a

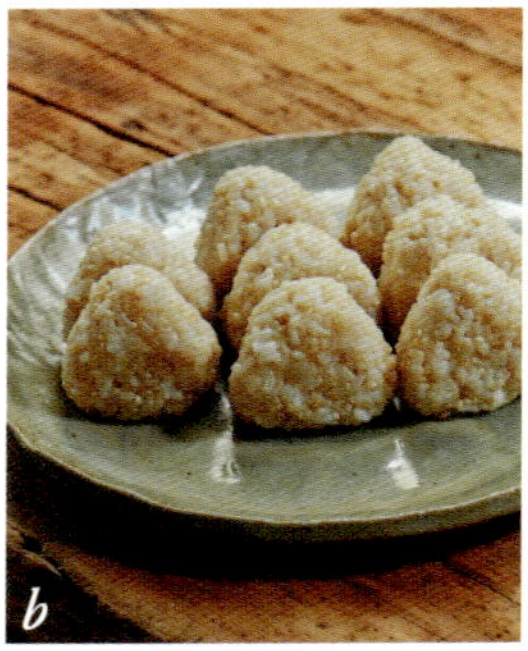

b

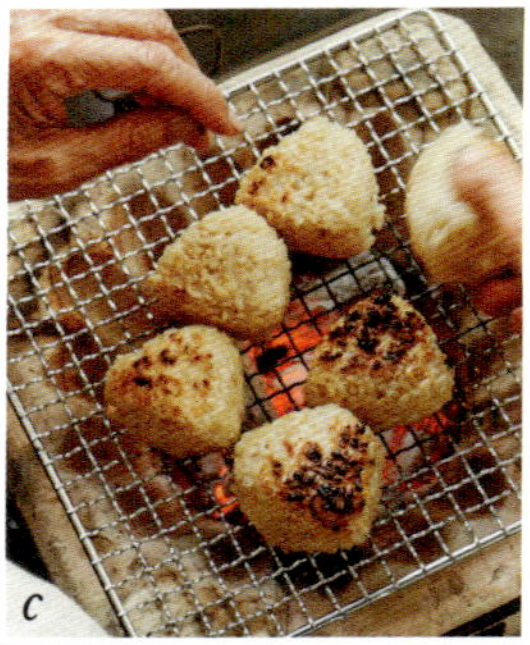

c

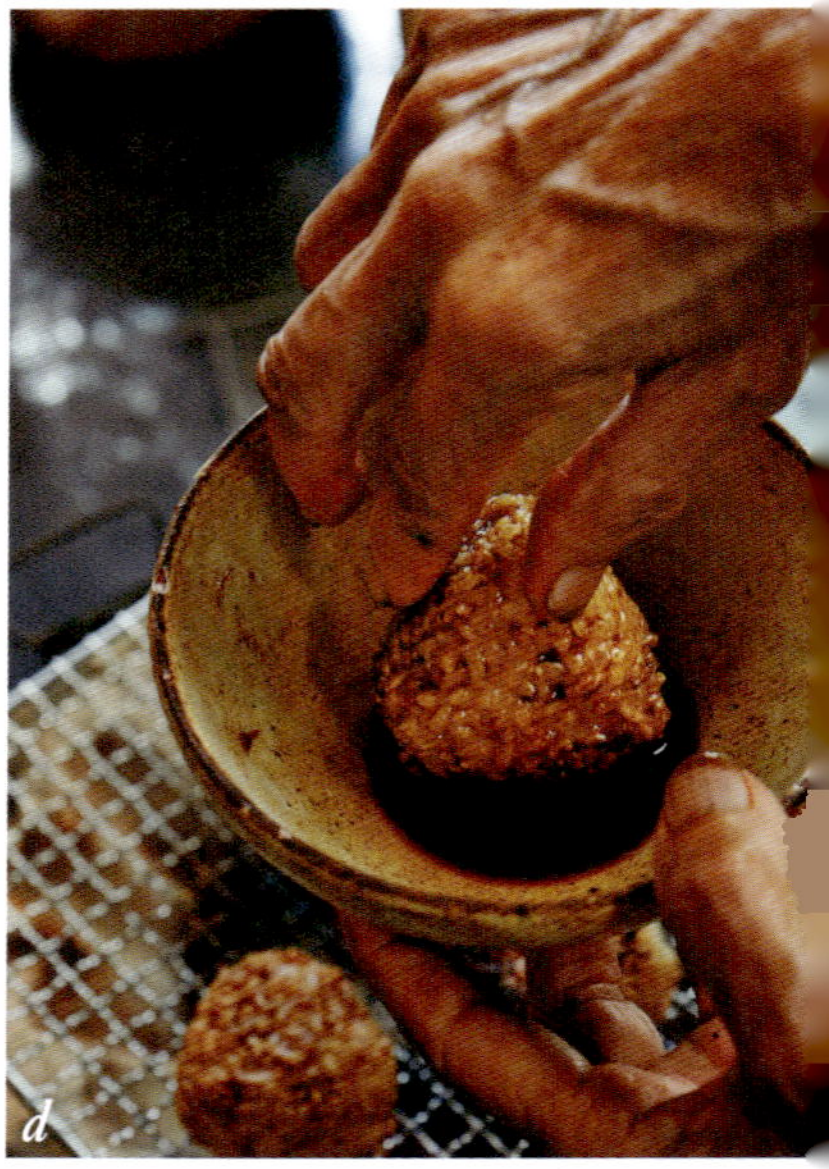

d

典加　この焼きおにぎり、体温を上げるよねー。食べた人は、みんなポカポカになるって言うもの。

ばあちゃん　陽性な玄米を小さくギュッと陽性に握って、七輪でこんがり焼いて、しょうゆもたっぷりつけてさらに陽性にするからね。

典加　しょうゆの中にドボンッてね（笑）。

ばあちゃん　どんなにしょっぱいかって思われるけど、これがちょうどいい塩梅《あんばい》で絶品なんだよ。

典加　そうそう。白米のおにぎりだとしょうゆを吸うんだよね。ごはんの隙間にしょうゆが入って、ばらけちゃうし。玄米だと油脂が多いから皮がしょうゆをはじいて、そんなにしょっぱくならないんだよね。

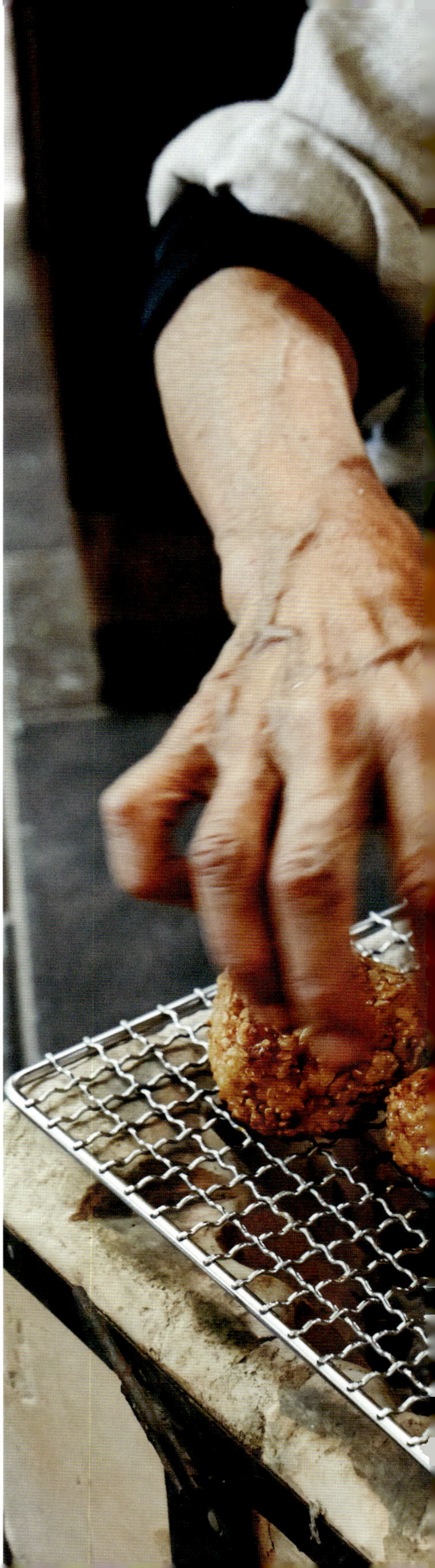

材料（1個分）

玄米ごはん（P30）…茶碗に8分目
しょうゆ…適量

作り方

1. 炭をおこして七輪に入れ、焼き網をのせて温める（七輪がなければ、ガスコンロで焼き網を温めるか、オーブントースターを温めておく）。
2. 手に水をつけ、玄米ごはんをギュッギュッとしっかり握る（*a*・*b*）。さめたごはんでまとまりにくい場合は、蒸してから握るとよい。
3. 熱くなった焼き網の上に2をのせ、片面を焦げ目がつくくらいよく焼いて裏返す（*c*）。おにぎりを立てて側面も焼くとよい。
4. こんがり焼けたら、茶碗にたっぷりと入れたしょうゆの中にドボンとつける（*d*）。
5. 手早く引き上げて余分なしょうゆをきったら、また焼き網にのせ、両面を軽く焼く。

おにぎり三種

材料（6個分）

梅干しとわかめのおにぎり

- 三分づき米ごはん（P28）…茶碗に軽く2杯
- 洗い金ごま…小さじ1
- 梅干し…1と½個
- カットわかめ…1g

しぐれみそのおにぎり

- 三分づき米ごはん…茶碗に軽く2杯
- しぐれみそ（P54）…小さじ2
- 塩…適量

しょうゆ昆布のおにぎり

- 三分づき米ごはん…茶碗に軽く2杯
- しょうゆ昆布（P60）…適量
- 塩…適量

作り方

1. 梅干しとわかめのおにぎりを作る。わかめは温めた鍋（あれば土鍋）で1～2分いってからすり鉢に入れ、すりこぎでつついて細かくしておく（*a*）。
2. 小鍋（あれば土鍋の片手鍋）を中火にかけ、熱くなったところに洗い金ごまを入れる。鍋をゆすりながら、パチパチとはぜてくるまでいる（*b*）。
3. 梅干しは種を除いて包丁でたたき、*1*のわかめと*2*の金ごまとともにごはんに混ぜる。これを2等分して、三角おにぎりを2個作る（*c*）。
4. 手水をつけ、塩を手になじませてごはんをとり、しぐれみその半量を芯にして三角に握る。同様にもう1個作る（*d*・*e*）。
5. *4*と同じように、しょうゆ昆布を芯にして2個のおにぎりを作る（*f*）。

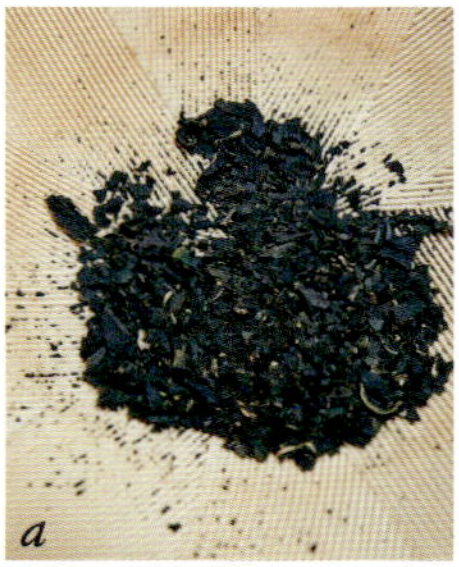

a

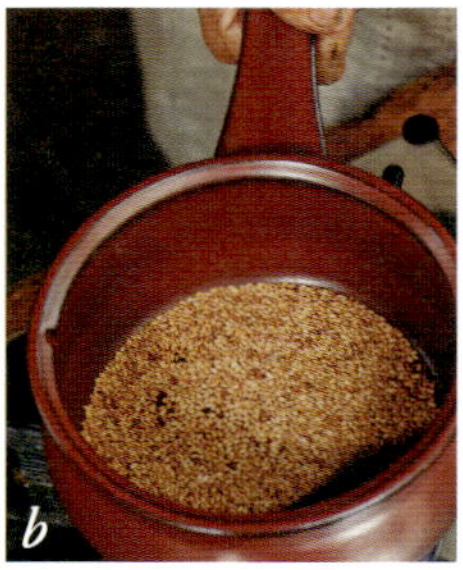

b

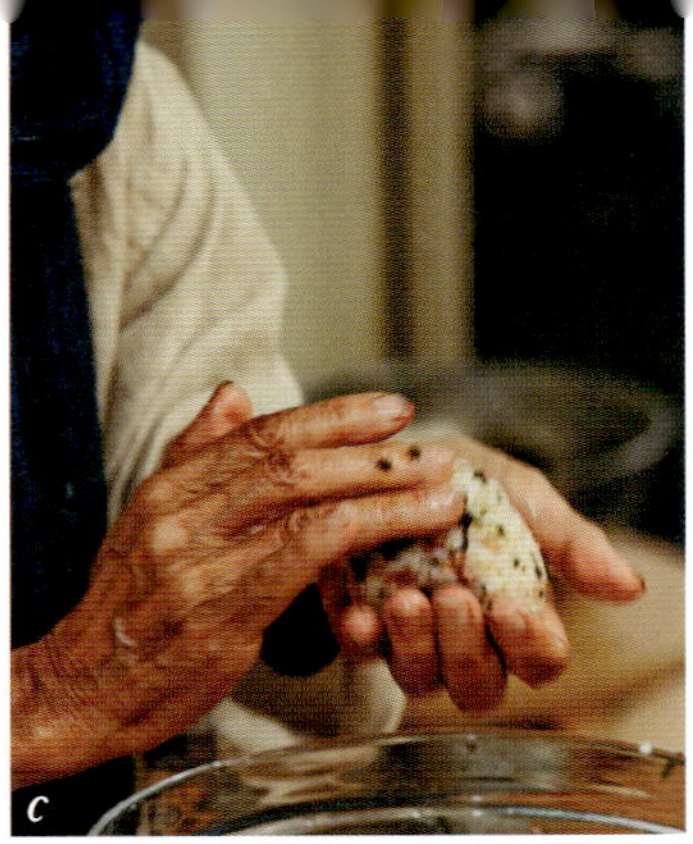

c

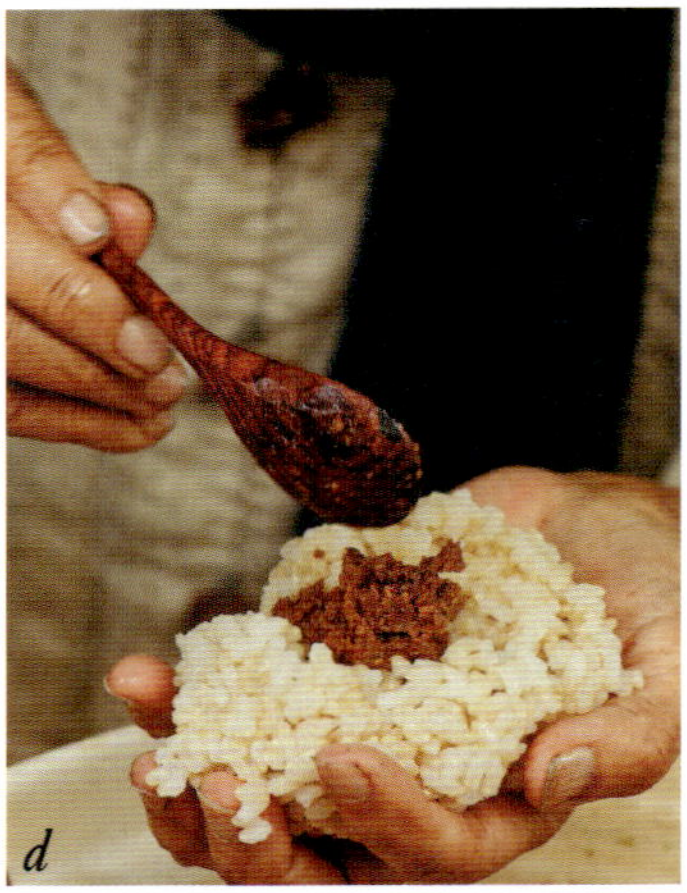

d

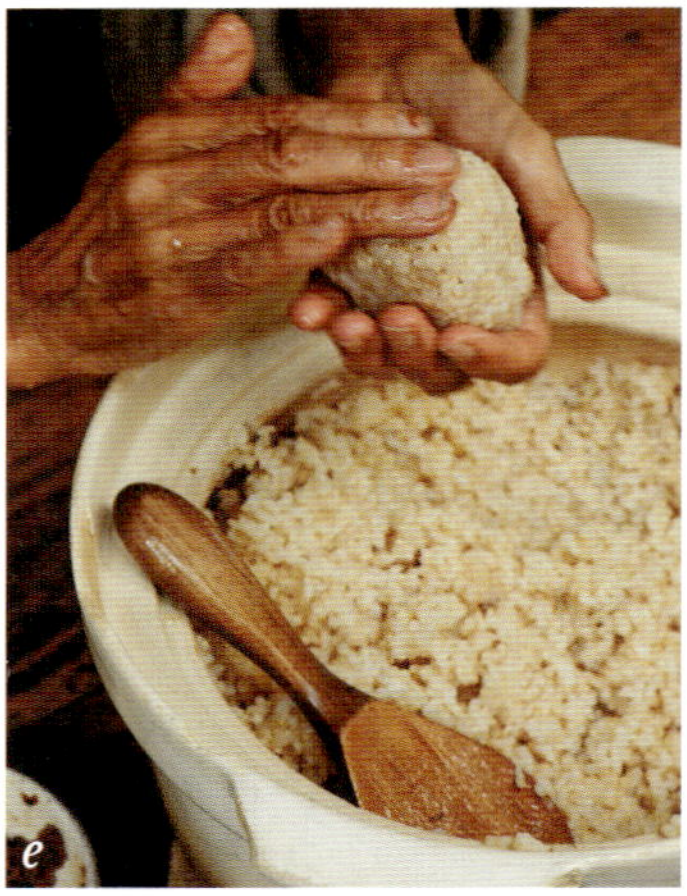

e

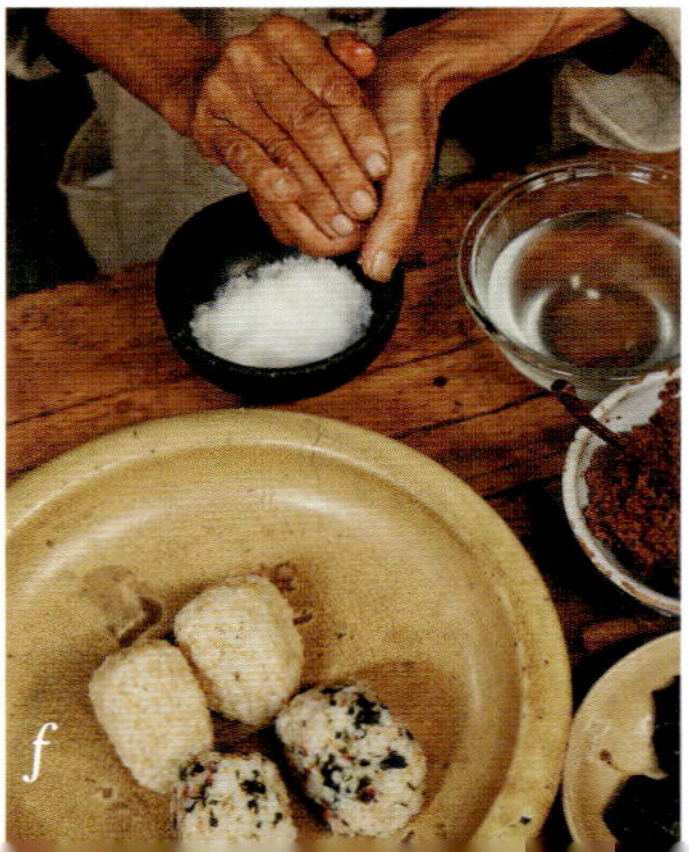

f

典加　梅干しのおにぎり、うちのはわかめとごまが混ざるんだよね。
ばあちゃん　海藻とごまは、毎日食べたほうがいいからね。
典加　高校のときのお弁当も1個にはのりが巻かれていて、1個には青のりがまぶしてあって、1個には黒ごまがまぶしてあったなぁ。女子高生なのに、爆弾みたいにおっきなおにぎりで（笑）。
ばあちゃん　それだけお米を食べさせたかったんだよ。
典加　その頃、死んでもおかしくないくらいの交通事故に遭ったのに、打ち身だけで骨折もしなかったんだよね。それはたぶんあのおにぎりのおかげだと思ってる。

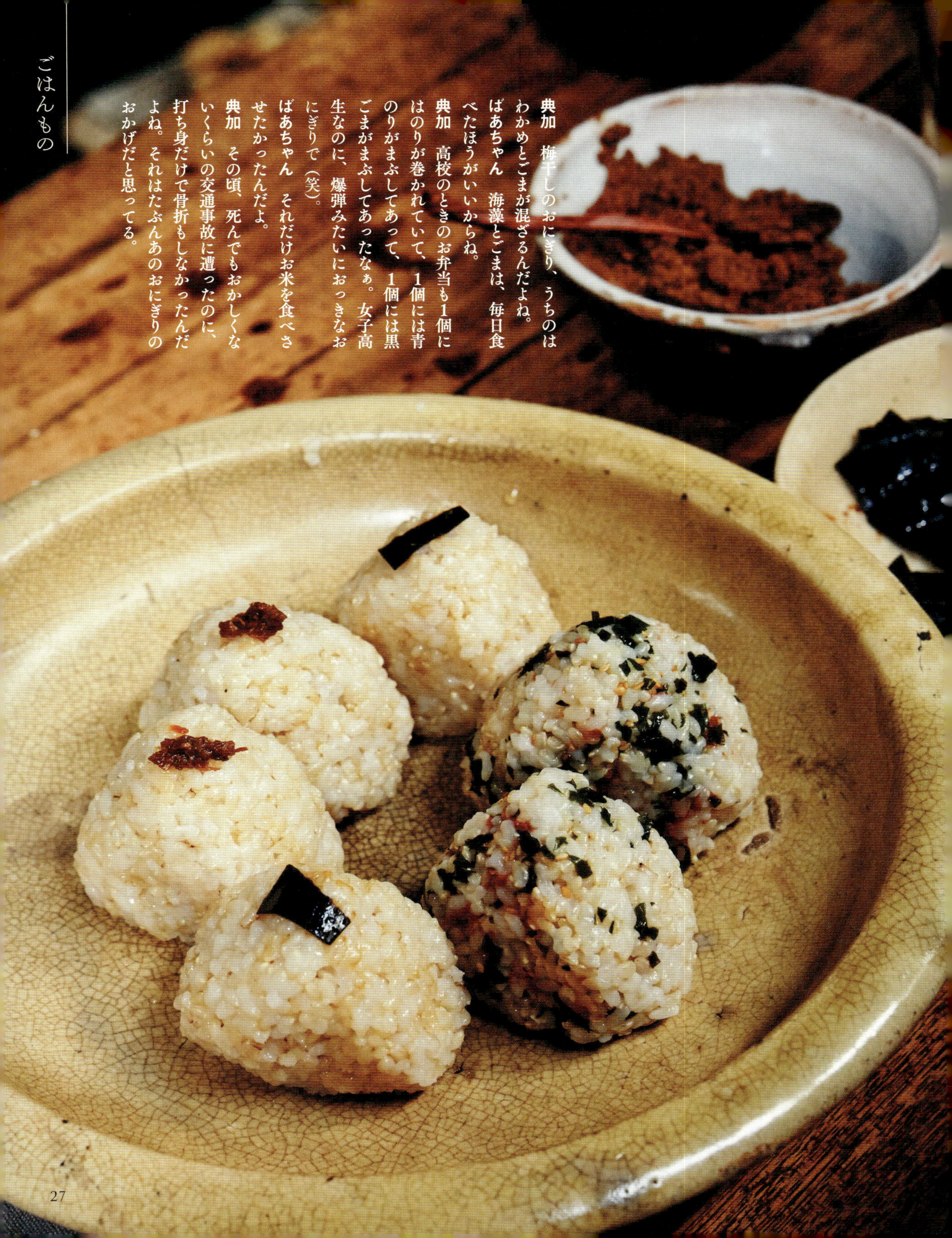

材料（基本の分量）

三分づき米… 540mℓ（3合）
塩…小さじ½
水…米に手を当ててくるぶしの下の量
（720～810mℓ）

作り方

1 家庭用精米機の排出口に土鍋をセットして玄米を精米し、分量の三分づき米を作る（*a*）。

2 *1*に水を加え、米の表面に手の平を当て、水位が手首のくるぶしの下になるよう調整する（*b*）。

3 そのまま30分～1時間浸水する（浸水時間は、米の品種や季節によって変える。夏は短く、冬は長くする。汚れが気になる場合は、浸水後に上澄みを捨てて、その分水を足す）。

4 *3*に塩を加え、ふたをして中火にかける。沸騰し始めたら（ふたを開けてみて、フツフツと沸いてきたら）、弱火にする。沸騰させすぎると、圧力がかかってしまい、水分も少なくなって焦げやすくなるので注意。

5 弱火のまま約20分炊く（途中蒸気が落ち着いたら、ふたの穴に木栓をする）。

6 ふたを開けてカニ穴を確認したら火を弱め、ホタル火（極弱火）で10分間炊き、火を止めてガス台の上で5分蒸らす。ホタル火にならないガス台の場合、火力を緩和するガスマットを使用するとよい（弱火20分のあと、火を止めて、そのままガス台の上で10分蒸らして仕上げてもよい。おいしいほうを選択する）。

7 しっかりカニ穴があいているのが、上手に炊けた状態（*c*）。

8 ごはんと鍋の間にしゃもじを入れ、右回転でグルッと回してから天地返しをし、ごはんをほぐす（*d*）。

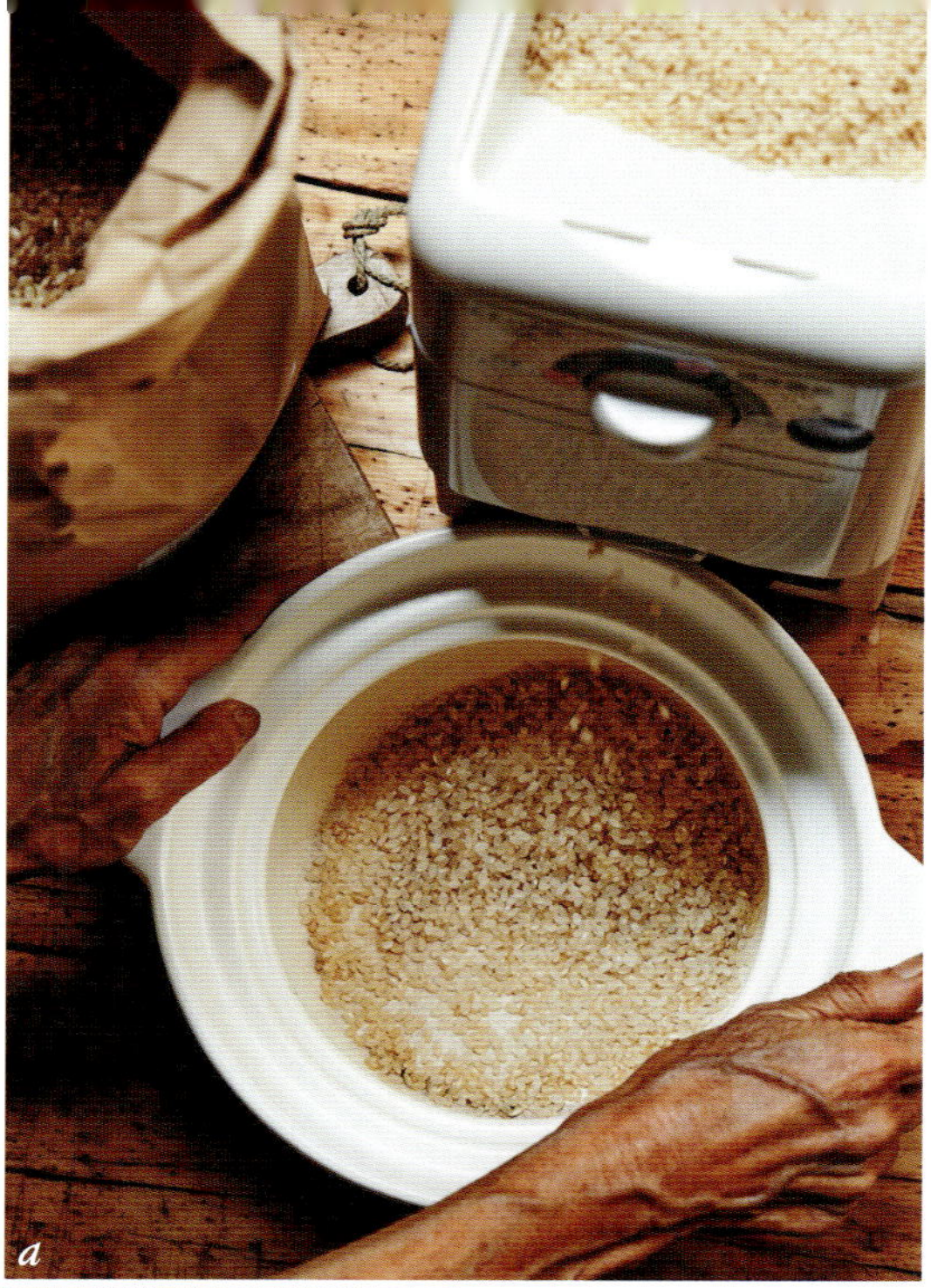
a

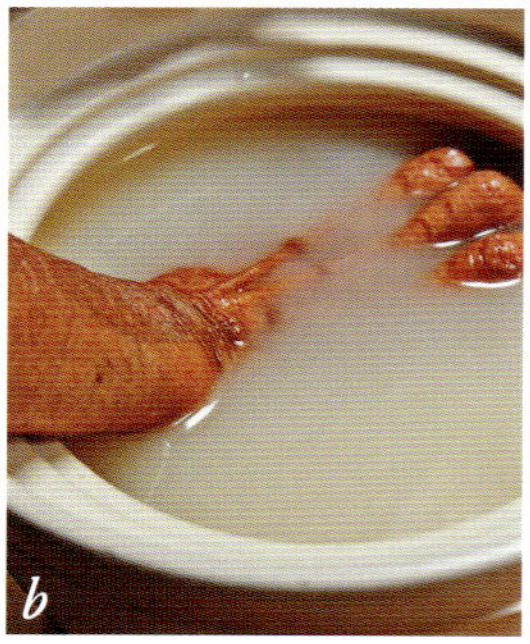
b

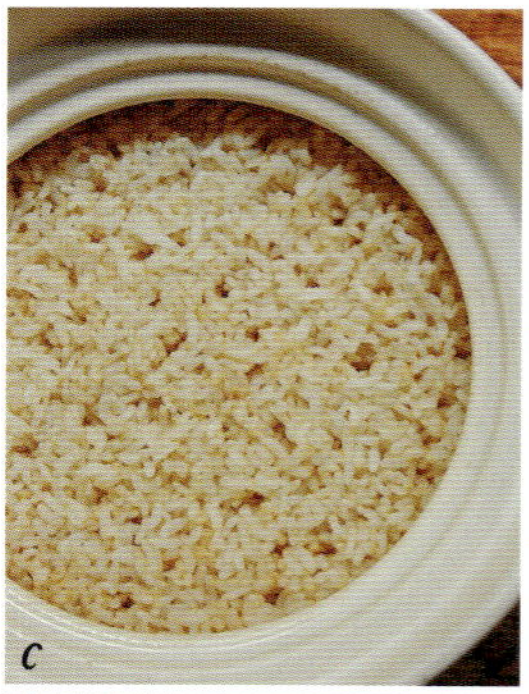
c

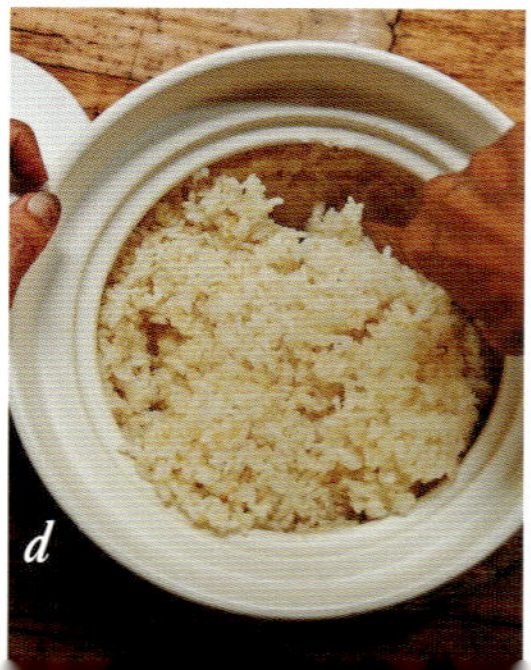
d

土鍋炊き三分づき米ごはん

ばあちゃん　玄米にこだわる人、多いけど、玄米は陽性だから、肉や魚、卵を食べてきた人は苦手だよね。

典加　高たんぱくなものをたくさん食べてきた人は、好んで食べたがらないよね。

ばあちゃん　子どもは元々陽性だから、玄米の陽性とぶつかるの。嫌がる子は本能が正常よ。そういうときに無理強いはいけないね。少しだけ精米した三分づき米なら、食べやすいし、栄養もあるからいいよ。

典加　うちは三分づき米の一汁一菜で、子ども3人、丈夫に育ったよー。

炊く寸前に精米しないと酸化しちゃうから、家庭用の精米機は一家に一台持っててほしいね。

ばあちゃん　そうそう。外食でお金使わないで、こういうところに使わないと。

典加　分づき米は洗わずに水を入れて炊くから、無農薬のお米でね。

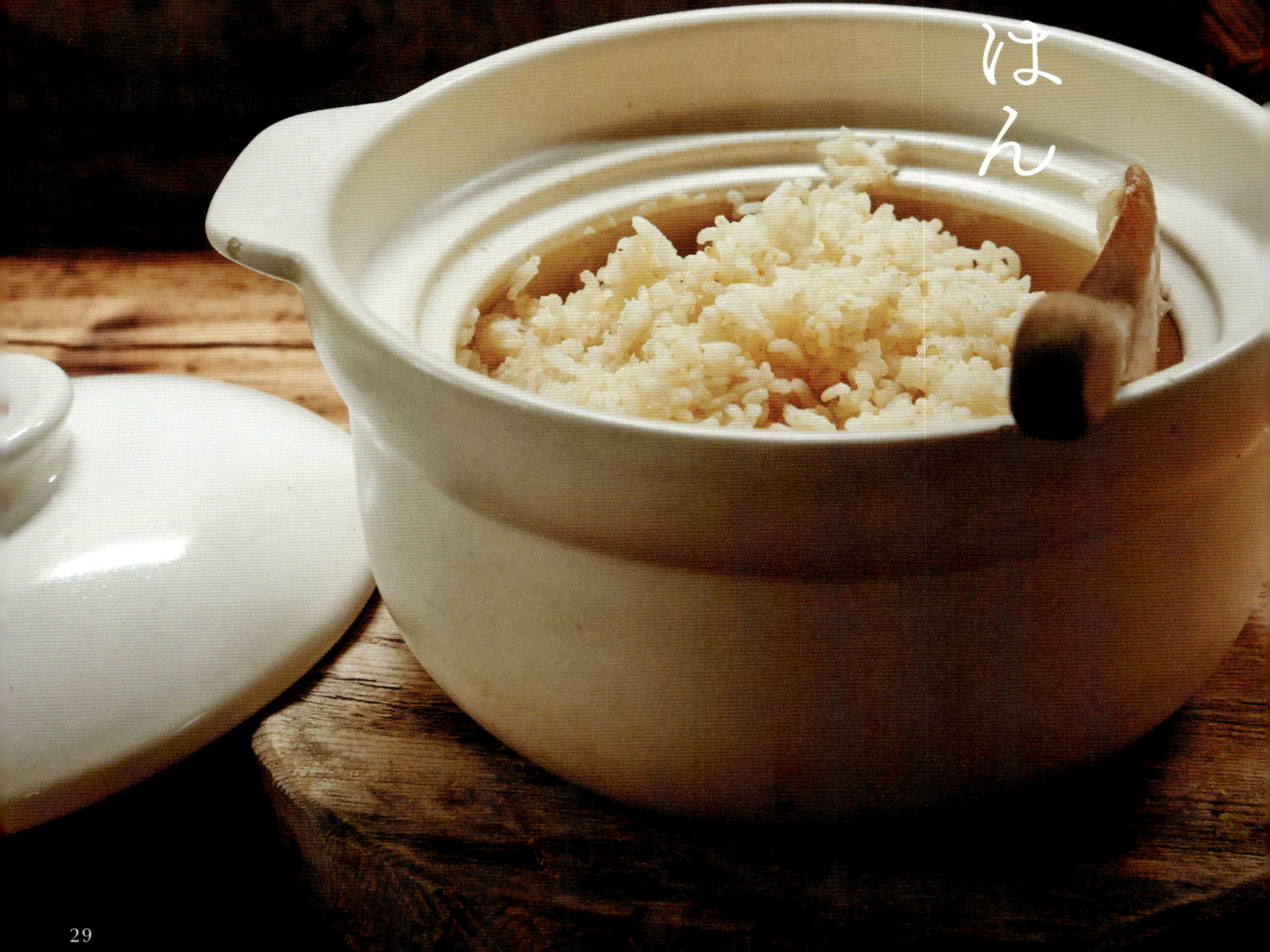

典加　玄米を圧力鍋で炊く人が多いよね。炊飯器で炊く人も。

ばあちゃん　玄米ごはんはね、アルファ化しているかどうかが問題。

典加　デンプンが水と熱で、糊状になることがアルファ化。アルファ化されないと糖化もされないね。

ばあちゃん　ちゃんとアルファ化してないと、消化と吸収に悪いごはんになるから、気をつけないと。

典加　土鍋で炊くと消化にいいごはんになるし、さめてもおいしい。

ばあちゃん　圧力鍋だと、高温高圧で温度が高すぎて、玄米の栄養がショック死するんだよ。

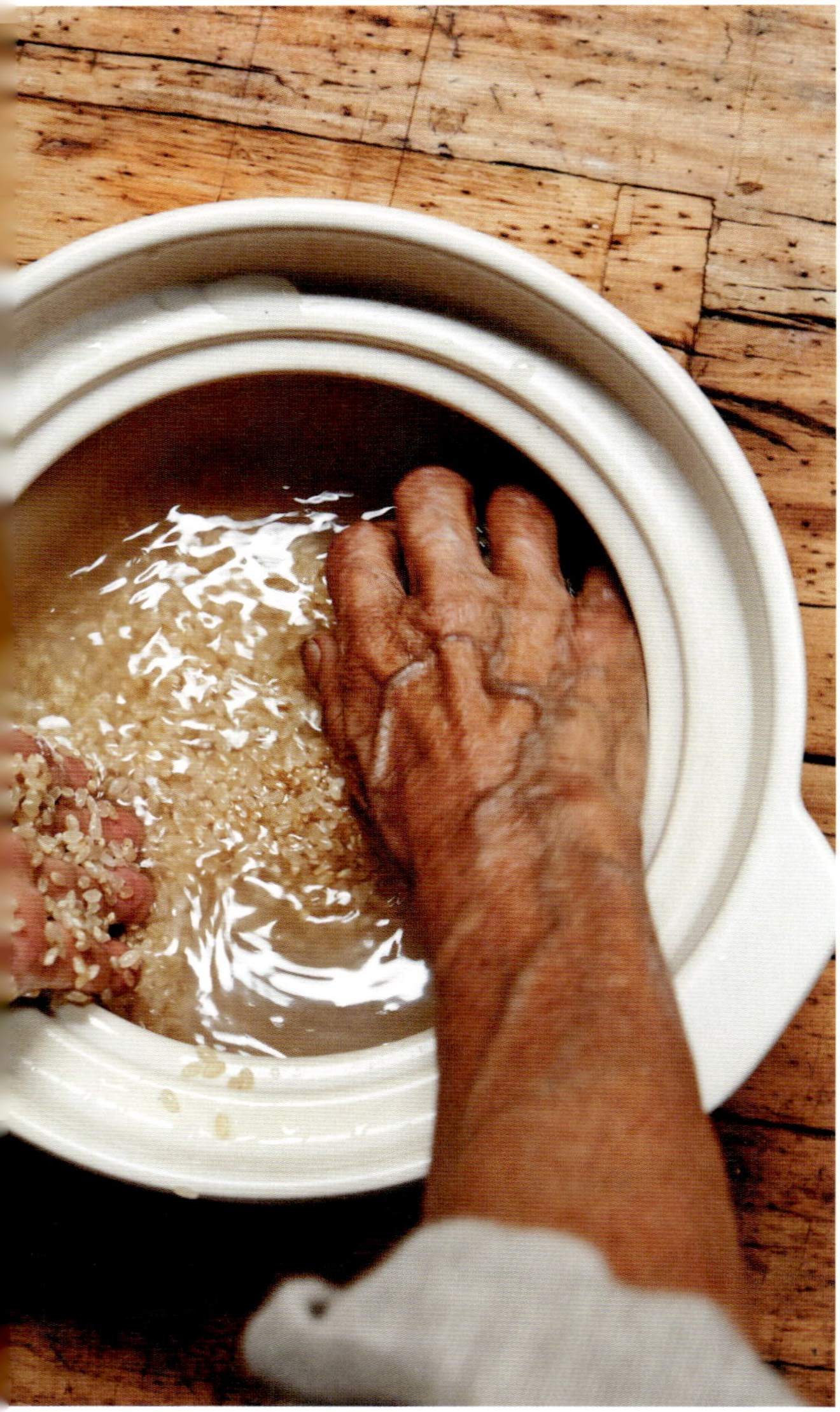

材料（基本の分量）

玄米（できれば無農薬のもの）…540mℓ（3合）
塩…小さじ½
水…米に手を当ててくるぶしの上の量
（810〜972mℓ）
※水の量は玄米の1.5〜1.8倍で好みに合わせるが、産地や品種によって水を吸いやすい米と吸いにくい米があるので、試しながら決めていくとよい。新米は水分が多いので、1.5倍に。

作り方

1 玄米は土鍋に入れて水を張る。右手を右回転で動かして玄米をすくい上げ（左写真）、左手の上にのせて、右手の平を右回転でグリグリッと回しておがみ洗いする。ガリガリやらずに、玄米をなでるようにして洗うこと（*a*）。これを数回繰り返す。

2 土鍋を傾け、玄米がこぼれないように手で押さえて、水をソーッと流す。

3 *2*に水を入れ、米の表面に手の平を当て、水位が手首のくるぶしの上になるよう調整する。

4 そのまま6〜10時間つけておく。無農薬の玄米でない場合は、竹炭を入れるとよい。

5 *4*に塩を入れ、土鍋にふたをして、中火で10〜15分炊く。沸騰し始めたら弱火にし、20〜25分炊く（途中蒸気が落ち着いたら、ふたの穴に木栓をする）。

6 ふたをとって見て、表面の水が引いてカニ穴ができていたら、木栓をしてホタル火（極弱火）にして30〜40分炊く。ホタル火にならないガス台の場合、火力を緩和するガスマットを使用するとよい。

7 火を止めてコンロの上で10分間蒸らす。

8 しっかりカニ穴があいているのが、上手に炊けた状態（*b*）。ごはんと鍋の間にしゃもじを入れ、右回転でグルッと回してから天地返しをし、ごはんをほぐす。

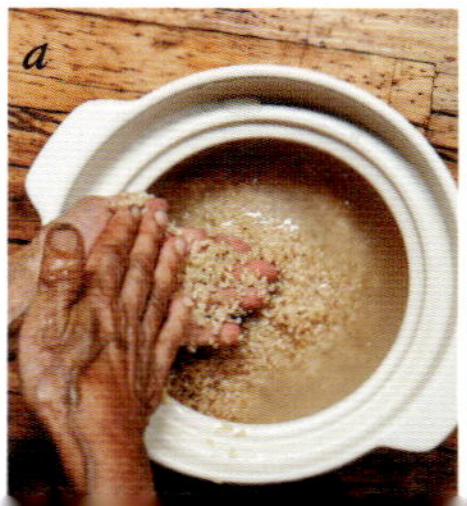

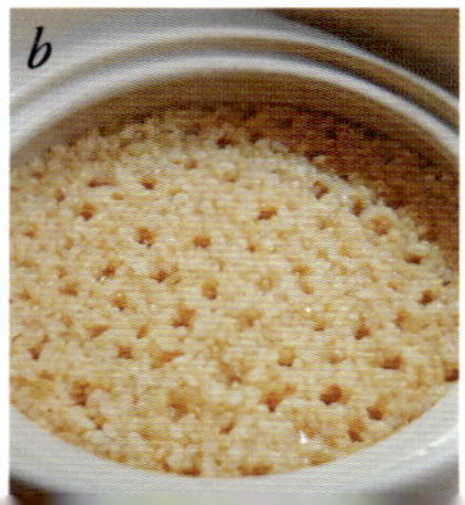

典加　土鍋でじっくり加熱して対流させるほうがデンプンが自然に糖化して、甘味があるから、噛めば噛むほどおいしいね〜。玄米そのものが栄養価が高いので、おかずはシンプルで少ないほうがバランスいいよ。

土鍋炊き玄米ごはん

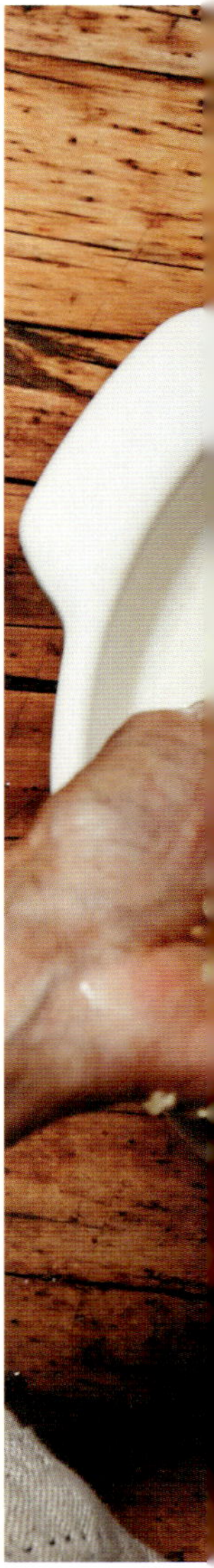

あずき入り土鍋玄米ごはん

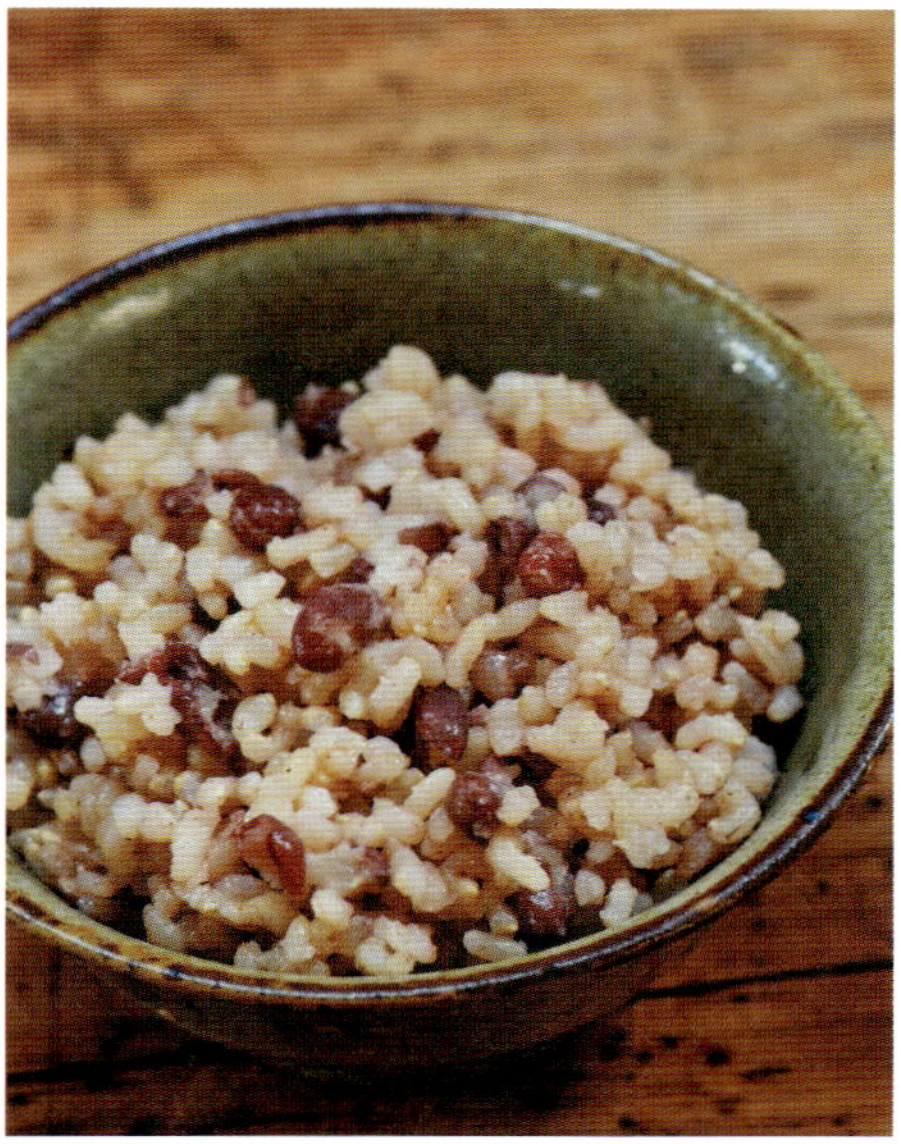

ばあちゃん　昔の日本人はね、おついたちと15日にはあずきごはんを食べて、腎臓や脾臓、すい臓を癒したものよ。

典加　あずきごはんは、初潮のときとか結納のときとか、めでたいときに必ず炊いてくれたよね、よそにもおめでたいことがあると炊いて持っていってたね。

ばあちゃん　出産祝いは、母乳がよく出るようにもち米入れてたよ。

典加　それ以外は玄米でね。土鍋でふっくら炊くと、あずきが甘くておいしいよねー。圧力鍋で炊いてる人とか、酵素玄米を食べてる人に、一度土鍋炊きのあずきごはんを食べて実感してほしいなぁ。

材料（基本の分量）

玄米…540mℓ（3合）
水（玄米を浸水させる用）
　…米に手を当ててくるぶしの上の量（810〜972mℓ）
あずき…¼カップ（120g）
水（あずきをゆでる用）
　…2カップ
塩…小さじ1

作り方

1. 玄米は「土鍋炊き玄米ごはん」の作り方*1*〜*4*を参照して、洗ってから浸水する。あずきは洗って分量の水と土鍋に入れ、約1時間浸水する。
2. *1*のあずきを中火にかけ、沸騰したら弱火にして、指でなんとかつぶれるくらいのかたゆでにする。
3. *1*の鍋に*2*のあずきを煮汁ごと入れるが、あずきの煮汁の分量を測って、その分、玄米を浸水した水を減らす。
4. 「土鍋炊き玄米ごはん」の作り方*5*〜*8*を参照して炊く。

炊き込みごはん

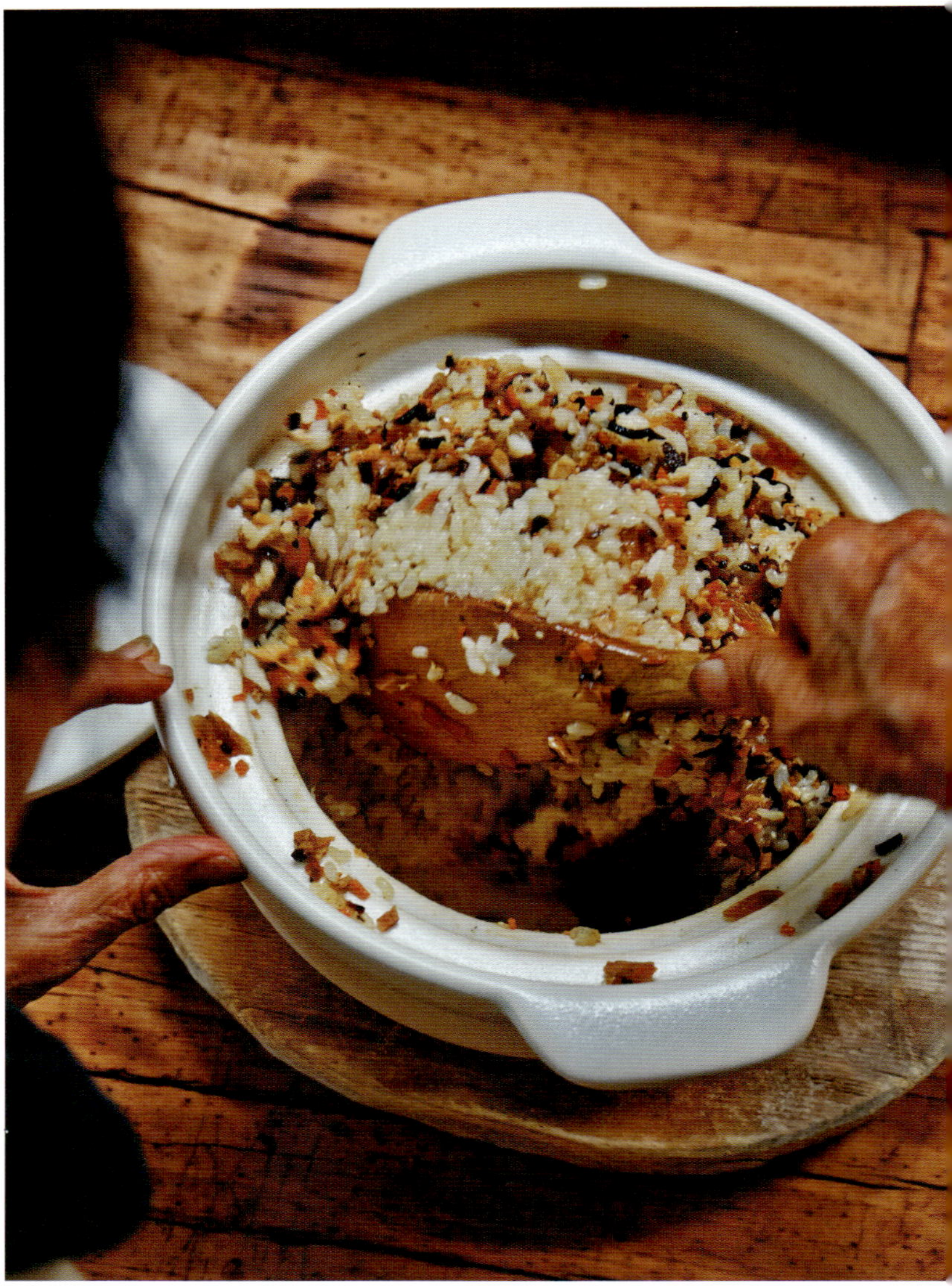

材料（基本の分量）

三分づき米…540㎖（3合）
水…米に手を当てて
　くるぶしの下の量（4合＝720㎖）
薄口しょうゆ…小さじ2
酒…小さじ 2
塩…小さじ¼
昆布…5㎝角1枚

具

にんじん…80g
ふき（太いもの）…3本（50g）
ひじき（乾燥）…大さじ山盛り1
干ししいたけ…10g
油揚げ…1枚
干したけのこ…3〜4本
こんにゃく…¼丁
ごま油…大さじ1
昆布だし汁（P80）…½カップ
酒…大さじ1と½
みりん…大さじ2
しょうゆ…大さじ2と⅓
塩…少々

典加　このごはんは、おかずいらずだよね。

ばあちゃん　普通炊き込みごはんといったら、お米に生の具材と調味料を入れて炊くでしょ。でもそれだと薄くてぼんやりした味になるから、おかずがあれこれ欲しくなるんだよ。しっかり味つけした具をごはんが炊ける寸前に混ぜるやり方だと、これだけで満足するからね。

典加　ここでは三分づき米で作っているけど、玄米でもオッケー！

ばあちゃん　基本の具は、「ごぼう、にんじん、ひじき、干ししいたけ、油揚げ」なんだけど、季節によって変えてるよ。撮影したのは5月の終わりで根菜の時期ではないので、ふきをごぼうの代わりに入れたし、自家製の干したけのこも足したんだよ。

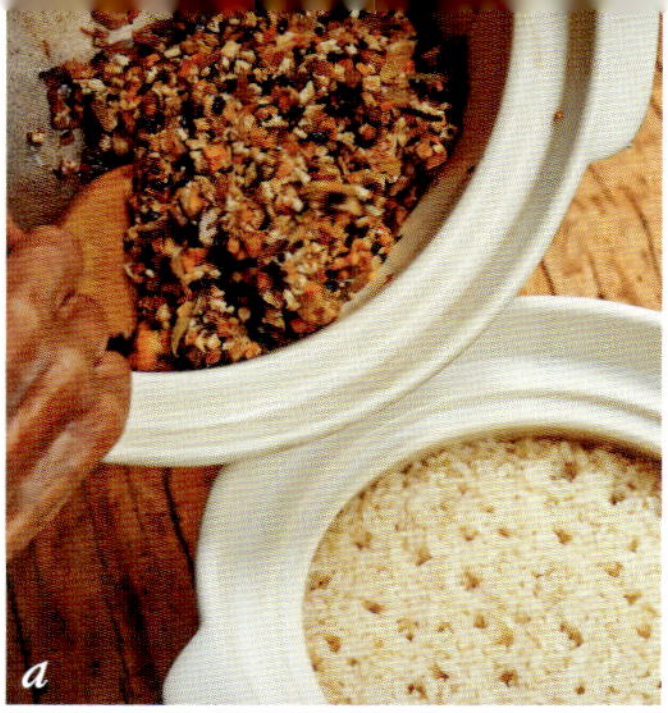

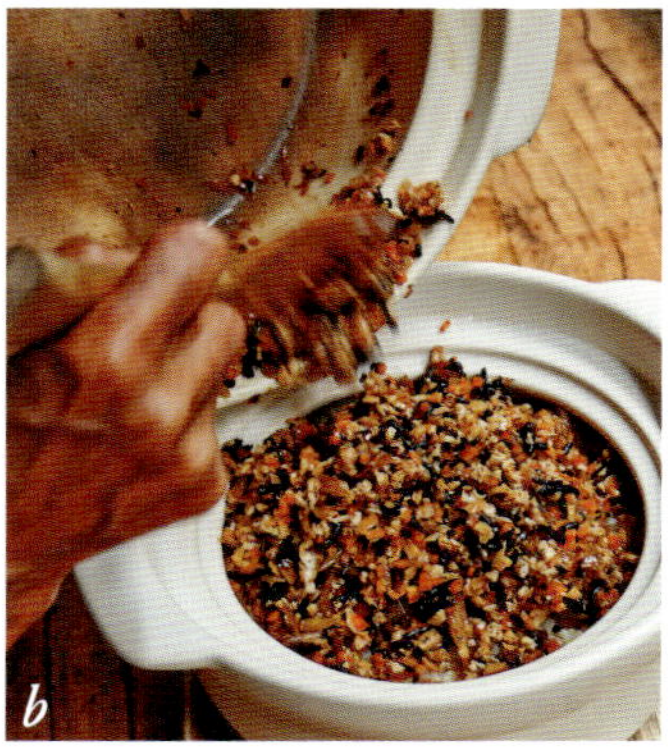

作り方

1. P28の「三分づき米ごはん」の作り方*1*、*2*を参照し、玄米を三分づき米に精米して水を計量する。これに昆布を加えて30分〜1時間浸水する。
2. 炊く前に薄口しょうゆと酒、塩を入れて中火にかける。沸騰したら弱火にし、20分間炊く。
3. にんじんはP55の「根菜の洗い方」を参照して洗い、皮つきのまま粗みじんにする。
4. ふきは板ずりしてから洗い、塩ゆでして、さましてから皮をむく。とりたての場合は水に1時間ほどつけ、とってから時間がたったものや購入したものは3時間ほどつける（途中1〜2回水を替える）。サッと洗って、*3*と大きさを合わせて切る。
5. ひじきは少なめの水に浸してもどす（水が多いとミネラルが流出する）。
6. 干ししいたけは煮出したあとのもの（P80を参照）を軽くしぼり、粗みじんにする。
7. 油揚げは熱湯に入れ、1〜2分ゆでてザルにあげ、さめたらしぼって粗みじんにする。
8. 干したけのこは熱湯につけてもどし、粗みじんにする。こんにゃくは、左記のように下ごしらえしたものを粗みじんにする。
9. 鍋（あれば炒められる土鍋）にごま油を入れて温め、*8*のたけのこを入れて右回転で混ぜながら炒める。
10. たけのこが温まったら干ししいたけを入れ、同様にして油揚げ、こんにゃく、ふき、にんじん、ひじきを順に加えて炒める。
11. *10*に昆布だし汁を入れ、酒を加えて煮る。煮立ったらみりんを加え、再度煮立ったらしょうゆを回し入れる。汁気を多少残して煮あげ、塩をふって具を仕上げる。
12. *2*が弱火にして20分たったら*11*の具を煮汁ごと入れ（*a*・*b*）、ホタル火にして10分炊く。
13. 火を止めて、ガス台の上で5分蒸らす。ごはんと鍋の間にしゃもじを入れ、右回転でグルッと回してから天地返しをし、ごはんと具を混ぜ合わせる（P32写真）。

若杉ばあちゃんの知恵袋 *1*

こんにゃくの下ごしらえの仕方

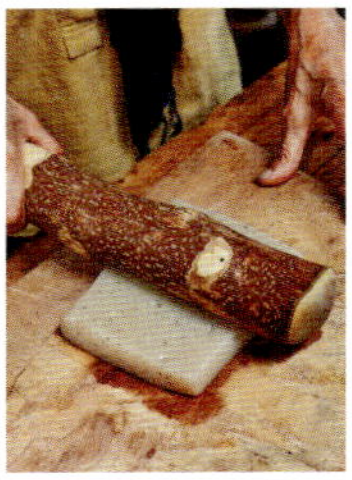

こんにゃくは、陰性が強いだけじゃないよ。わらや木の灰で作られた昔ながらのこんにゃくが、ほとんど売ってないんだよ。有害な石灰が使われているから、石灰分を引き出さないとね。まとめて2〜3枚、以下の工程までしておいて冷蔵庫に入れ、料理に合わせて切って使用するといいよ。2〜3日のうちに使いきること。

1. こんにゃくは洗ってからたっぷりの塩をまぶしてもみ、10分間おく。
2. 塩を洗い落とし、熱湯に3本指でつまむくらいの塩を加え、そこにこんにゃくを入れて10〜15分間ゆでる。
3. まな板にとってすりこぎでたたき（上の写真）、フニャフニャになったら料理に合わせてカットする（すぐ使わない場合は、適当な大きさにカットしておく）。
4. 鍋（あれば炒められる土鍋）を中火にかけて熱し、*3*を入れて塩ひとつまみをふり、5分間空いりする。ザルにとり、熱湯をかける。

よもぎごはん

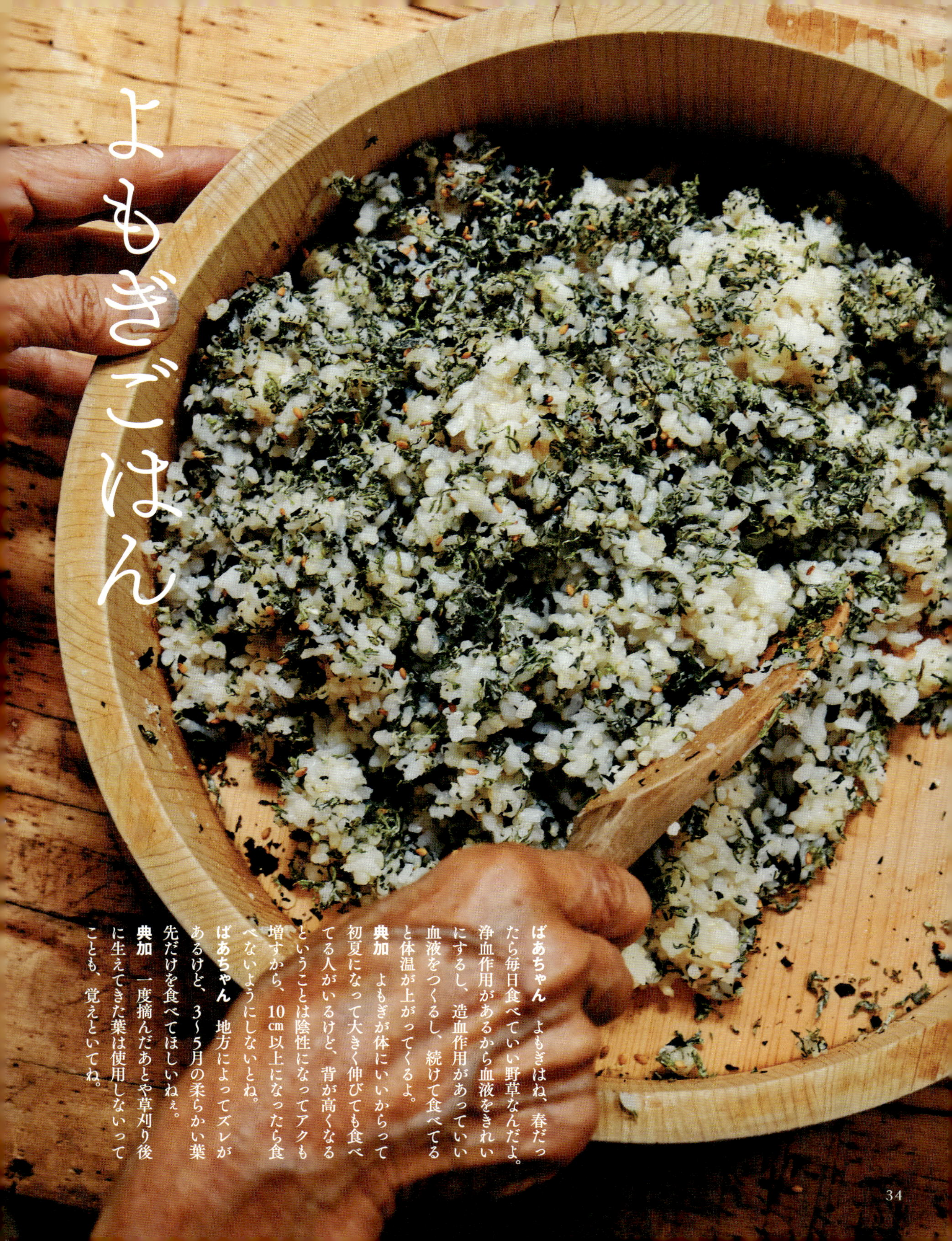

ばあちゃん　よもぎはね、春だったら毎日食べていい野草なんだよ。浄血作用があるから血液をきれいにするし、造血作用があっていい血液をつくるし、続けて食べてると体温が上がってくるよ。

典加　よもぎが体にいいからって初夏になって大きく伸びても食べてる人がいるけど、背が高くなるということは陰性になってアクも増すから、10㎝以上になったら食べないようにしないとね。

ばあちゃん　地方によってズレがあるけど、3～5月の柔らかい葉先だけを食べてほしいねぇ。

典加　一度摘んだあとや草刈り後に生えてきた葉は使用しないってことも、覚えといてね。

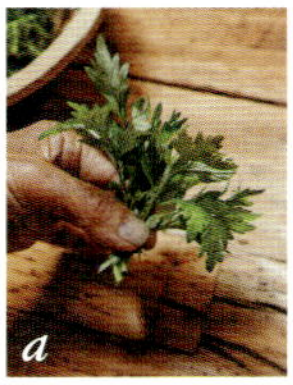

a

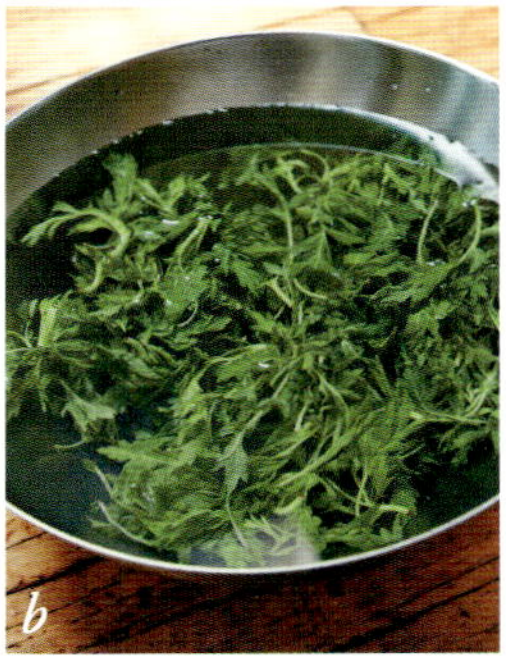

b

若杉ばあちゃんの知恵袋 2

よもぎのゆで方・アクの抜き方

よもぎに限らず、野草は大さじ1の塩を入れてゆで、必ず水にさらしてアク抜きしなきゃいけない。特にアクが強い野草はしょうゆ洗いもね（「せりごはん」の作り方1）。同じ野草でも、出始めは水につけるだけでいいけど、少し大きくなるとアクが強くなってしょうゆ洗いが必要に。

1 よもぎは葉先の柔らかい葉を摘み（*a*）、洗って水気をきる。

2 鍋にたっぷりの湯をわかし、塩大さじ1を入れる。

3 2によもぎを入れ、菜箸でそっと押さえて沈め、鍋の縁のほうからプクプクと水泡が出てきたら10数えてザルにとる（ゆですぎないよう注意）。

4 すぐ冷水にとってさましてから水を替え、20分間水につけてアク抜きする（*b*）。ザルにとり、手でよくしぼってから調理する。

材料（基本の分量）

三分づき米ごはん（P28）または玄米ごはん（P30）…2合分
ゆでてアク抜きしたよもぎ（左記）…70g
塩…5g
カットわかめ…8g
洗い金ごま…大さじ2

作り方

1 左記のように塩ゆでして水につけ、よくしぼったよもぎはみじん切りにする。

2 いることができる土鍋かフライパンを温めて塩を入れ、木べらで右回転で混ぜながらサッといる。

3 2に1のよもぎを入れ、10分ほど右回転でいる。

4 カットわかめは温めた鍋（あれば土鍋）で1〜2分いってからすり鉢に入れ、すりこぎでつついて細かくしておく。

5 金ごまは、P26の「おにぎり三種」の作り方2を参照して香ばしくいる。

6 炊きあがったごはんを飯台にとり、3のよもぎをのせ、4のわかめと5のごまをふる。しゃもじを右回転で回して天地返ししたり、切るようにして混ぜたりしながらまんべんなく混ぜ合わせる（右写真）。

せりごはん

ばあちゃん　せりは春になると田んぼの畦に生えてくる野草だよ。農薬使ってるところのはやめたほうがいいね。

典加　無農薬農家さんの田んぼで摘ませてもらうといいね。最近は田植えイベントとかもあるし。

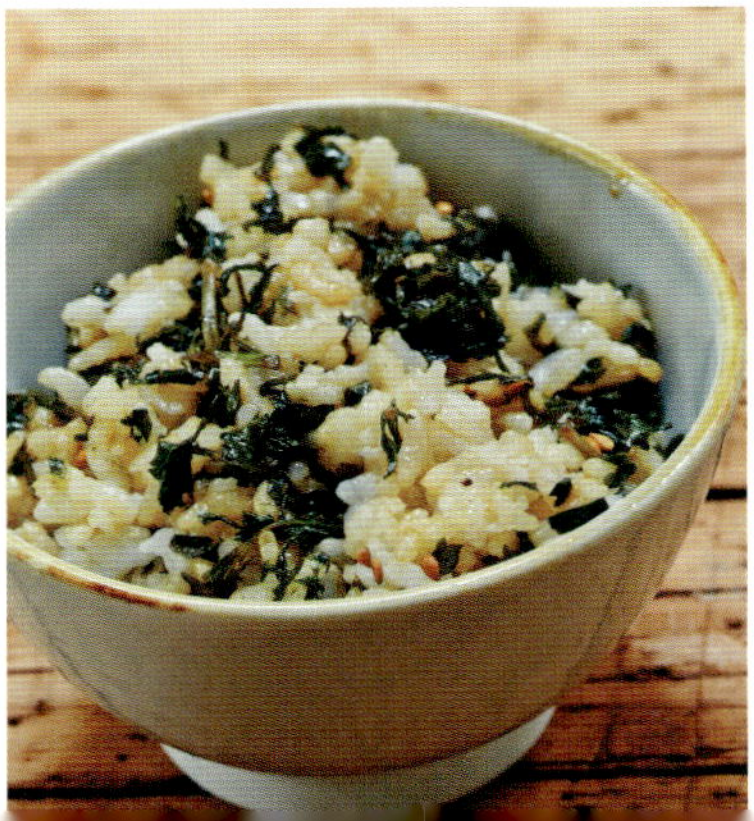

材料（基本の分量）

三分づき米ごはん（P28）
または玄米ごはん（P30）
…2合分
せり…100g
塩（ゆでる用）…10g
ごま油…小さじ1
酒…大さじ1
みりん…小さじ2
しょうゆ…大さじ1
塩（仕上げ用）…小さじ½

作り方

1 せりは「よもぎのゆで方・アクの抜き方」（左上記）の1〜4を参照して下処理し、ボウルに入れて水を入れ、しょうゆを加えてしょうゆ洗いをする。水としょうゆは6対4の割合に。

2 1を細かく切り、水気をしぼる。

3 温めたフライパンにごま油を回し、2のせりを入れてサッと炒める。酒を入れてからみりんを加え、次にしょうゆを入れ、最後に塩をふって右回転でひと混ぜして仕上げる。これを炊きあがったごはんに混ぜる。

トマトごはん

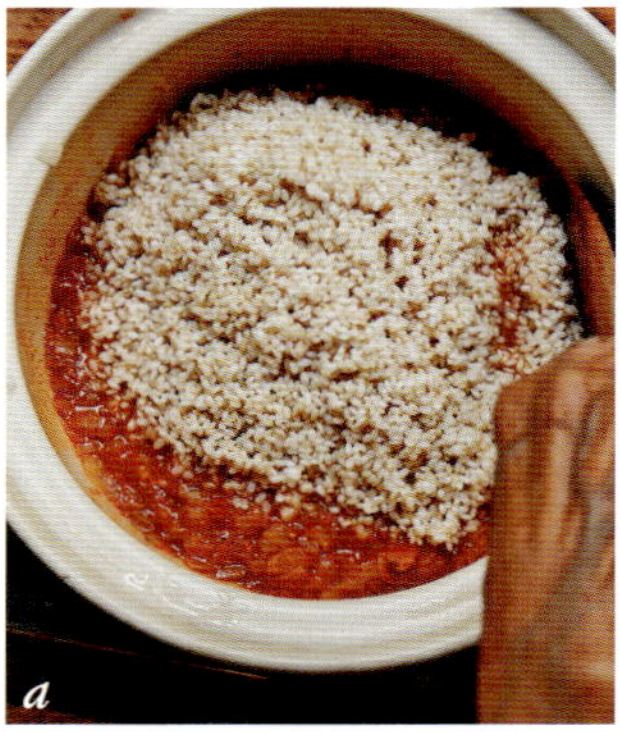
a

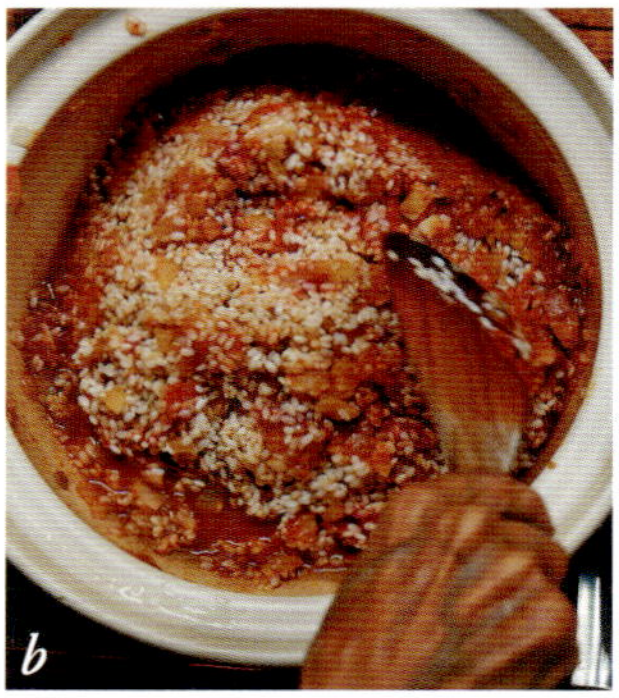
b

ばあちゃん　トマトは水分が多く、煮るとグズグズになって、汁がたくさん出てくるでしょ。極陰性で体をうんと冷やすんだよね。だから、これは7月、8月限定。そして、トマトは脱塩性なので（体から塩分を排出させるので）、塩をきかせること。

典加　ばあちゃんが作る唯一のトマト料理だよね。ラタトゥイユはトマトの汁を生かした料理で、なすやズッキーニといった陰性食材が入るでしょ。これは、トマトの陰性な水分をしっかり飛ばして塩気もきいているし、お米と合わせるから体を冷やしすぎないわけ。トマトケチャップなんていらない、ってくらい美味。

材料（基本の分量）

三分づき米…540㎖（3合）
水（浸水する水）…540㎖（3合）
玉ねぎ…中1と½個
トマト…中2個
青じそ…少々
ごま油…小さじ1
塩…小さじ2

作り方

1. P28の「三分づき米ごはん」の作り方*1*〜*3*を参照し、精米して浸水しておく。
2. 玉ねぎは粗みじんにし、トマトはザク切りにする。
3. 鍋（あれば炒められる土鍋）を温めてごま油をひき、*2*の玉ねぎを入れて塩ひとつまみ（分量外）をふる。木べらを使ってときどき右回転でゆっくり混ぜながら炒める（忙しくかき混ぜないこと）。
4. 玉ねぎがしんなりするまで炒めたらトマトを加え、塩ひとつまみ（分量外）をふって右回転で混ぜる。焦げないよう、ときどき混ぜながら煮る。
5. *4*の汁気が少なくなってきたら、ザルにあげて水気をきった（水はとっておく）米を入れ（*a*）、木べらで右回転で混ぜて米に煮汁を吸わせる（*b*）。
6. 米をつけておいた水を鍋に入れ、塩を加えて中火にかけ、P28の「三分づき米ごはん」の作り方*5*〜*8*を参照して炊く。
7. *6*を器に盛り、青じそのせん切りを散らす。

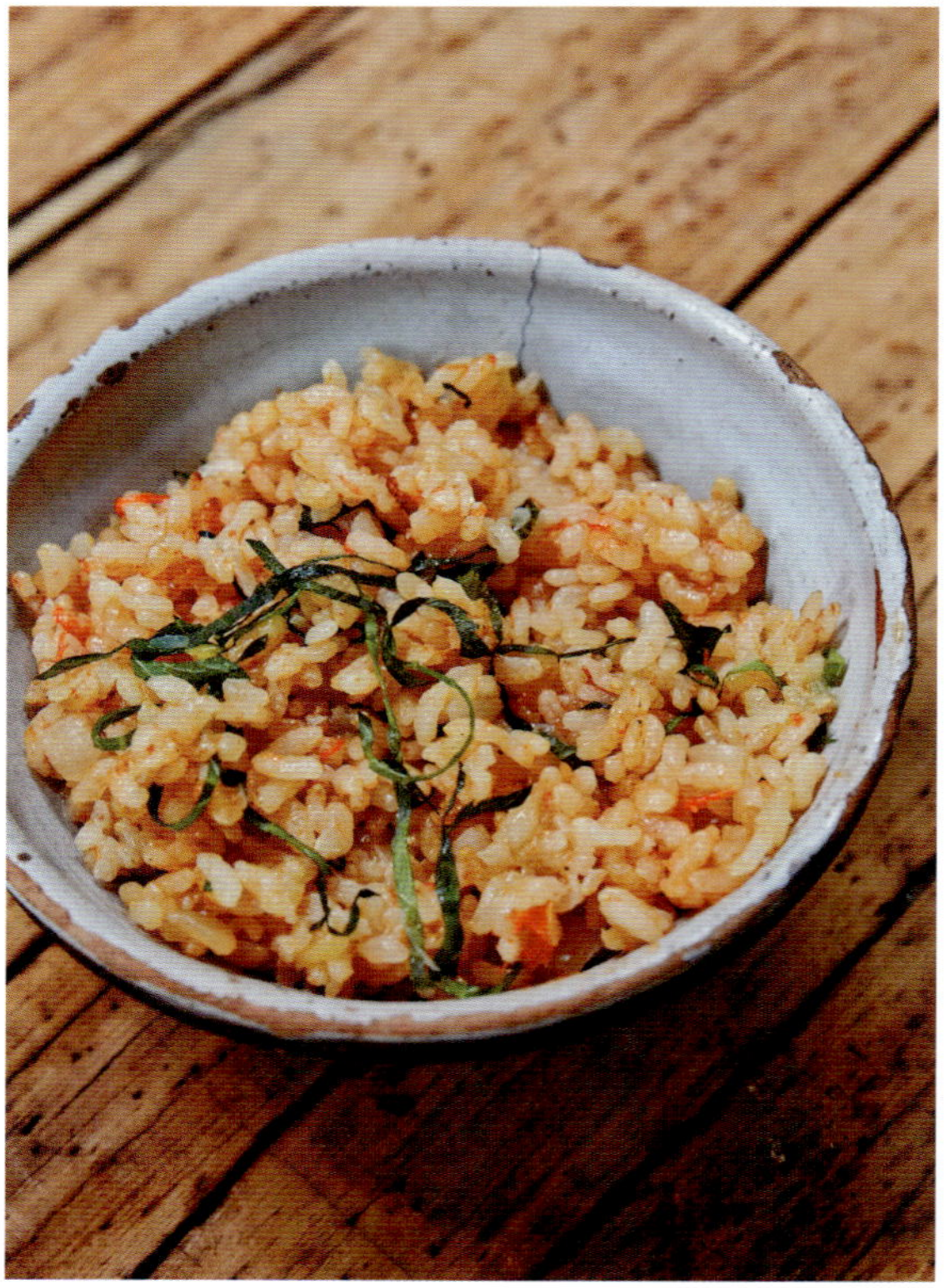

しょうがごはん

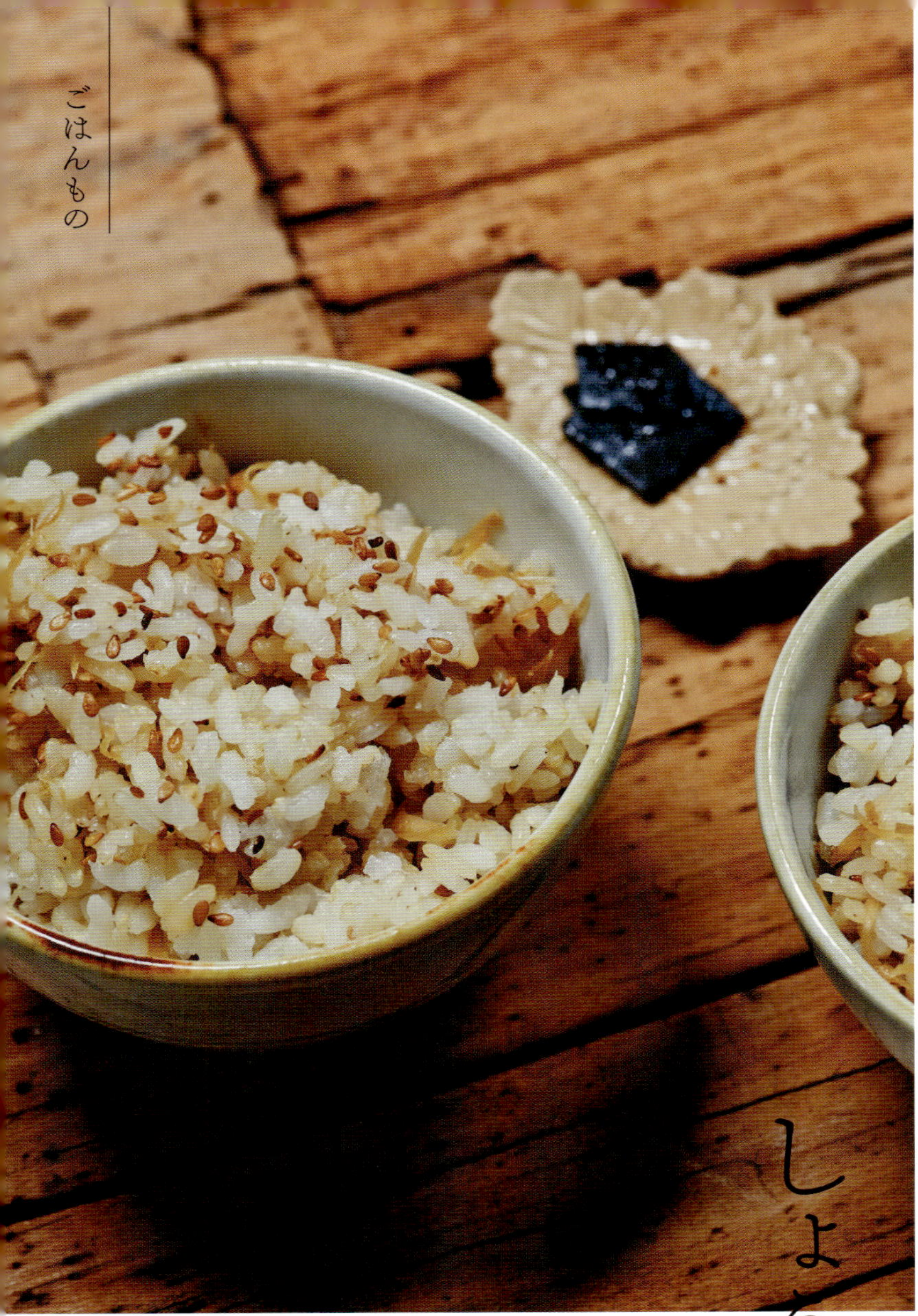

ばあちゃん　これはね、夏～秋に食べるごはんだよ。

典加　新しょうががピリッと辛くてね、暑いときでも食べやすいごはんだよね。

ばあちゃん　しょうがは脂やたんぱく質の毒消しをするから、魚をたくさん食べてきた人なんかにいいよぉ。

典加　魚のおかずのときにもオススメのごはんだよね。

ばあちゃん　秋はゆずの皮を刻んでのせるといいよ。

材料（基本の分量）

三分づき米…360mℓ（2合）
水…米に手を当ててくるぶしの下の量（4合=720mℓ）
塩…小さじ1
新しょうが…75g
洗い金ごま…大さじ2
ごま油…小さじ½
酒…小さじ½
しょうゆ…小さじ1

作り方

1. P28の「三分づき米ごはん」の作り方1～6を参照して、三分づき米を蒸らし前まで炊く。
2. しょうがを針しょうがにする。
3. フライパンを熱してごま油をひき、しょうがを入れて右回転でサッと手早く炒め　酒、しょうゆで味つけする。
4. ごまはP26の「おにぎり三種」の作り方2を参照して、香ばしくいる。
5. 蒸らし前のごはんに3と4を入れ、蒸らし後にまんべんなく混ぜる（a.b）。

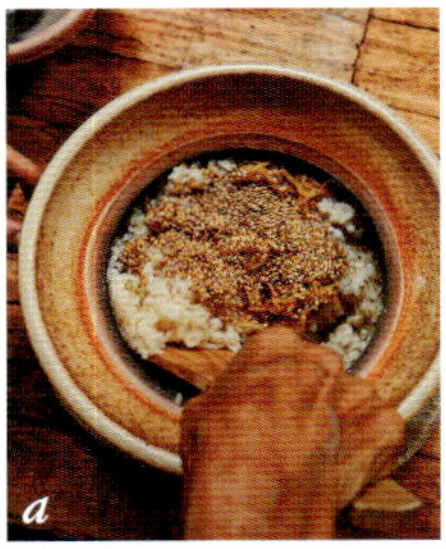
a

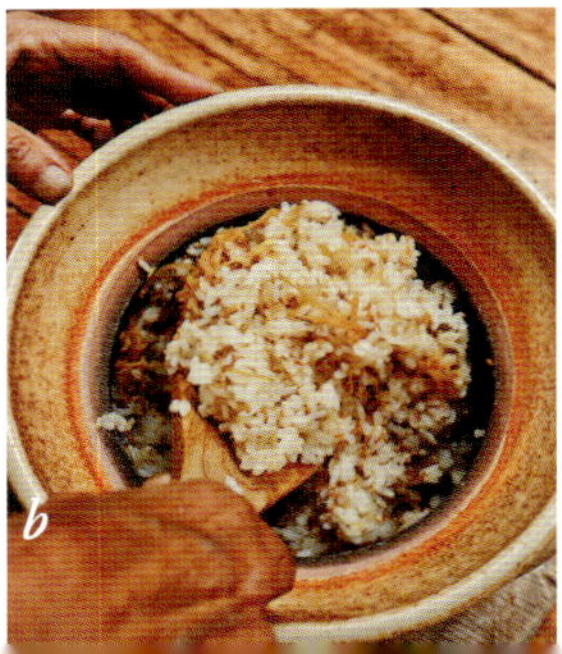
b

むかごごはん

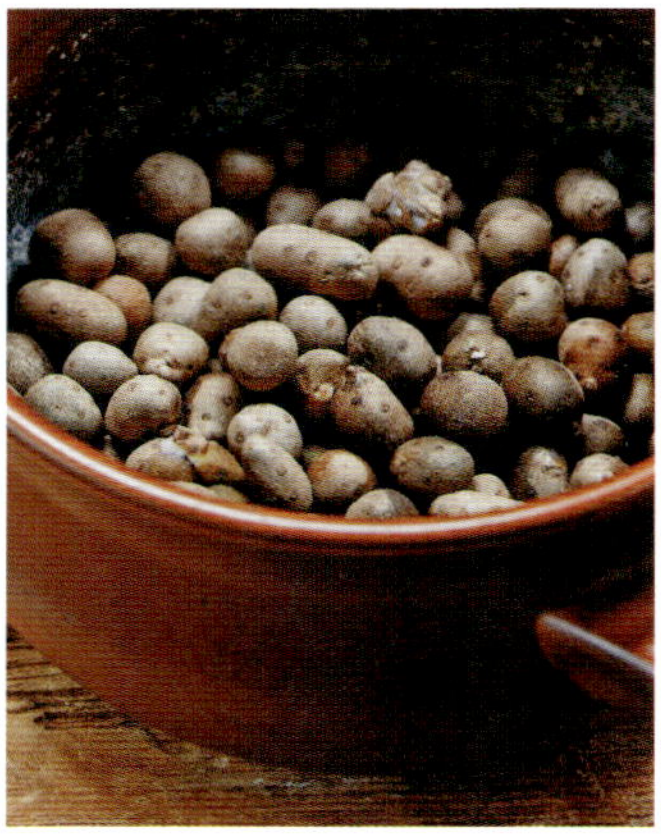

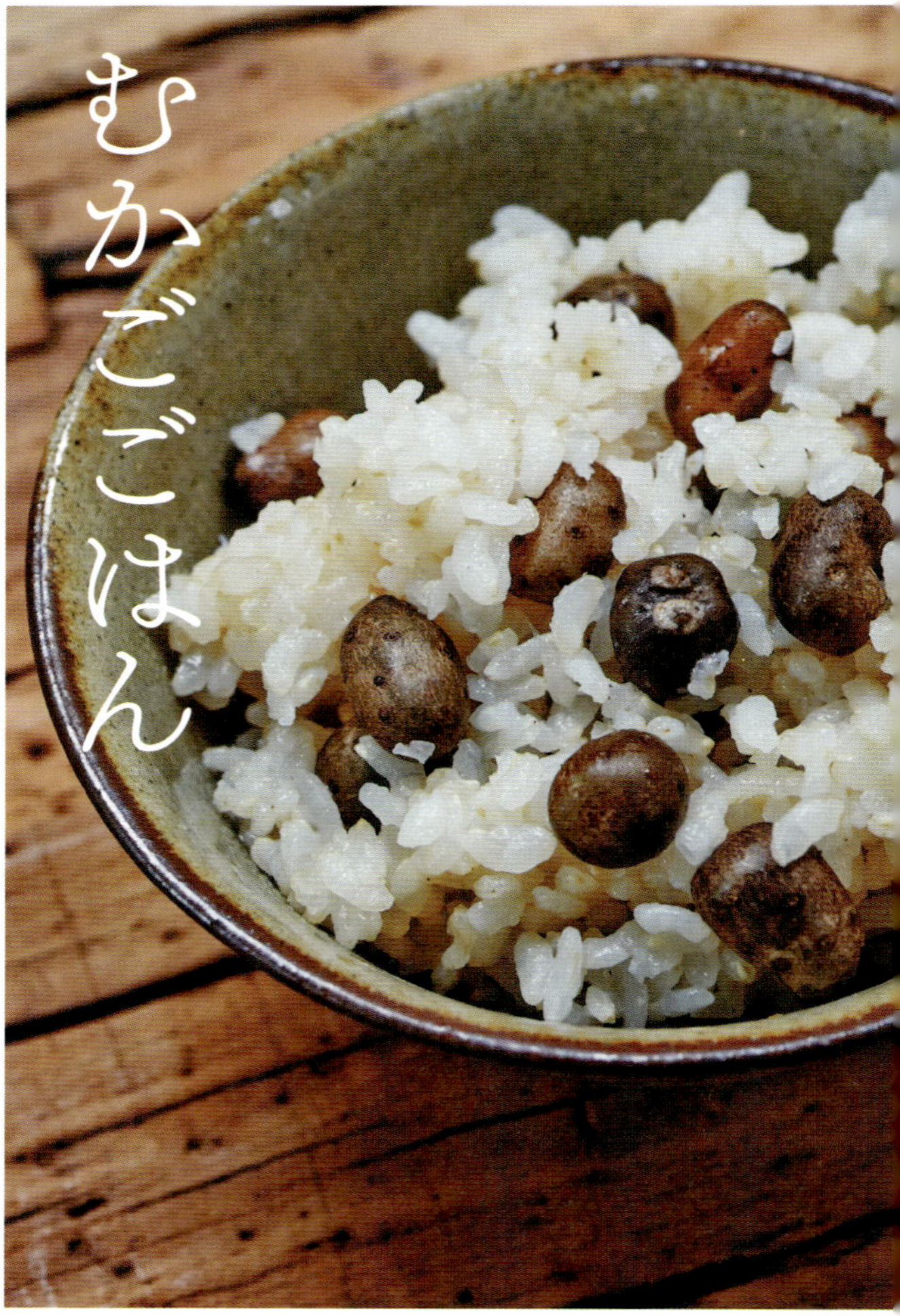

材料（基本の分量）

三分づき米…540mℓ（3合）
水…米に手を当ててくるぶしの下の量
（4合＝720mℓ）
薄口しょうゆ…小さじ1
酒…小さじ1
塩（ごはんを炊く用）…小さじ1
むかご…½カップ
塩（むかごの塩ゆで用）…少々

作り方

1 P28の「三分づき米ごはん」の作り方1〜3を参照し、玄米を三分づき米に精米して水を加え、浸水する。

2 炊く前に薄口しょうゆと酒、塩を入れて中火にかける。沸騰したら弱火にし、タイマーを20分にセットする。

3 むかごは洗って塩（分量外）でもむ。

4 3を洗ってサッと塩ゆでし、ザルにあげて水気をきる。

5 2が弱火にして20分たったら4のむかごを入れ、ホタル火にして10分炊く。

6 火を止めて、ガス台の上で5分蒸らす。

7 ごはんと鍋の間にしゃもじを入れ、右回転でグルッと回してから天地返しをし、ごはんとむかごを混ぜ合わせる。

典加　むかごのとれる時期には必ず作るよね。
ばあちゃん　むかごは皮に臭みがあるから、塩もみして洗って、サッと塩ゆでしてから炊き込むんだよ。
典加　私は蒸し煮派なの。きれいに洗ったむかごの水気をきったら、手塩をサッとして、熱くしておいた土鍋に入れて蒸し煮に。ふたの穴を木栓でふさいで、弱火でね。ときどきふたを開けて、ふたの裏についた水滴を落とすんだけど、焦げそうなら大さじ2くらいの水を差して。これにしょうゆで下味をつけて、蒸らし前のごはんに入れるわけ。

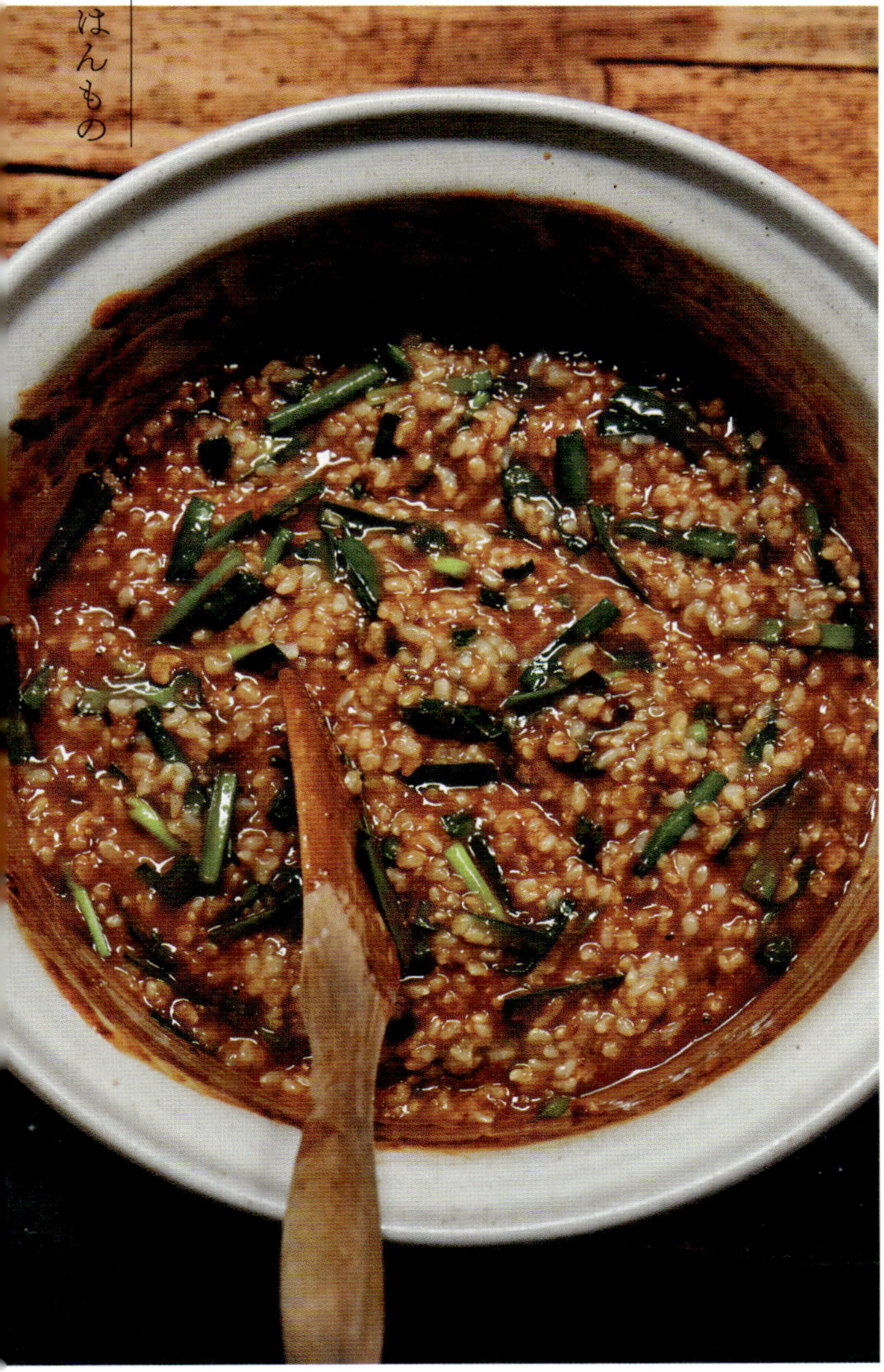

にらみそおじや

材料（基本の分量）

玄米ごはん…2カップ
にら…1束
昆布だし汁（P80）…2カップ＋¼カップ弱
みそ…77g

作り方

1 土鍋に昆布だし汁2カップと玄米ごはんを入れ、中火にかけて沸騰したら弱火で炊く。

2 にらは長さ4〜5㎝に切る。

3 *1*の汁気が少なくなって粘りが出てきたら、*2*のにらを入れて右回転で混ぜ合わせる（*a*）。

4 みそを残りの昆布だし汁で溶き（*b*）、*3*の上に円を描くように流し込む（*c*）。

5 右回転で混ぜたら、サッと火を通して仕上げる。

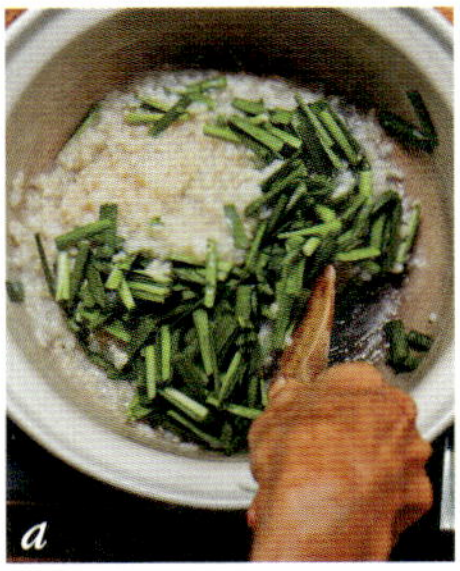

a

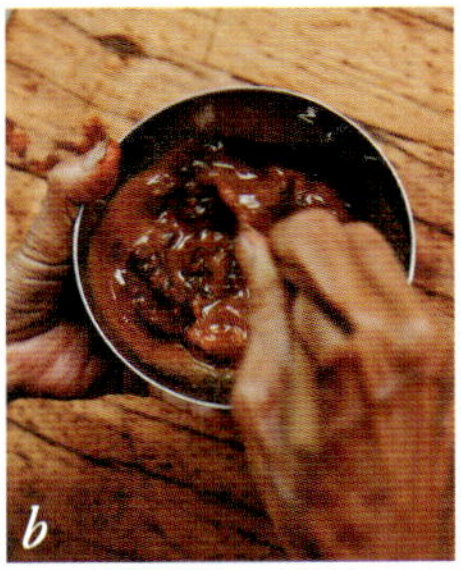

b

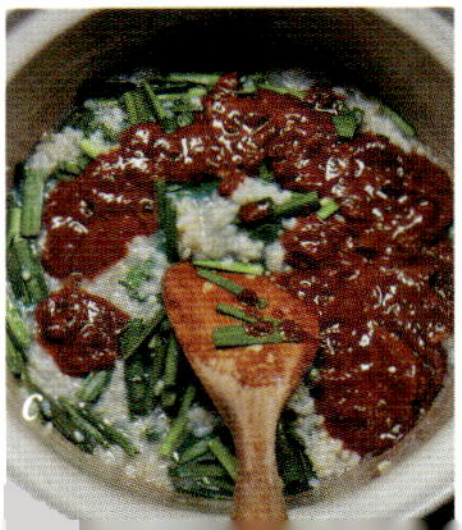

c

ばあちゃん　風邪ひいたら、にらをたっぷり入れたみそおじやだね。にらは卵の毒消しになるんだよ。

典加　風邪って、体にたまっている卵の毒が出てきてることが多いから効くんだよね。これが、あったまるんだよー。寒いときは風邪ひいてなくても食べたくなる！

ばあちゃん　にらは煮すぎたらおいしくないんだよ。にらの歯ごたえが残ってるくらいがちょうどいい。

典加　病気の人には柔らかく煮たおじやのほうがいいと思われてるけど、自分でよく噛んでだ液で消化させたほうがはるかに治りが早いのよ。にらの代わりにねぎでもいいわよね。

いなり寿司

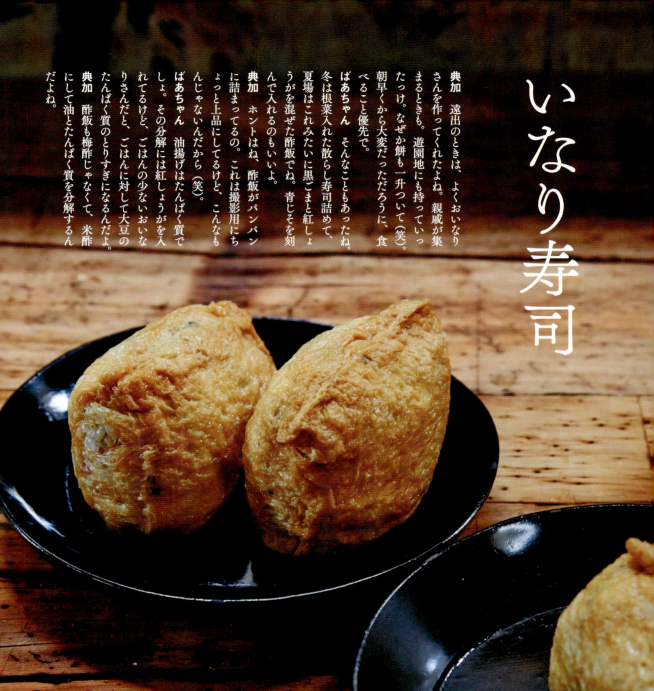

典加　遠出のときは、よくおいなりさんを作ってくれたよね。親戚が集まるときも。遊園地にも持っていったっけ。なぜか餅も一升ついて（笑）。朝早くから大変だっただろうに、食べること優先で。

ばあちゃん　そんなこともあったね。冬は根菜入れた散らし寿司詰めて、夏場はこれみたいに黒ごまと紅しょうがを混ぜた酢飯でね。青じそを刻んで入れるのもいいよ。

典加　ホントはね、酢飯がパンパンに詰まってるの。これは撮影用にちょっと上品にしてるけど、こんなもんじゃないんだから（笑）。

ばあちゃん　油揚げはたんぱく質でしょ。その分解には紅しょうがを入れてるけど、ごはんの少ないおいなりさんだと、ごはんに対して大豆のたんぱく質のとりすぎになるんだよ。

典加　酢飯も梅酢じゃなくて、米酢にして油とたんぱく質を分解するんだよね。

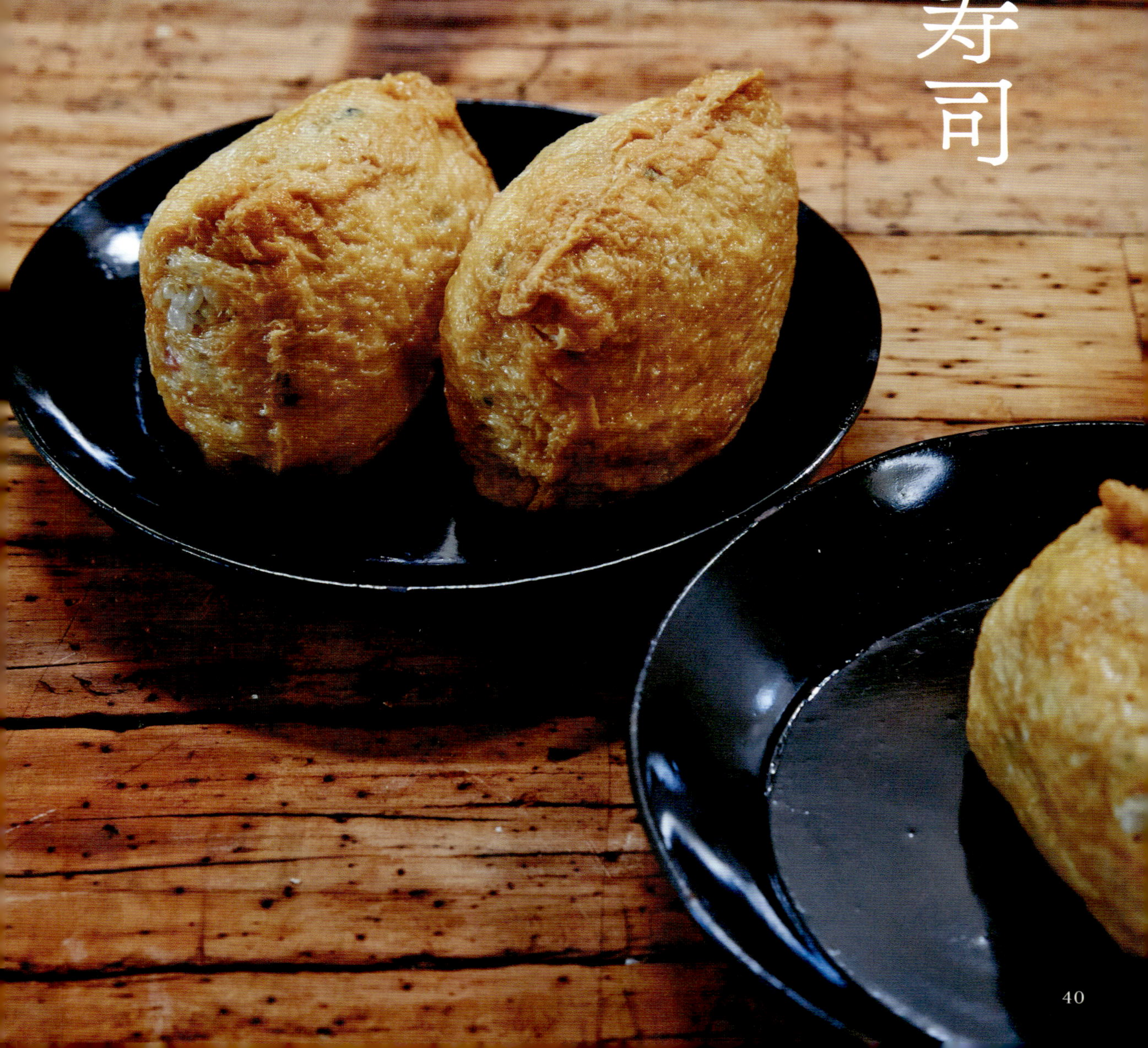

若杉ばあちゃんの知恵袋 *3*

季節や体調に合わせて変える 食養酢飯

冬は酢を使わないで、梅酢を水で割ったものを寿司酢にするよ。米酢は極陰性で、体をうんと冷やすからね。夏は酢とみりんの両方の陰性を使うけれど、みりんを煮切ったところに酢を入れてすぐ火を消して、酢の陰を飛ばして塩を加えるんだよ。春と秋はその中間で、みりんや酢も使うけど梅酢も足して、体を冷やしすぎない酢飯に。冷え性や貧血などで体が陰性になっている人は、冬でなくても梅酢の酢飯にしておくといいよ。

春・秋の酢飯

材料（基本の分量）

三分づき米ごはんまたは
　玄米ごはん…米1と½合分
みりん…大さじ2
酢…大さじ2
梅酢…大さじ1
塩…少々

作り方

1 片手鍋（あれば土鍋の片手鍋）にみりんを入れて煮立て、煮切りみりんにする。

2 *1*に酢を加えてすぐに火を消し、梅酢と塩を混ぜて寿司酢を作る。

3 炊きたてのごはんに*2*の寿司酢を回し、右回転で混ぜる。

冬の酢飯

材料（基本の分量）

三分づき米ごはんまたは玄米
　ごはん…米1と½合分
梅酢…大さじ2
水…大さじ3

作り方

1 梅酢を水で割って寿司酢を作る。

2 炊きたてのごはんに*1*の寿司酢を回し、右回転で混ぜる。

夏の酢飯

材料（基本の分量）

三分づき米ごはんまたは玄
　米ごはん…米1と½合分
みりん…大さじ2
酢…大さじ3
塩…小さじ1

作り方

1 片手鍋（あれば土鍋の片手鍋）にみりんを入れて煮立て、煮切りみりんにする。

2 *1*に酢を加えてすぐに火を消し、塩を混ぜて寿司酢を作る（*a*）。

3 炊きたてのごはんに*2*の寿司酢を回し（*b*）、右回転で混ぜる（*c*）。

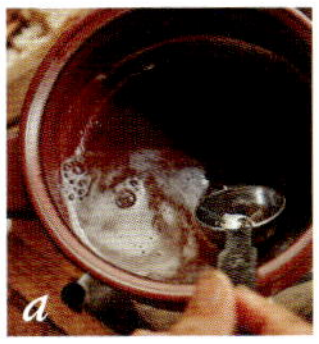
a

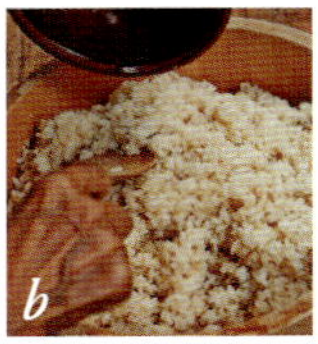
b

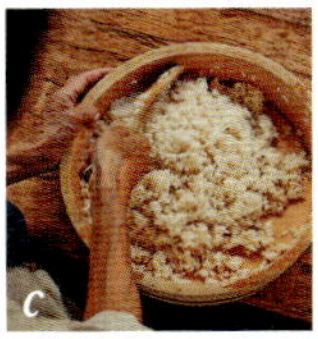
c

材料（6個分）

夏の酢飯（左記）
　…三分づき米または玄米1と½合分
洗い黒ごま…大さじ1
紅しょうが…25g
皮
　油揚げ…3枚
　昆布だし汁（P80）…1カップ
　酒…大さじ1
　みりん…大さじ2
　塩…ひとつまみ
　しょうゆ…大さじ2

作り方

1 ごまはP26の「おにぎり三種」の作り方*2*を参照して香ばしくいり、粗みじんにした紅しょうがと一緒に夏の酢飯に混ぜる。

2 油揚げはめん棒でたたいてから半分に切り、袋を開く。湯をわかした鍋に入れ、2〜3分ゆでて油抜きする（先にめん棒でたたいて袋を開いておかないと、加熱でたんぱく質がかたまってくっついてしまい、開けなくなる）。油揚げによっては、2回油抜きしたほうがよいものも。

3 *2*をザルにあげ、さめたら水気をしぼる。

4 鍋（あれば土鍋）に昆布だし汁を煮立て、酒を入れて煮立てる。アルコールが飛んだらみりんを入れ、再度煮立ててアルコール臭さがなくなり、甘い香りになったら塩としょうゆを加える。

5 *4*が煮立ったところに油揚げを入れて煮るが、切り口をなるべく下にして置き、煮汁が中に入っていくようにする。

6 再度煮立ったら弱火にして煮、煮汁がなくなるスレスレのところまで煮切り、さましておく。

7 *6*の皮に*1*の酢飯を詰めて仕上げる。

散らし寿司

材料（基本の分量）

春・秋の酢飯（P41）…三分づき米または玄米3合分

具

- にんじん…¼本
- れんこん…⅓節
- ふき…太いもの1束
- ひじき（乾燥）…8g
- 干ししいたけ…3枚
- 油揚げ…1枚
- 干したけのこ…10g
- こんにゃく…½丁
- ごま油…大さじ½
- 昆布だし汁（P80）…½カップ
- 干ししいたけのだし汁…¼カップ
- 酒…大さじ2
- みりん…大さじ2
- しょうゆ…大さじ4
- 塩…小さじ¼

紅しょうが…15g
洗い金ごま…大さじ3
焼きのり…2枚

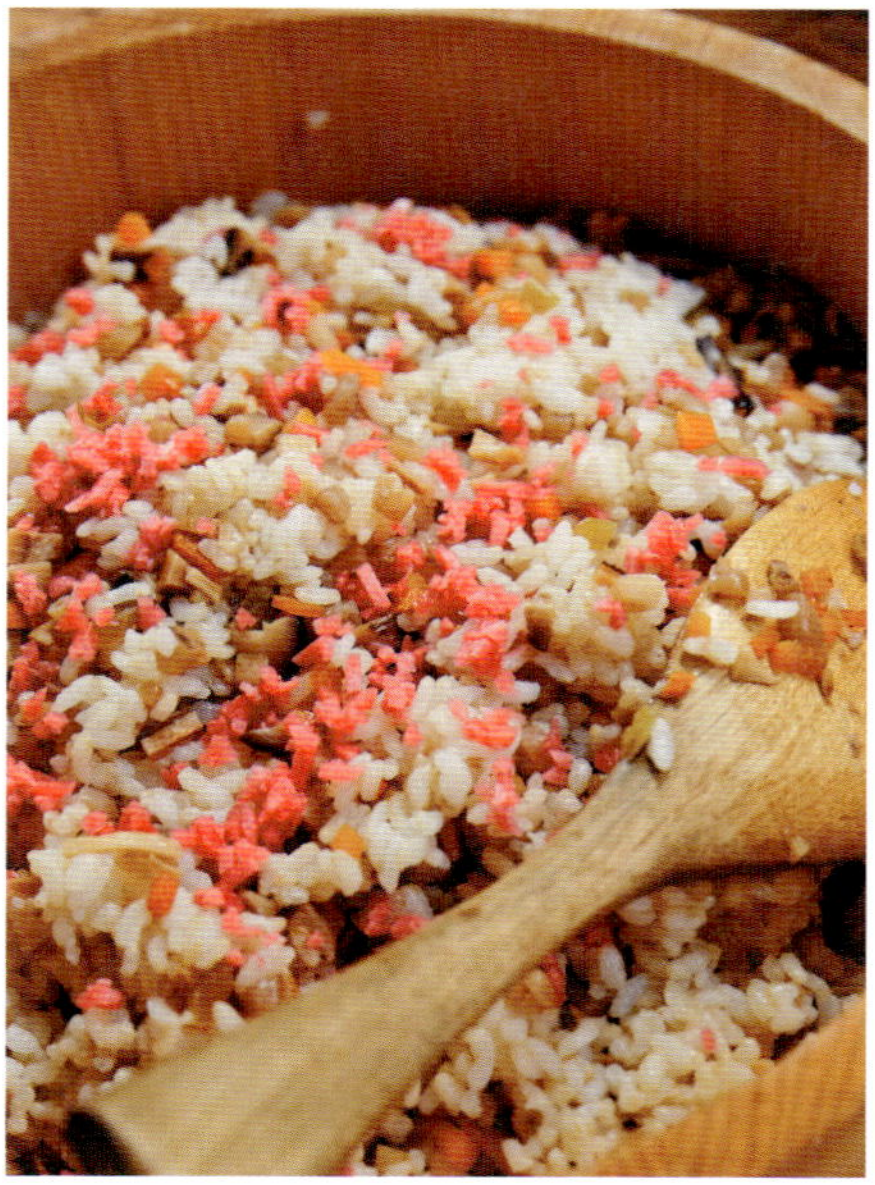

作り方

1. にんじんとれんこんは柔らかい布たわしなどで優しく洗って、皮つきのまま粗みじんにする。
2. ふきは板ずりしてから洗い、塩ゆでして、水につけてさましてから皮をむく。とりたてのふきの場合は水に1時間ほどつけてアクを抜く。とってから時間がたったものや購入したものは3時間ほどつける（途中1〜2回水を替える）。サッと洗って、1と大きさを合わせて切る。
3. ひじきはサッと洗い、少なめの水に浸してもどす(水が多いとミネラルが流出する)。
4. 干ししいたけは小鍋に入れて水を入れ、ふたをしないでグラグラ煮立てて煮出したあとのものを軽くしぼり、粗みじんにする（煮出し汁は具を煮るときに使用する)。
5. 油揚げは小鍋にわかした熱湯に入れ、2〜3分ゆでてザルにあげ、さめたらしぼって粗みじんに。
6. 干したけのこは熱湯につけてもどし、粗みじんにする。こんにゃくはP33を参照して下ごしらえし、粗みじんにする。
7. 鍋(あれば炒められる土鍋)にごま油を入れて温め、6のたけのこを入れて右回転で混ぜながら炒める。
8. たけのこが温まったら干ししいたけを入れ、同様にして油揚げ、こんにゃく、れんこん、ふき、にんじん、ひじきを順に加えて炒める。
9. 8に昆布だし汁と干ししいたけのだし汁を入れ、グラグラ煮えたら酒を加えて煮る。煮立ったらみりんを加え、再度煮立ったらしょうゆを回し入れる。汁気がなくなるまで煮、塩をふって具を仕上げ、さましておく。
10. ごまはP26の「おにぎり三種」の作り方2を参照して香ばしくいる。紅しょうがは粗みじんにする。
11. 飯台で酢飯に9の具と紅しょうがを混ぜ、器によそう。香ばしくいったごまをふり、サッとあぶってちぎったのりを中央にのせる（来客用にはのりを細切りにして散らすと上品に)。

典加　誕生日は散らし寿司だったなぁ〜。お客さんが来たときも、よく作ってたよね。私も一品持ち寄りのときは、散らし寿司にしてる。

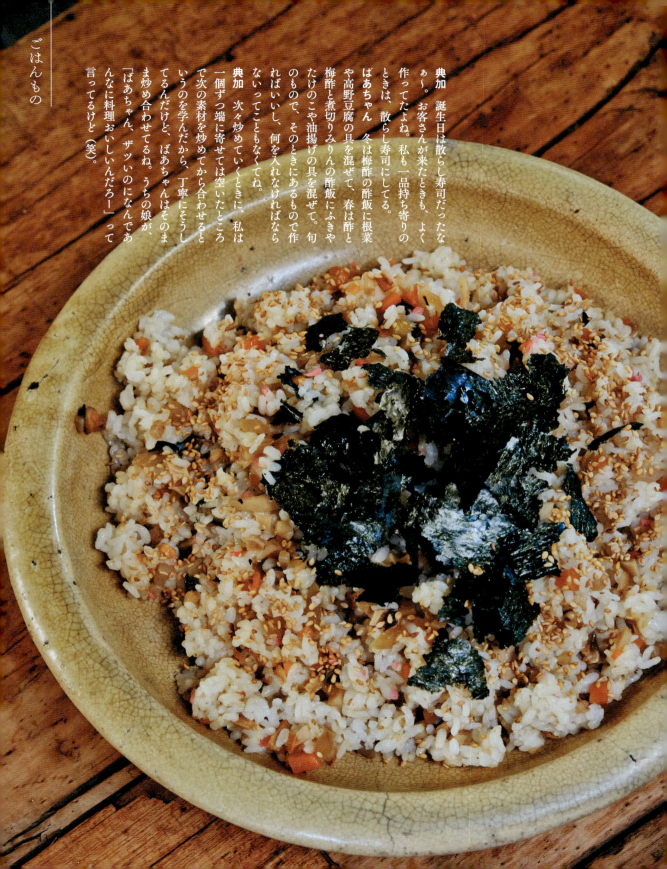

ばあちゃん　冬は梅酢の酢飯に根菜や高野豆腐の具を混ぜて、春は酢と梅酢と煮切りみりんの酢飯にふきやたけのこや油揚げの具を混ぜて。旬のもので、そのときにあるもので作ればいいし、何を入れなければならないってこともなくてね。

典加　次々炒めていくときに、私は一個ずつ端に寄せては空いたところで次の素材を炒めてから合わせるというのを学んだから、丁寧にそうしてるんだけど、ばあちゃんはそのまま炒め合わせてるね。うちの娘が、「ばあちゃん、ザツいのになんであんなに料理おいしいんだろー」って言ってるけど（笑）。

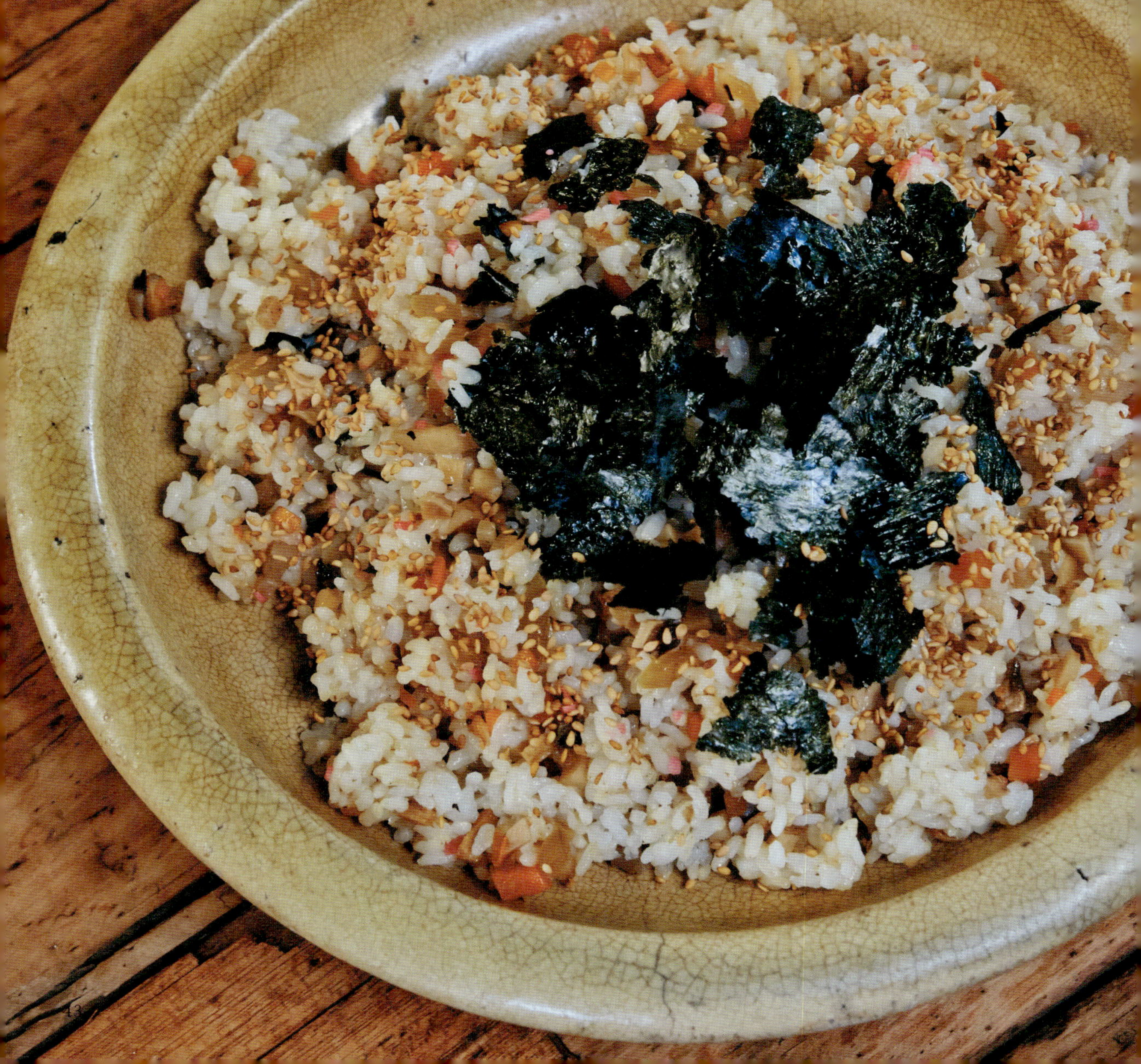

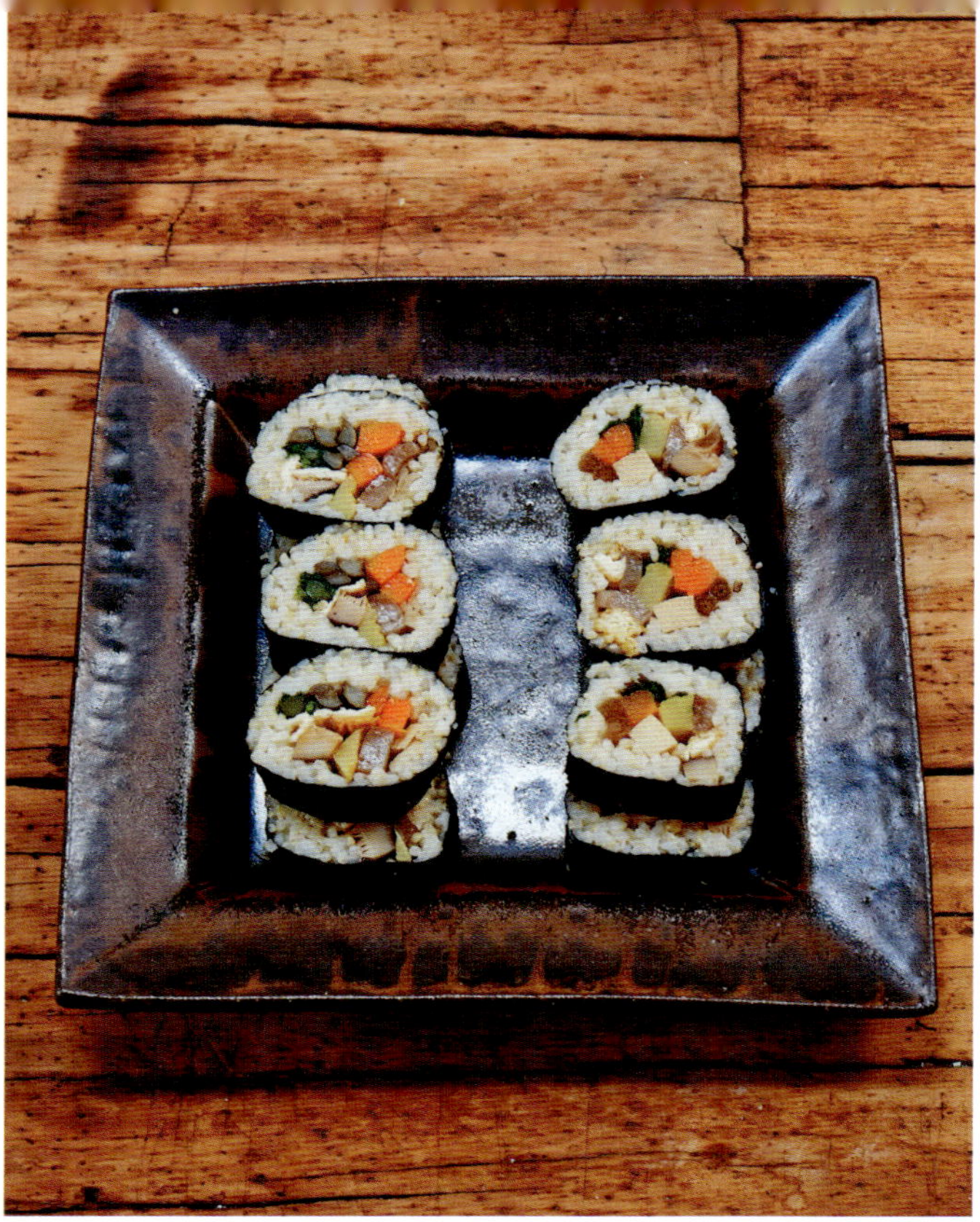

夏の太巻き寿司

材料（3本分）

夏の酢飯（P41）
…米1と½合分
板のり…3枚

ふき…細いもの3本
こんにゃく…⅓丁
昆布だし汁（P80）…50㎖
薄口しょうゆ…大さじ1
塩…少々

にんじん…¼本
塩…ひとつまみ
水…50㎖

干ししいたけ…3枚
干ししいたけのだし汁
…小さじ1
酒…大さじ1
みりん…大さじ1
薄口しょうゆ…大さじ1
塩…少々

高野豆腐…2枚
昆布だし汁
…½カップ
酒…大さじ1
みりん…大さじ1
薄口しょうゆ…大さじ1

油揚げ…½枚
昆布だし汁…50㎖
みりん…大さじ½
塩…ひとつまみ
しょうゆ…小さじ2

かんぴょう…15g
昆布だし汁…50㎖
薄口しょうゆ…小さじ2
塩…少々

たくあん…¼本
青じそ…適量

作り方

1 ふきはP32の「炊き込みごはん」の作り方4を参照して下ごしらえし、のりの幅に長さを合わせて切る。

2 こんにゃくはP33の「こんにゃくの下ごしらえの仕方」を参照して調理するが、カットの際はのりの幅に長さを合わせた棒切りに。

3 1のふきと2のこんにゃくを土鍋に入れて昆布だし汁を注いで中火にかけ、煮立ったら薄口しょうゆを加えて弱火で4〜5分煮、塩をふってひと混ぜして火を止める。

4 にんじんは棒切りにし、塩をまぶしてなじませ、土鍋に入れて水を加える。木栓でふたの穴をふさぎ、弱火で柔らかくなるまで蒸し煮する（柔らかくしすぎないよう注意）。

5 干ししいたけは煮出したあとのもの（P80を参照）を軽くしぼり、石づきを落としてほかの具と太さを合わせて切る。これを土鍋に入れて干ししいたけのだし汁を加え、煮立ったら酒、みりん、薄口しょうゆを煮立てては加え、煮汁がなくなるまで煮含める。塩をふってひと混ぜし、火を止める。

6 高野豆腐はP46の「煮しめ」の作り方7と同様に調理し、棒状に切る。

7 油揚げはP40の「いなり寿司」の作り方2〜6を参照して油抜きし、そのまま煮る。さまして汁気をしぼり、縦長に切る。

8 かんぴょうは洗って塩小さじ1（分量外）をまぶしてもみ、5分放置して洗い、水につけてもどす。もどったら昆布だし汁と土鍋に入れ、中火にかけて薄口しょうゆを加える。煮立ったら弱火にして煮汁がなくなるまで煮、塩をふってひと混ぜして仕上げる。

9 たくあんは洗って水気をとり、棒切りに。

10 巻きすにあぶったのりを置き、寿司酢（分量外）を軽くふって酢飯を広げる（向こう側はあけておく）。青じそを並べて3〜9の具をのせて手前から巻き、なじませてから食べやすく切る。

太巻き寿司二種

冬の太巻き寿司

材料（3本分）

冬の酢飯（P41）…米1と½合分
板のり…3枚

ごぼう…のりの幅に合わせてカットしたもの3本（太いものは¼〜½にカット）
ごま油…少々
昆布だし汁（P80）…½カップ
酒…大さじ1
みりん…大さじ1
しょうゆ…大さじ1と½
塩…少々

にんじん…¼本
昆布だし汁…50mℓ
薄口しょうゆ…大さじ1

こんにゃく…⅓丁
昆布だし汁…50mℓ
しょうゆ…大さじ1

干ししいたけ…3枚
干ししいたけのだし汁…小さじ1
酒…大さじ1
みりん…大さじ1
しょうゆ…大さじ1
塩…少々

高野豆腐 …2枚
昆布だし汁…½カップ
酒…大さじ1
みりん…大さじ1
薄口しょうゆ…大さじ1

油揚げ…½枚
昆布だし汁…50mℓ
みりん…大さじ½
塩…ひとつまみ
しょうゆ…小さじ2

かんぴょう…15g
昆布だし汁…50mℓ
薄口しょうゆ…小さじ2
塩…少々

小松菜…3本
たくあん…¼本

作り方

1. ごぼうはのりの幅に合わせて棒切りにし、P46の「煮しめ」の作り方4を参照して煮る。
2. にんじんはごぼうに太さを合わせて棒切りにし、土鍋に入れて昆布だし汁を加えてコトコト煮る。串が通りそうになったら薄口しょうゆを回し入れ、少し煮含めて火を止める。
3. こんにゃくは「夏の太巻き寿司」の作り方2、3を参照して煮る（ふきを入れずにこんにゃくだけで同様に煮る）。
4. 干ししいたけと高野豆腐、油揚げ、かんぴょう、たくあんは、「夏の太巻き寿司」の作り方5〜9を参照して下ごしらえする（干ししいたけは薄口しょうゆではなく、しょうゆで味つけする）。
5. 小松菜はサッと塩ゆでしてザルにあげ、1本ずつにばらして水気をしぼる。
6. 巻きすにあぶったのりを置き、寿司酢（分量外）を軽くふって酢飯を広げる（向こう側はあけておく）。酢飯の上に1〜5の具をのせて手前から巻き、なじませてから食べやすく切る。

典加　巻き寿司は、みんな大好きだよね。季節の具がいろいろ入ってるし。でも、作るのはちょっとハードルが高いって思われてるよね。

ばあちゃん　ここに載せた具を全部作ろうとしなくていいんだよ。材料をそろえるのだって、大変だろ？　家にある材料で作って巻けばいいよ。たくあん巻きやきゅうり巻きのような細巻きも、手軽でウマイ！

典加　季節ごとに具は変えるよね。

ばあちゃん　夏は陰性なふきや青じそを入れてね、具材を煮るときは、薄口しょうゆでサッパリと煮るんだよ。冬は体を温める根菜を、濃口しょうゆでしっかり煮て陽性にしてね（色の薄い具は薄口しょうゆを使用）。

煮しめ

典加　煮しめは煮詰めて仕上げる陽性な煮ものだよね。だから、煮汁が多いと料理が下手と怒られたなぁ。特にお正月は、煮しめで何日か過ごさなければならないでしょ。腐らせたら、失格なのよね。

ばあちゃん　料理は「水加減（だし）・火加減・味加減」が大事！　味をきちんとしみ込ませないとね。「甘い辛いも塩加減」とか「ウマイもマズイも塩加減」って昔の人は口酸っぱく言ってたもんだよ。仕上げの塩で味が締まるよ。

典加　1品とか2品作って、普段のおかずやお弁当にもいいね。

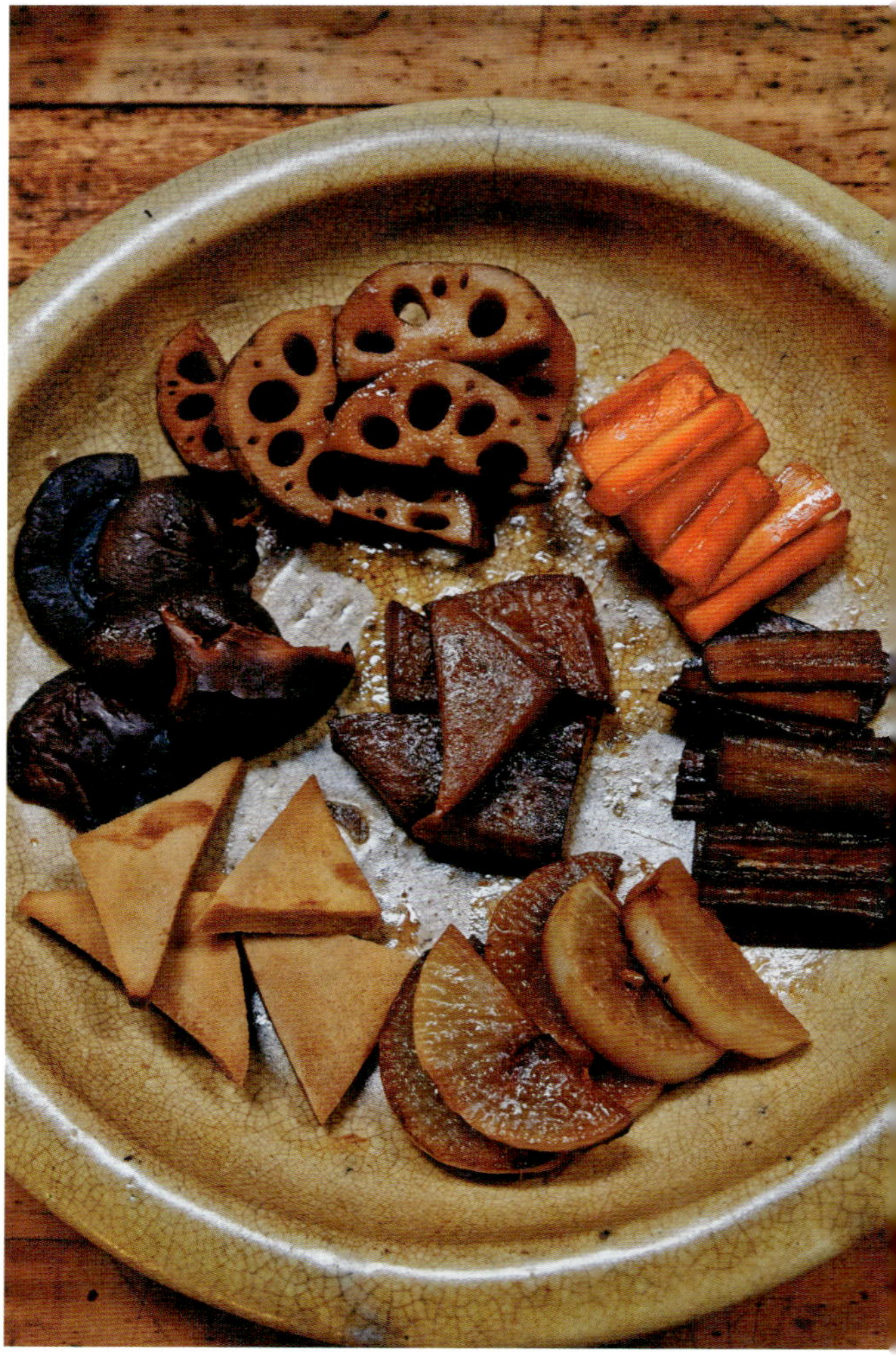

材料（基本の分量）

大根の煮しめ
- 大根…¼本
- ごま油…大さじ½
- 昆布だし汁（P80）…大さじ2
- 酒…大さじ½
- みりん…大さじ½
- しょうゆ…大さじ1
- 塩または焼き塩（P47）…少々

れんこんの煮しめ
- れんこん…1節
- ごま油…大さじ½
- 昆布だし汁…¼カップ
- 酒…大さじ1
- みりん…大さじ1
- しょうゆ…小さじ1
- 薄口しょうゆ…小さじ2
- 塩または焼き塩…少々

にんじんの煮しめ
- にんじん…⅓本
- 昆布だし汁…大さじ2
- 酒…大さじ1
- みりん…大さじ½
- 薄口しょうゆ…大さじ½
- 塩または焼き塩…少々

ごぼうの煮しめ
- ごぼう…½本
- ごま油…大さじ1弱
- 昆布だし汁…¼カップ
- 酒…大さじ½
- みりん…大さじ½
- しょうゆ…大さじ1
- 塩または焼き塩…少々

こんにゃくの煮しめ
- こんにゃく…½丁
- ごま油…大さじ½
- 昆布だし汁…大さじ2
- 酒…大さじ1弱
- みりん…大さじ1弱
- しょうゆ…大さじ1
- 塩または焼き塩…少々

しいたけの煮しめ
- 干ししいたけ…6枚
- 昆布だし汁…大さじ1
- みりん…大さじ1
- しょうゆ…大さじ1
- 塩または焼き塩…少々

高野豆腐の煮しめ
- 高野豆腐…3枚
- 昆布だし汁…大さじ3
- 酒…大さじ1
- みりん…大さじ1
- しょうゆ…大さじ½
- 薄口しょうゆ…大さじ½

作り方

1 大根の煮しめを作る。大根はP55の「根菜の洗い方」を参照して洗い、皮つきのまま厚さ1cmの半月切りにし、米のとぎ汁かぬかを入れた水で半生くらいに下ゆでする。鍋（あれば土鍋・以下同）を熱してごま油を入れ、下ゆでした大根を入れて炒める。昆布だし汁を入れて煮、煮立ったら酒を入れ、煮立ってアルコールが飛んだらみりんを加え、再度煮立ってアルコール臭さがなくなり、甘い香りがしたらしょうゆを加え、弱火で煮汁がほとんどなくなるまで煮る。最後に塩をふってひと混ぜして仕上げる。

2 れんこんの煮しめを作る。れんこんも同様に優しく洗い、皮つきのまま厚さ1cmの半月切りにし、ごま油を温めた鍋に入れて右回転で混ぜてサッと炒める。昆布だし汁を入れて煮、煮立ったら酒とみりん、しょうゆと薄口しょうゆを1のようにアルコールを飛ばしてから次々と入れ、煮立ったら弱火にしてゆっくりと煮含める。煮汁がなくなる寸前に塩をふってひと混ぜし、火を止める。

3 にんじんの煮しめを作る。にんじんも同様に優しく洗い、皮つきのまま繊維に沿って太めの棒切りにする。鍋に昆布だし汁を入れて火にかけ、煮立ったら酒とみりん、薄口しょうゆを1のようにアルコールを飛ばしてから次々と入れ、煮汁が煮立ったらにんじんを加える。煮立ったら弱火にしてゆっくりと煮含める。煮汁がなくなったら塩をふってひと混ぜし、火を止める。

4 ごぼうの煮しめを作る。ごぼうも同様に優しく洗い、皮つきのまま繊維に沿って太めの棒切りにする。ごま油を温めた鍋に入れ、右回転でときどき混ぜながらしばらく炒め、甘い香りがしてごぼうが白くなったら昆布だし汁を入れて煮る。煮立ったら酒とみりん、しょうゆを1のようにアルコールを飛ばしてから次々と入れ、煮立ったら弱火にしてゆっくりと煮含める。煮汁がほとんどなくなったら塩をふってひと混ぜし、火を止める。

5 こんにゃくの煮しめを作る。こんにゃくはP33の「こんにゃくの下ごしらえの仕方」を参照して下ごしらえするが、カットする際は小さめの三角に切る。これをごま油を温めた鍋に入れて、右回転でザッと炒め、昆布だし汁を入れて煮、煮立ったら酒とみりん、しょうゆを1のようにアルコールを飛ばしてから次々と入れ、煮立ったら弱火にしてゆっくりと煮含める。煮汁がほとんどなくなったら塩をふってひと混ぜし、火を止める。

6 しいたけの煮しめを作る。干ししいたけは煮出したあとのもの（P80を参照）を軽くしぼり、石づきを落として、大きなものは食べやすい大きさに切る（小さいものは切らない）。鍋に昆布だし汁を煮立ててみりん、しょうゆを1のようにアルコールを飛ばしてから次々と入れ、煮立ったら干ししいたけのかさを上にして伏せて並べ、煮立ったら弱火にしてゆっくりと煮含める。煮汁がほとんどなくなったら塩をふってひと混ぜし、火を止める。

7 高野豆腐の煮しめを作る。高野豆腐はぬるま湯でもどし、両手で軽くしぼり、ボウルにためた水に入れ、両手で押して洗う。水を2〜3回替えて、白いにごり汁を洗い流す。鍋に昆布だし汁を入れて火にかけ、煮立ったら酒とみりん、しょうゆ、薄口しょうゆを1のようにアルコール分を飛ばしてから次々と入れ、煮汁が煮立ったら高野豆腐を加える。煮立ったら弱火にしてゆっくりと煮含める。煮汁がほとんどなくなったら火を止める。

8 1~7を大皿に形よく盛りつける。

若杉ばあちゃんの知恵袋 4

味に丸みが出る焼き塩

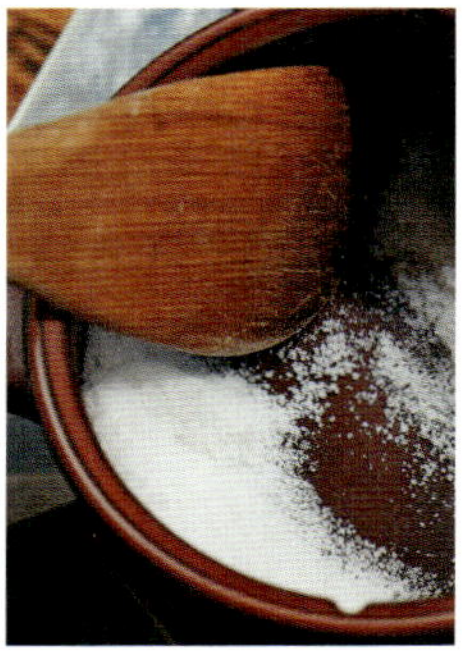

昔の人は料理の味つけに焼き塩を使っていたんだよ。気長にいると、湿気がとれてサラサラになり、アクが飛んで味に丸《まろ》みが出て、体にいい。まとめて作って煮ものや炒めものの仕上げ、焼きものや漬けもの、吸いものなどに使うといい。特に、ニガリの強い塩は焼き塩にするといいね。

鉄のフライパンや使い込んだ土鍋（あれば炒められる土鍋）を中火にかけ、温まったら塩を入れ、中弱火にする。木べらかしゃもじで混ぜながら、20〜30分間塩をいる。

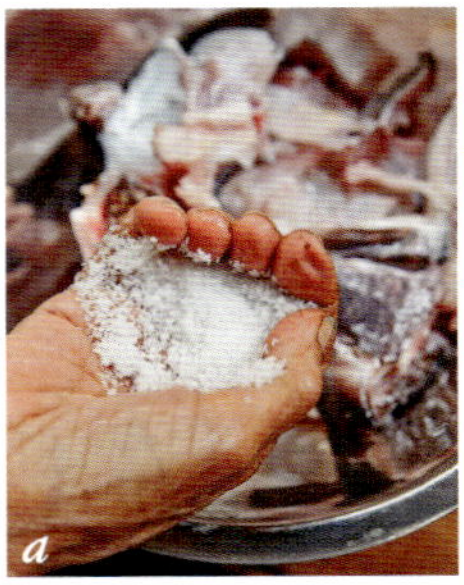
a

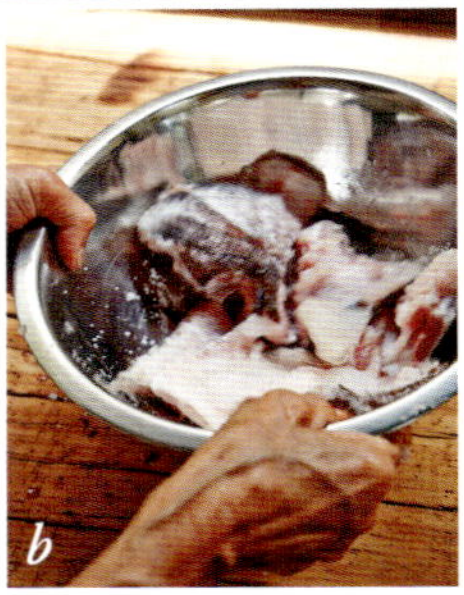
b

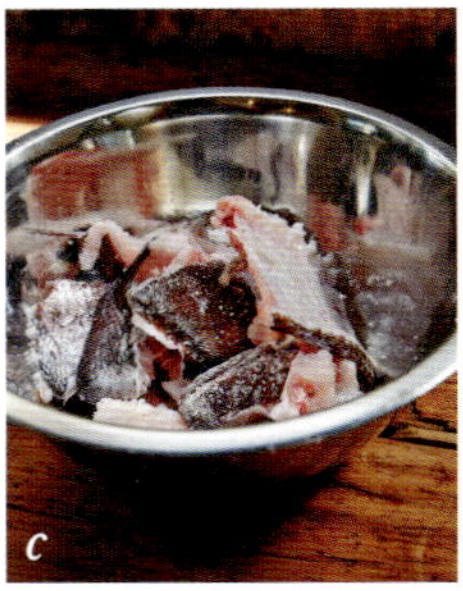
c

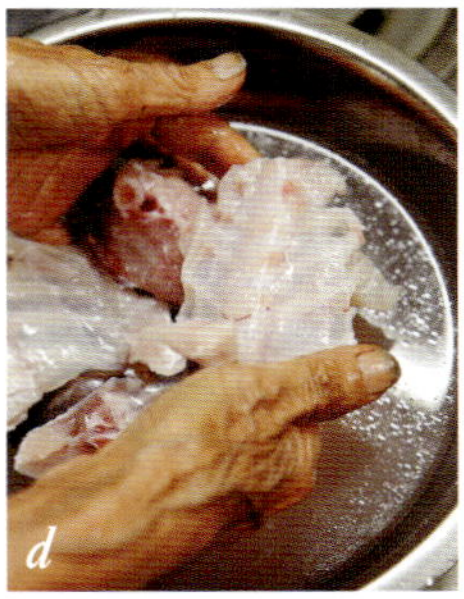
d

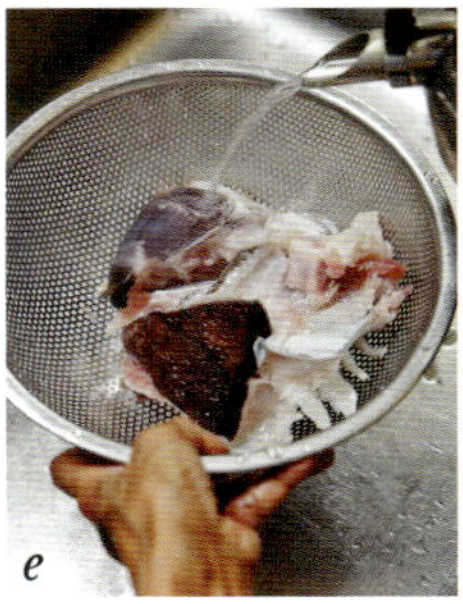
e

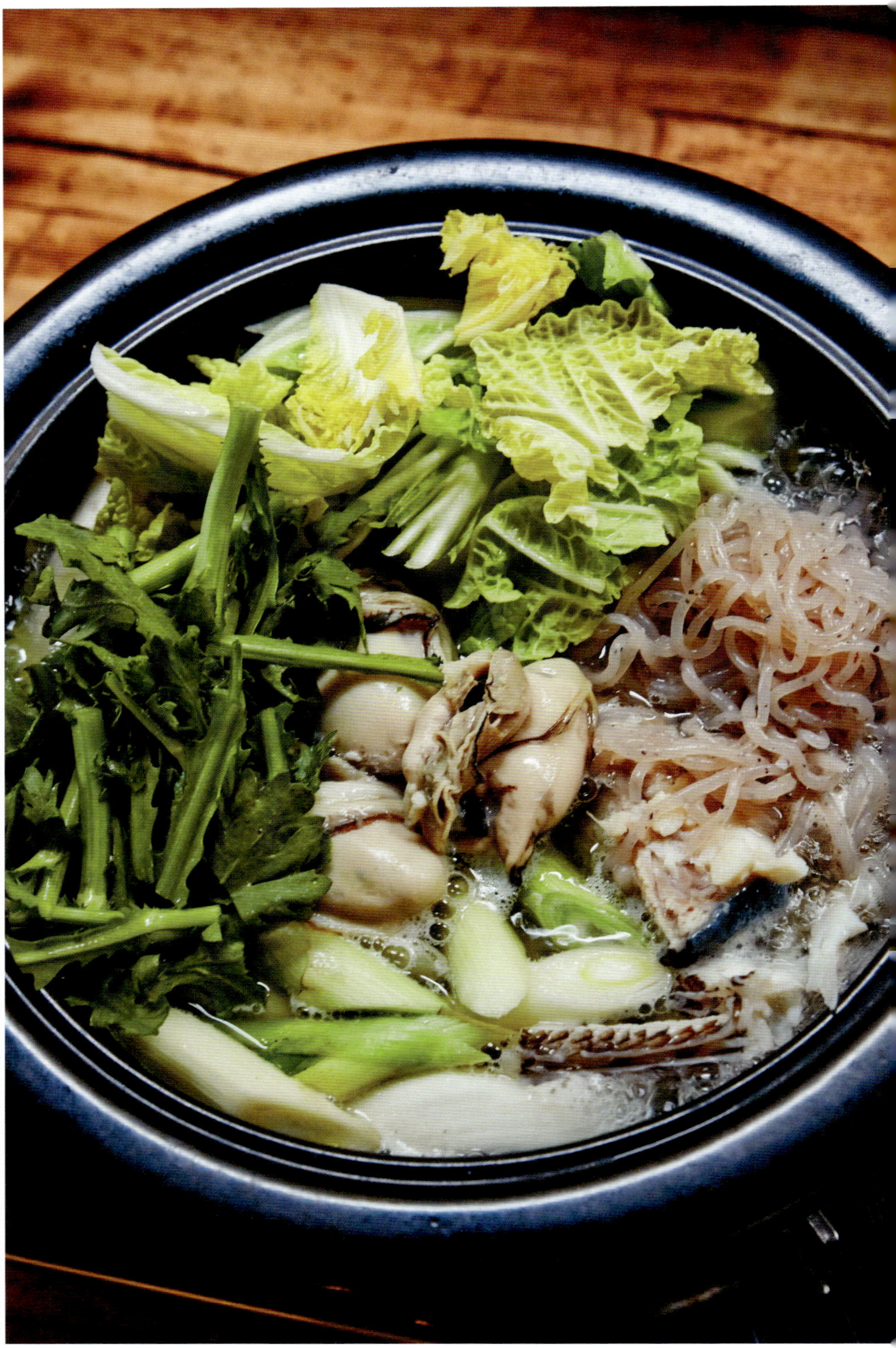

カキと魚のアラ、野菜の鍋もの

典加　極寒の綾部にいたとき、冬場はだいたい、「煮物→めん類（タンメン・ほうとう・みそ煮込みうどん）→けんちん汁→鍋もの」っていう日替わりサイクルで食べてたよね。火鉢に七輪、囲炉裏《いろり》に豆炭こたつの暮らしでも、あの寒さに耐えられたのは、この回転食のおかげ。

ばあちゃん　鍋ものは、白菜や大根、太ねぎや春菊といったたっぷりの野菜と豆腐の組み合わせだったり、野菜と魚だったり、野菜と魚と豆腐だったりするけど、魚は白身魚で、「旬のもの、天然のもの、新鮮なもの、アラ」にこだわってるよ。

典加　アラのほうが身よりもいいだしが出るんだよね。身を食べるとたんぱく質のとりすぎで病気になるし。

ばあちゃん　魚の毒消しにポン酢を使うけど、大根をピーラーで長くひいたのをたっぷり入れるのもいいよ。サッと水にさらしておいてね。

典加　シメに全粒粉うどんを入れたり、翌朝おじやにするのも楽しみ！

材料（4人分）

カキ…4個
白身魚のアラ…4切れ
白菜…小$1/2$個
春菊…1束
ねぎ…2本
糸こんにゃく…1袋
葛きり…50g
昆布…5×7cm2枚
水…土鍋の7分目くらい
酒…大さじ1
薄口しょうゆ…大さじ2
塩…適量

ポン酢
- かぼす、またはゆずなどのしぼり汁…1個分
- みりん、酢…各小さじ1
- しょうゆ…適量
- 塩または焼き塩（P47）…ひとつまみ

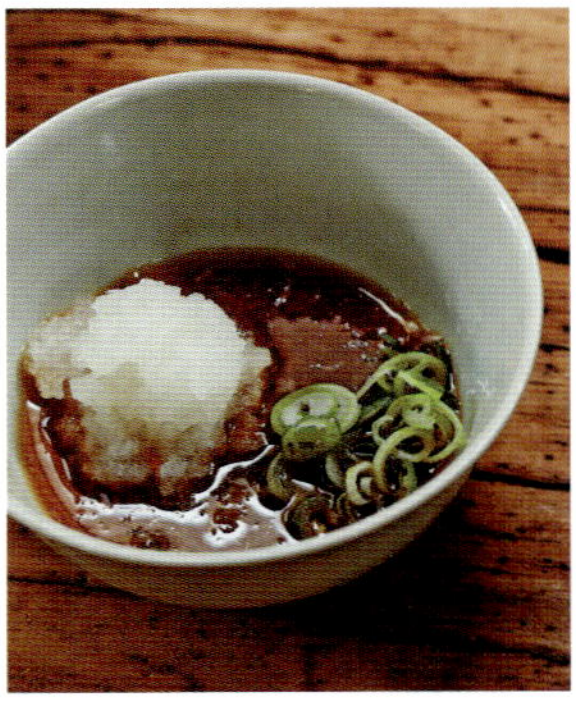

作り方

1. 土鍋に昆布と水を入れておく。
2. ポン酢を作る。小鍋（あれば土鍋の片手鍋）にみりんを入れて中火にかけ、煮立たせてから酢を入れてすぐに火を消す。さめたらかぼすのしぼり汁に加え、しょうゆと塩も加えて仕上げる。
3. カキはボウルに入れて多めの塩をまぶし、洗ってから熱湯に入れてサッとボイルしておく。
4. 白身魚のアラはボウルに入れてたっぷりの塩をふり（*a*）、ボウルをゆすって全体に塩をまぶして殺菌する（*b*）。3分ほどおいて（*c*）から塩を洗い流すが、水に脂が多量に浮くので、魚にはいかに脂が多いかわかる。これをしっかり洗う（*d*）。ザルに入れて熱湯をかけ、魚の臭みを消す（*e*）。
5. 白菜はそぎ切りにし、春菊は食べやすい長さに切り、ねぎは斜め切りにする。
6. 糸こんにゃくはP71の「糸こんにゃく炒め」の作り方1、2を参照し、塩もみしてから塩ゆでする。
7. 葛きりは水につけて柔らかくしておく。
8. 1の土鍋を中火にかけ、沸騰寸前に昆布を引き上げる。これに酒を入れ、煮立ったら薄口しょうゆと塩小さじ2を入れ、煮汁を作る。
9. 煮汁が煮立ったところに4のアラを入れ、白菜とねぎ、春菊を入れ、ほぼ煮えたところに葛きりと糸こんにゃく、カキを入れて煮る。
10. 2のポン酢にねぎと大根おろし（ともに分量外）を入れ、具材をつけながらいただく。

車麩の甘辛煮

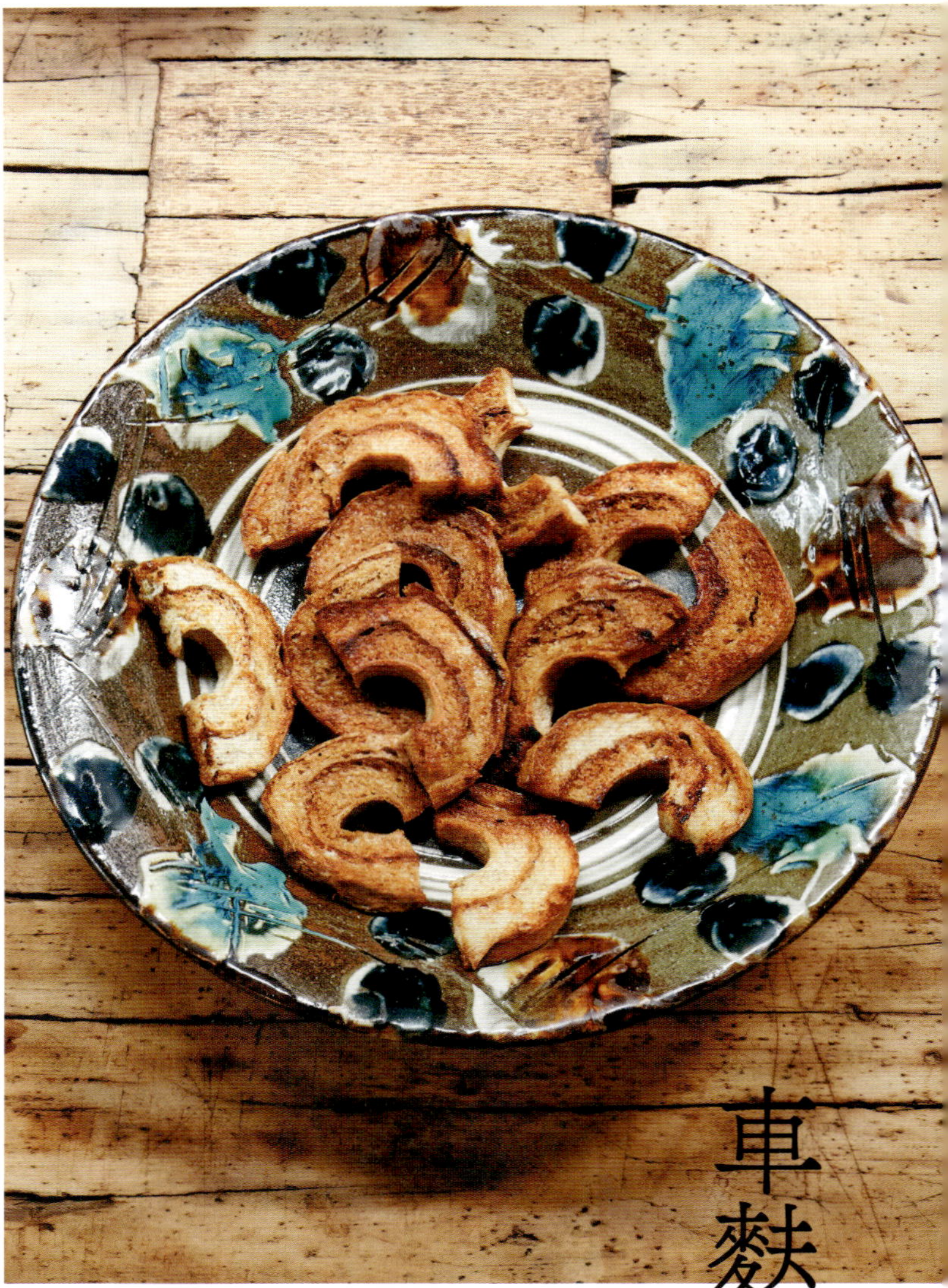

典加　これ、歯ごたえがあって、味がよくしみてておいしいよねー。車麩がギリギリもどる程度に熱湯をかけて、陽性にもどすのがミソ。しっかりしぼることもね。水が残っていると、外から味が入りにくいから。

ばあちゃん　お弁当のおかずに入れると子どもが喜ぶって、よく言われるんだよ。天丼風にすると、おかわりして食べるんだって。これで、子どもがお肉をほとんど食べなくなったって言ってた人もいたね。

典加　しぼった車麩に粉末の葛粉をまぶして、揚げてからタレをからめるのも、トロッとしてイケるよー。

材料（4～6人分）

全粒粉の車麩…6個
ごま油…フライパンに
　深さ約5mmの量
みりん…大さじ2
水または昆布だし汁（P80）
　…大さじ1
しょうゆ…大さじ2

作り方

1 バットに車麩を並べ、熱湯をひたひたまで注ぐ（たっぷりの湯でもどすと水分を吸いすぎてしまうので注意）。一度裏返して全体が柔らかくなったら、すぐ引き上げる。

2 扱いやすい温度までさめたらまな板に1枚ずつのせ、少し斜めにして手の平でギューッと押さえてしっかりしぼる（味を吸わせるために、よく水をしぼること）。

3 フライパンを熱してごま油をひき、2を入れてていねいに焼きつける。こんがり焼けたら取り出す。

4 鍋（あれば土鍋）にみりんを入れ、煮立てて煮切りみりんにし、しょうゆを加えてさらに煮立てる。水か昆布だし汁を加え、沸騰したら火を止める（タレを作る鍋は車麩の枚数に合わせて大きさを決める。小さい鍋に車麩を積み上げると、下のほうはタレを吸うが上のほうは吸わないので注意）。

5 3の車麩を半分に切り、4に入れてタレを吸わせながら、手早くからめる。

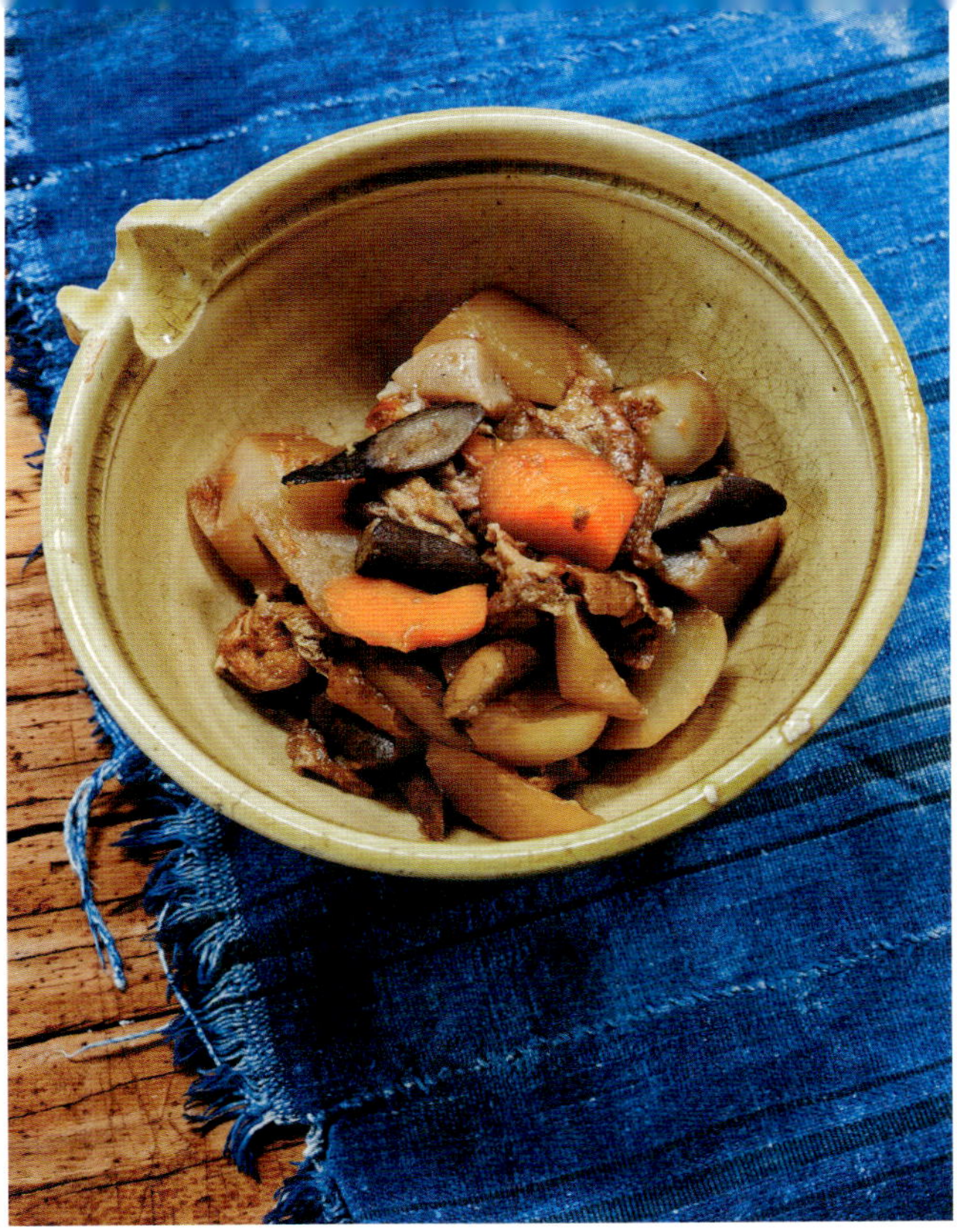

ごぼうとにんじん、車麩の煮もの

典加　これは、ばあちゃんのごっちゃ煮の簡易版ね。

ばあちゃん　ごっちゃ煮には家にあるもので、干ししいたけと油揚げ、高野豆腐も入れてたな。何を入れるにしても、大きさを合わせて切ると煮あがったとき、きれいだよ。

典加　綾部にいたときは、4日にいっぺんは作ってくれてたよね。仕上げに塩をちょっと入れると、味が締まっておいしい一。

材料（基本の分量）

ごぼう…2本
にんじん…1本
大根…½本
全粒粉の車麩…3個
こんにゃく…½丁
菜種油…フライパンに深さ約3mmの量
ごま油…大さじ1
昆布だし汁（P80）…2カップ
酒…大さじ1
みりん…大さじ1
しょうゆ…大さじ2
薄口しょうゆ…大さじ1
塩…少々

作り方

1. ごぼうとにんじんはP55の「根菜の洗い方」を参照して洗い、皮つきのまま大きさを合わせて乱切りにする。
2. 大根も同様に優しく洗い、皮つきのまま厚めの半月切りにし、米のとぎ汁（分量外）で、串が少し通るくらいまでゆでる。
3. フライパンに菜種油を入れて温め、車麩を入れて弱火で揚げ焼きにする（火が強いと焦げてしまうので注意）。こんがりと色づいたら揚げバットにとるが、油が落ちるように縦にして置く。油がきれたら、ごぼうやにんじんと大きさを合わせてカットする。
4. こんにゃくはP33の「こんにゃくの下ごしらえの仕方」を参照して下ごしらえするが、作り方3でカットする際は一口大に切る。
5. 鍋（あれば炒められる土鍋）を熱してごま油をひき、ごぼうを入れる。右回転で木べらを回しながら弱火で気長に炒め、ごぼうのアクを飛ばす（こうすると、下ゆでしなくてもアクが抜ける）。
6. ごぼうが白くなり、アクが抜けて臭さもなくなってきたら鍋の向こう側にザッと寄せ、4のこんにゃくを入れ、塩ひとつまみ（分量外）をふって右回転で軽く炒める。ごぼうと炒め合わせたら1のにんじんを入れて右回転で炒め、3の車麩を同様にして入れる。
7. 2の大根を入れ、昆布だし汁を入れて煮、沸騰したら弱火でコトコト煮る。
8. 野菜に火が通ったら酒を加え、煮立ったらみりんを入れ、再度煮立ったらしょうゆと薄口しょうゆを加えてさらに煮る。
9. 味見して野菜に味がしみていたら、最後に塩をふってひと混ぜして仕上げる。

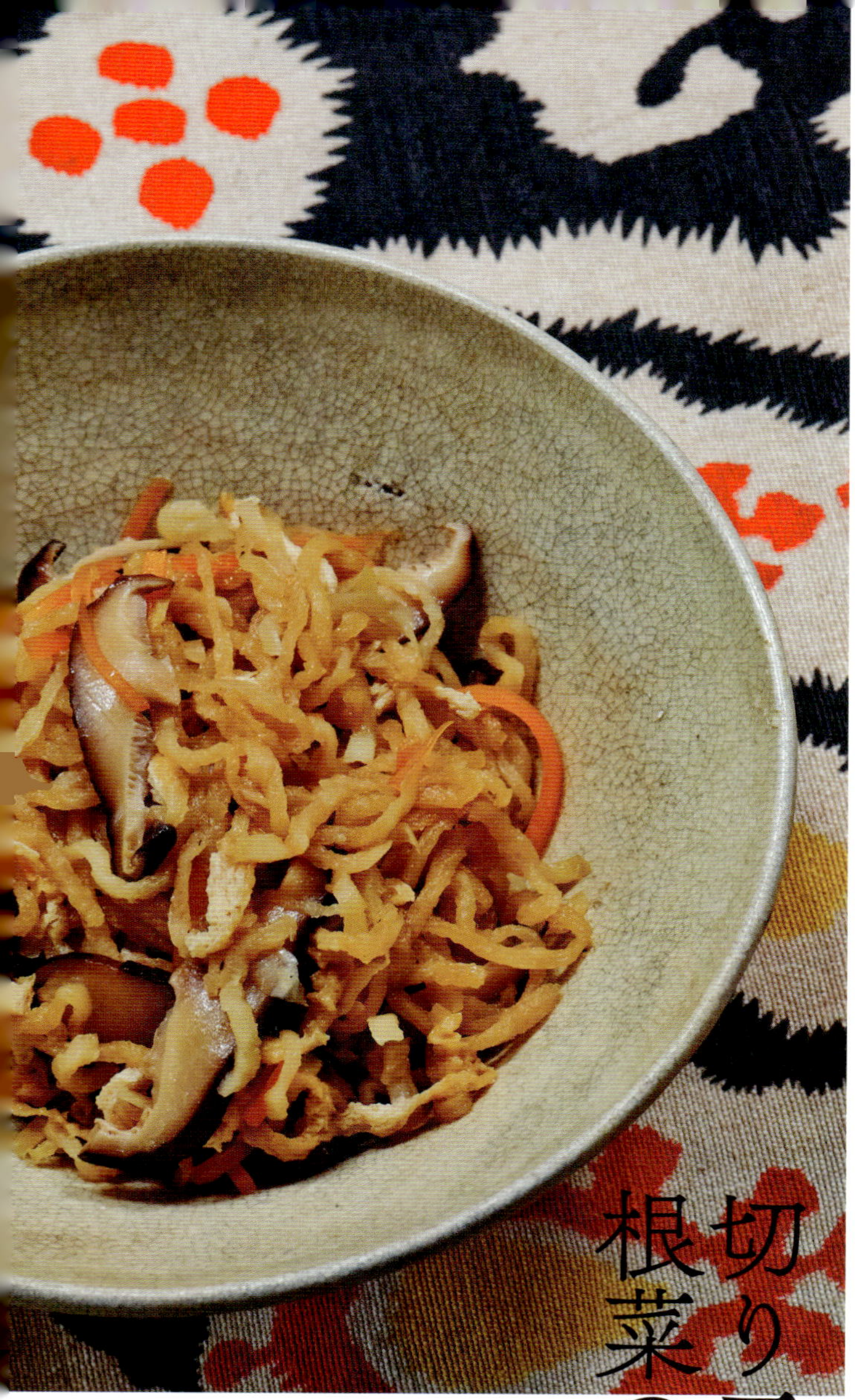

切り干し大根と根菜の煮もの

ばあちゃん　乾物はたっぷりの水でもどしすぎると、おいしくできないね。ひたひたの水につけて、もどしすぎないようにして、そのつけ汁だけで煮る。だし汁は一滴も入れない。

典加　だから、味が凝縮してるよね。冬はにんじんとれんこんを入れて、夏はこんにゃくや高野豆腐を入れるんだけど、冬はしょうゆでしっかり煮て、夏は薄味でサラッと煮るね。

材料（基本の分量）

切り干し大根…40g
にんじん…1/3本
干ししいたけ…1枚
油揚げ…1/2枚
ごま油…大さじ1/2
切り干し大根のもどし汁…1カップ
酒…大さじ2/3
しょうゆ…大さじ2/3
塩…少々

作り方

1 切り干し大根はサッと洗い、ボウルに入れてひたひたより少なめの水を加えてもどす（水が多いと柔らかくなり、栄養分も出てしまう）。ある程度柔らかくなったら、軽くしぼる（ギューッとしぼらない）。

2 にんじんはP55の「根菜の洗い方」を参照して洗い、皮つきのまま斜め薄切りにしてからせん切りにする（陰陽切り）。

3 干ししいたけは煮出したあとのもの（P80を参照）を軽くしぼり、石づきを落として細切りにする。

4 油揚げは小鍋にわかした熱湯に入れ、2〜3分ゆでてザルにあげ、さめたらしぼって細切りにする。

5 鍋（あれば炒められる土鍋）を中火で熱してごま油をひき、1の切り干し大根を入れて右回転で炒める。次にしいたけを入れ、塩少々（分量外）を入れて炒め、同様に油揚げを加え、にんじんは塩を入れずに炒める。それぞれ入れるたびに菜箸を使って右回転でひと回しして、次の材料を入れていく。

6 5に切り干し大根のもどし汁を加えて煮、煮立ったら弱火にしてゆっくりと煮る。

7 切り干し大根が柔らかくなる手前で酒を入れ、煮立ったらしょうゆを加えて少し煮、仕上げに塩をふって右回転でひと混ぜして火を止める。

ばあちゃんの陽性あずきかぼちゃ

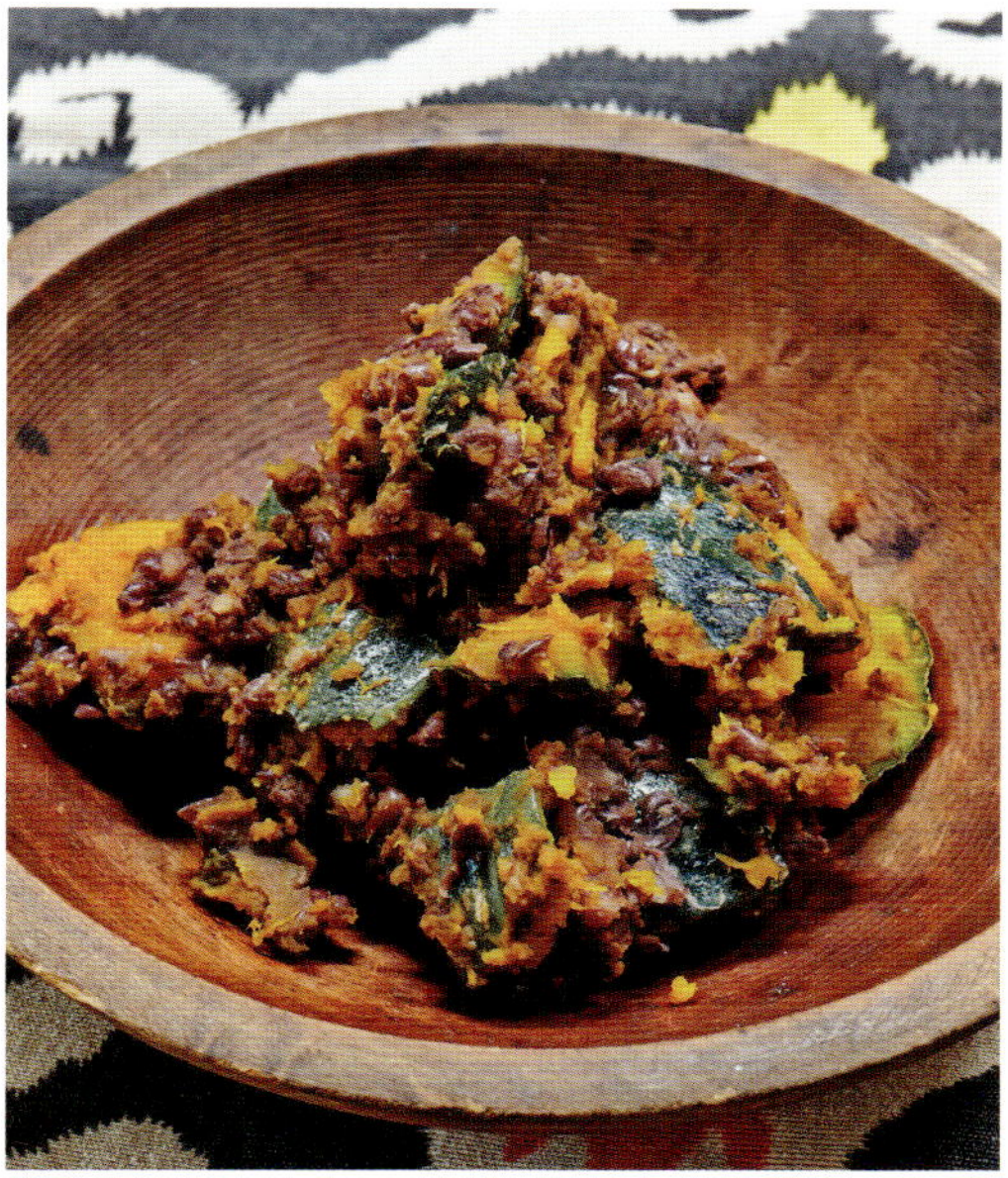

材料（基本の分量）

あずき…½カップ
かぼちゃ…600g
塩（手塩用）…小さじ½
水…1と½カップ
塩（仕上げ用）…少々

作り方

1. あずきは洗ってから3倍の水と一緒に土鍋に入れ、30分ほど浸水する。
2. 1を中火にかけ、沸騰したら弱火でコトコト煮る。
3. かぼちゃは一口大に切ってボウルに入れ、手塩をしておく。
4. あずきがもう少しで煮えるというところで3のかぼちゃを入れ、ふたをして、ふたの穴を木栓でふさぎ、さらに煮る。
5. 煮汁がなくなるまで煮たら塩をパラリとふり、木べらで右回転で混ぜて火を止める。

ばあちゃん　あずきかぼちゃはすい臓や脾臓、腎臓、前立腺にとてもいいんだよ。土鍋炊きの玄米ごはんとごま塩、朝晩半椀のあずきかぼちゃで、重症の糖尿病が治った人もいる。空腹時に食べると効果があるよ。

典加　ばあちゃんのあずきかぼちゃは水分がほぼ残ってなくて、一般的なあずきかぼちゃより陽性だよね。だから、かぼちゃがホコホコで……。

ばあちゃん　手塩をするのとしないで作るのを比べてみた人がいるんだけど、「ぜんぜん甘味が違う！」って言ってたね。

若杉ばあちゃんの知恵袋 5

野菜の甘味とうま味を引き出す「手塩」

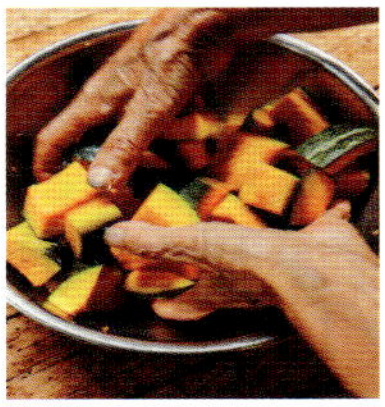

手塩の仕方

手の平に塩をのせ、両手ですり合わせる。塩のついた手で材料をもみ、まんべんなく塩をなじませる。

料理に合わせてカットした野菜にあらかじめ塩をなすりつけておくと、浸透圧で甘味やうま味が引き出され、おいしさが格段にアップするよ。材料に塩をふってから手でなじませるんじゃなくて、手の平に塩を広げてから野菜をもんでね。しょっぱくなるほど入れないんだよ。

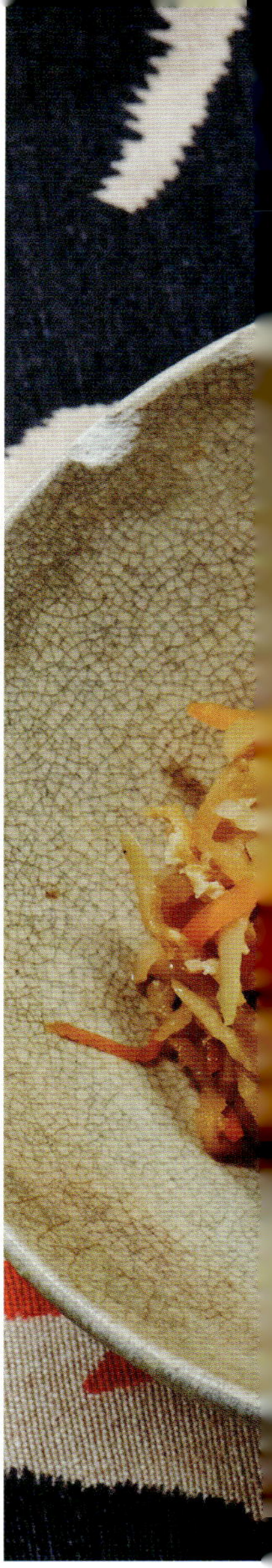

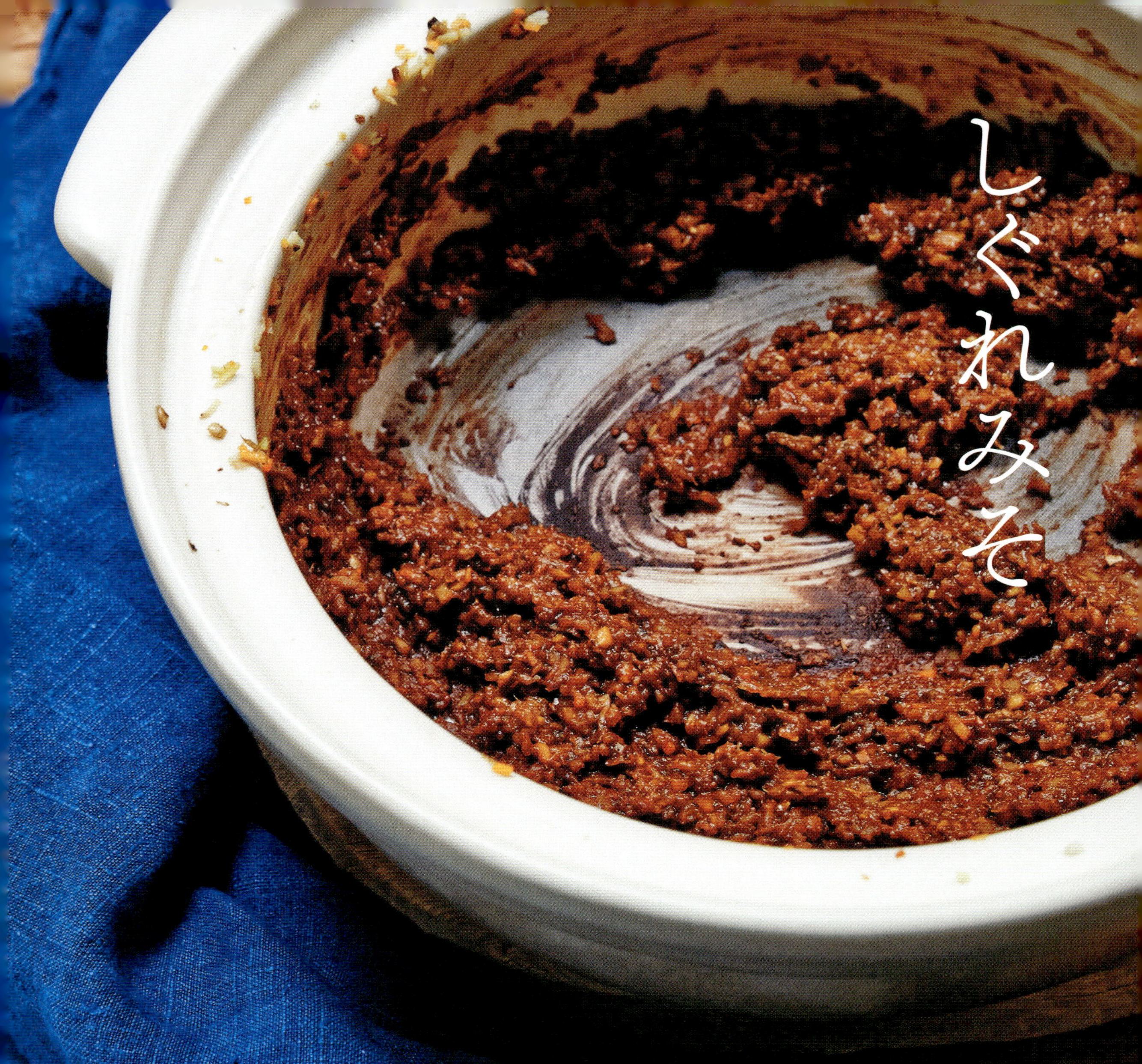

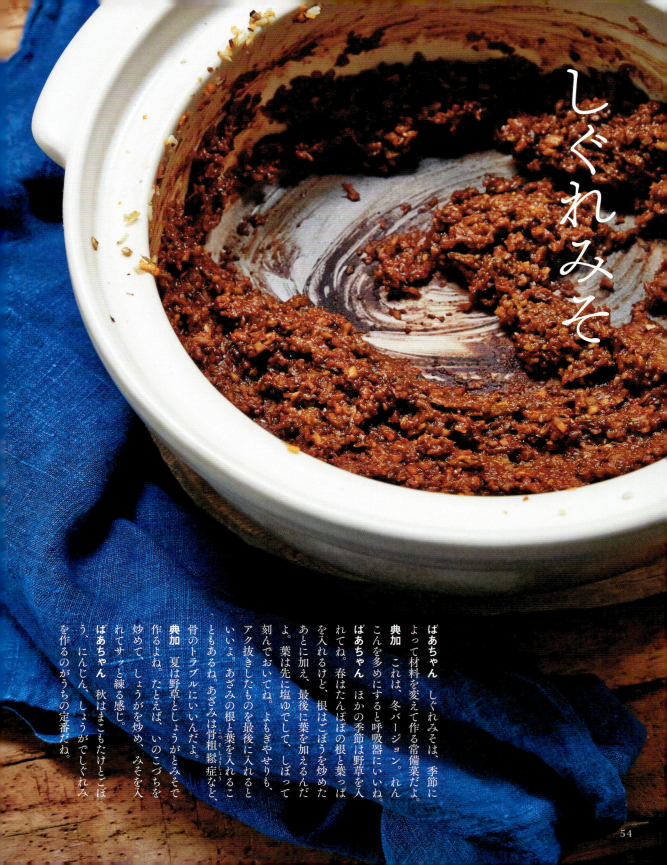

しぐれみそ

ばあちゃん　しぐれみそは、季節によって材料を変えて作る常備菜だよ。

典加　これは、冬バージョン。れんこんを多めにすると呼吸器にいいね。

ばあちゃん　ほかの季節は野草を入れてね。春はたんぽぽの根と葉っぱを入れるけど、根はごぼうを炒めたあとに加え、最後に葉を加えるんだよ。葉は先に塩ゆでして、しぼって刻んでおいてね。よもぎやせりも、アク抜きしたものを最後に入れるといいよ。あざみの根と葉を入れることもあるね。あざみは骨粗鬆症《こつそしょうしょう》など、骨のトラブルにいいんだよ。

典加　夏は野草としょうがとみそで作るよね。たとえば、いのこづちを炒めて、しょうがを炒め、みそを入れてサッと練る感じ。

ばあちゃん　秋はまこもたけとごぼう、にんじん、しょうがでしぐれみそを作るのがうちの定番だね。

若杉ばあちゃんの知恵袋 *6*

根菜の洗い方

ごぼうやにんじん、大根、れんこんといった根菜は、皮をむかずに調理してね（農薬を使って栽培されたものは皮をむくほうがいいよ）。根菜は皮に栄養分を集めていて、ミネラルや食物繊維、ビタミンなどが、皮の近くは中心部より多く含まれているからね。たわしでゴシゴシ洗ってしまうと、大事な皮がむけてしまうから、力加減に気をつけて洗ってちょうだいね。野菜の皮に含まれる成分は、私たちの皮膚をつくったり保護したり、守ったりしてくれるから、むいて捨てるのはもったいないよー。

洗い方

根菜は、目の粗いふきんや柔らかい布たわしなどを使って、赤ちゃんの腕を洗うように優しく洗って、筋に入り込んだ土を落としていく。

若杉ばあちゃんの知恵袋 *7*

炒め合わせるたびに塩をふる

いくつかの素材で作る炒めものや炒め煮は、陰性なものやアクの強いものから順に炒めていくんだけど、新しい素材を入れるたびに塩をちょっとだけふることが多いから覚えておいてね。陽性な塩をふるのは、葉ものや実もの、しいたけ、こんにゃく、油揚げのような陰性な食材を入れるとき。塩が水分を引き出すから、その汁気を飛ばして陽性にしていくんだよ。根菜や乾物みたいに陽性な食材を入れるときは、塩をふらなくてもいいの。でも、しぐれみそのように日もちさせたい料理の場合は、根菜であってもいちいち塩をふって炒め合わせていったほうがいいね。塩の量は、親指と人差し指でつまんだくらい。材料を入れて塩をふっては右回転、次の材料を入れて塩をふっては右回転って混ぜながら炒めていくんだよ。

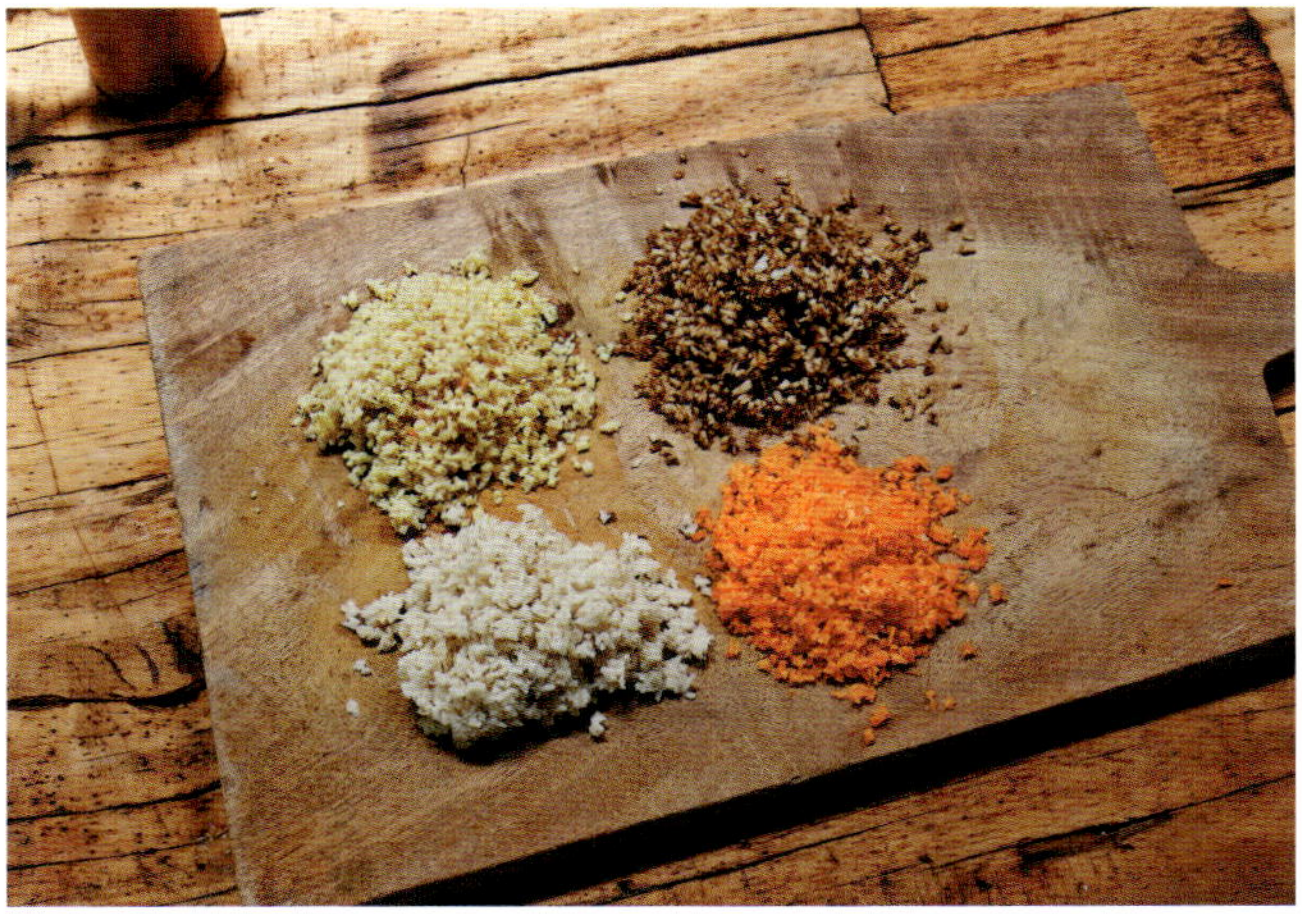

材料（基本の分量）

ごぼう…100g
にんじん…50g
れんこん…$\frac{2}{3}$節
しょうが…全体の$\frac{1}{4}$〜$\frac{1}{3}$量
みそ…130g
ごま油…大さじ2

作り方

1. ごぼうとにんじん、しょうがは左の「根菜の洗い方」を参照して洗う。皮つきのまま斜め薄切りにしてからせん切りにし、細かいみじん切りにする。れんこんは縦に薄く切ってからみじん切りにする。
2. 鍋（あれば炒められる土鍋）を中火で熱してごま油をひき、1のごぼうを入れ、塩少々（分量外）をふる。木べらを使ってときどき右回転で混ぜながら、気長に炒める。
3. ごぼうが白くなって臭みがとれたら手前に寄せ、空いたところにれんこんを入れて、やはり塩少々（分量外）をふり、そこでサッと炒め、全体を右回転で混ぜて炒める。
4. 弱火にして10分ほど炒め、れんこんが透き通ったらにんじんを加え、塩少々（分量外）をふって炒める（焦げつくようなら水を少量加えるが、大丈夫なら水は入れない）。
5. にんじんに火が通ったらしょうがの半量を入れて炒め、すぐにみそを入れて右回転で混ぜながら練る。
6. みそが温まったら残りのしょうがを加え、混ぜながら少しだけ煮る。きれいに混ざって、しょうがに火が通ったら火を止める。

きゃらぶき

材料（基本の分量）

ふき…2束
塩（ふきをゆでる用）…大さじ1
酒…大さじ2
しょうゆ…ひたひたより少なめ

作り方

1 ふきは葉を切り落とし、皮つきのまま長さ2cmに切り、半日ほど水につける（*a*・*b*）。その間、2〜3回水をとりかえること。

2 大きめの鍋に湯をわかし、塩を入れて水気をきったふきを入れて5〜6分ゆでる。

3 ザルにあげて水洗いし、さめたらザルにあげて水きりする。

4 乾いたふきんでふきの水気をしっかりふきとる（水気が残っていると、陰性になってカビが生えやすくなるので注意）。

5 鍋（あれば土鍋）に酒を入れて中火にかけ、煮立ったらしょうゆを入れ、再度煮立ったらふきを入れてふたをし、コトコト気長に煮る（*c*・*d*）。とろ火で2時間煮込むと日もちがいい。

6 煮汁ごと保存容器に入れ、ときどき火を入れる。その際、焦がさないように注意する。

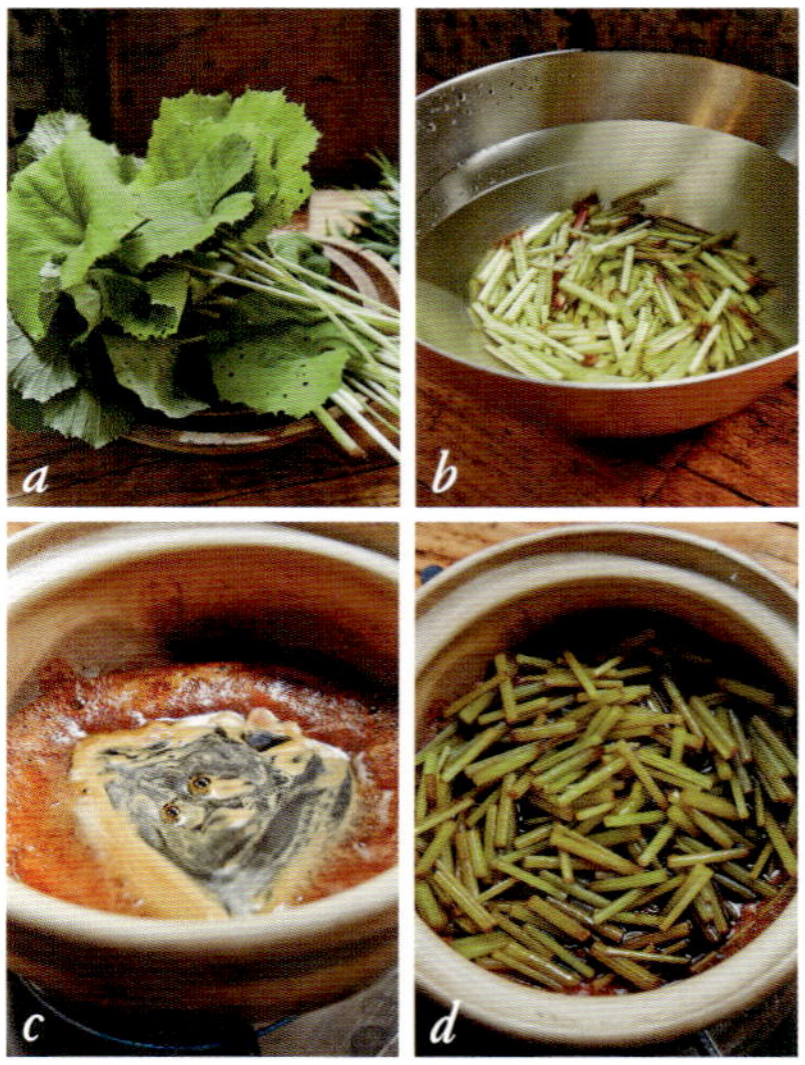

ふきのサッと煮

材料（基本の分量）

ふき…1束（約10本）
ごま油…小さじ1
昆布だし汁（P80）…大さじ4
酒…小さじ1
みりん…小さじ1
薄口しょうゆ…小さじ1
塩…少々

作り方

1 鍋を温めてごま油をひき、P57を参照して下処理したふきを入れて炒める。

2 *1*に昆布だし汁を加え、煮立ったら酒を入れ、再度煮立ったらみりんを入れる。

3 再び煮立ったら薄口しょうゆを入れ、弱火で15〜20分煮る。

4 仕上げに塩をふり、火を止める。

よもぎの煮もの

材料（基本の分量）

ゆでたよもぎ（P35）… 100g
酒…小さじ2
薄口しょうゆ…小さじ1
塩…少々

作り方

1 よもぎは春先の柔らかい若葉を摘み、P35の「よもぎのゆで方・アクの抜き方」の*1*〜*3*を参照してサッと塩ゆでする。洗って冷やしたらすぐ水気をしぼり（水につけない）、長さ3cmくらいに切る。

2 鍋（あれば土鍋）を中火にかけて熱し、*1*のよもぎを入れてサッと空いりする。

3 よもぎが温まったら、酒を加え（好みでみりんも加え）、薄口しょうゆを回す。

4 5〜6分煮たら、仕上げに塩をふって右回転でひと混ぜしてから火を止める。

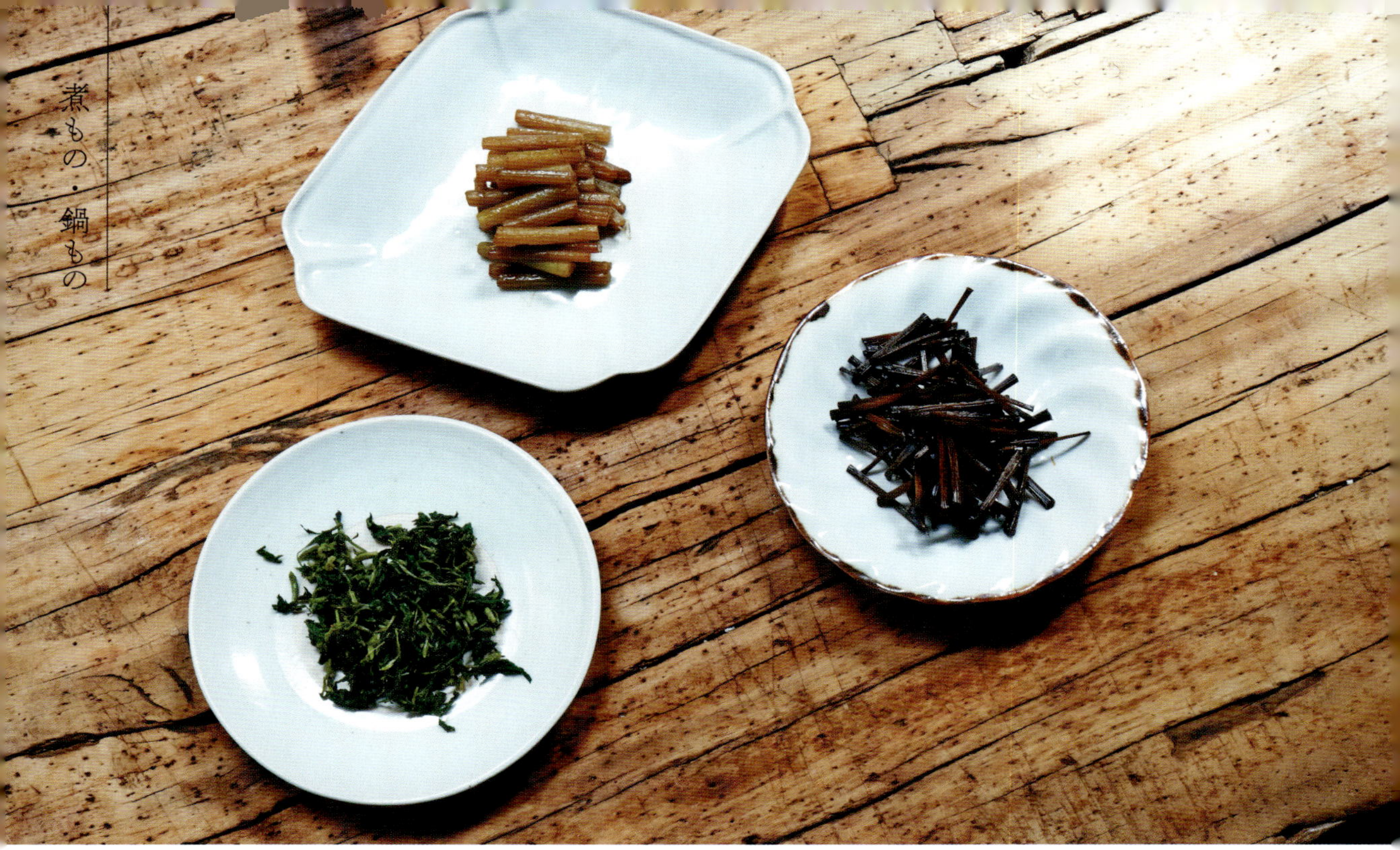

ばあちゃん　ふきは過去にとった魚の毒消しになるんだよ。10年前に食べた刺身やにぎり寿司、煮魚、焼き魚なんかも毒消しできるからね。

典加　きゃらぶきは、春から初夏の細いふきで、新鮮なうちに作ってね。

ばあちゃん　サッと煮は、油で炒めてから煮るのと、炒めないで煮るのと（右記から油を除く）ふた通りあるから好きなほうを作るといいよ。

典加　保存食のきゃらぶきと違って、長く煮ないんだよね。

ばあちゃん　きゃらぶきは真っ黒に煮るけど、サッと煮は薄口しょうゆできれいな色に煮るんだよ。

典加　ふきは夏になっても食べられるんだよね。

ばあちゃん　場所によっても違うんだよ。日当たりがいい場所のふきは夏になったら棒みたいにかたくなってゴリゴリだよ。日陰に生えているふきなら、夏でも柔らかいから食べられる。ただし、時期によってアク抜きの方法を変えてね(左記を参照)。

若杉ばあちゃんの知恵袋 *8*

ふきのゆで方・アクの抜き方

4~5月なら下記のように塩ゆででよいけれど、だんだんアクが強くなるから、6~7月のふきは米ぬかを入れてゆで、8月のふきは、クヌギの灰を入れてゆでるといいね。ゆでたあとに水にさらしてアク抜きするんだけど、とれたてでアクが少なければ短時間でいいし、とって時間がたってたら長くしないとね。夏のふきも長くさらしてちょうだいね。

作り方

1. ふきは葉を切り落とし、まな板にのせてたっぷりの塩をまぶし、板ずりする。鍋のサイズに合わせてカットしてもよい。
2. 底の広い鍋に湯をわかし、*1*のふきを塩がついたまま入れてゆでる。爪を立ててみて、軽く入る程度になったらザルにあげて水洗いする（ゆですぎないよう注意）。
3. ふきの皮をむきながら、ポキポキ折って長さ3〜4㎝にサイズを合わせる（切り口から皮を数本に分けて少しだけむき、その皮を全部持って一度に引いてむいても。その場合は全量皮をむいてから包丁でカットする）。
4. 春や初夏のとれたてのふきなら10〜20分水につけるだけでいいが、とって時間がたっているものや買ったふき、夏のふきはアクが強いので、2〜2時間半つける。この間に2回水を替える。

大根のしょうがきんぴら

ばあちゃん　大根は魚の毒消しになるから、魚をたくさん食べてきた人にいい。魚の過食で腎臓や膀胱、前立腺を悪くしている人に特にいいよ。

典加　そういう人にいきなりごぼうのきんぴらを食べてって言っても、体にたまった陽性がごぼうの陽性をはじくんだよね。こっちのきんぴらをつけ合わせに置いといたら、体が要求するのかパクパク食べるのよ。

ばあちゃん　大根としょうがの両方が効くね。大根が煮えないうちに味つけすると、ゴリゴリになるよー。

材料（基本の分量）

大根…380g
しょうが…45g
洗い金ごま…大さじ1と½
ごま油…大さじ1と½
塩（炒める用）…少々
酒…大さじ1
みりん…小さじ1
しょうゆ…大さじ2
塩（仕上げ用）…少々

作り方

1 大根としょうがはP55の「根菜の洗い方」を参照して洗い、皮つきのまま斜め薄切りにしてからせん切りにする。

2 厚手のフライパン（あれば鋳物製）を中火にかけて熱し、ごま油をひいて大根を入れ、塩少々をふる。右回転でときどき混ぜながら、じっくりと炒めていく（大根は火が通りにくいので、気長に炒める）。

3 大根が透き通ってしんなりしてきたら*1*のしょうがを入れ、塩少々（分量外）をふってサッと炒め、酒を加えて煮立ったらみりんを加え、再度煮立ったらしょうゆを加える（調味料を入れるたびに右回転で混ぜる）。最後に塩をふってひと混ぜして火を止め、器に盛る。

4 ごまはP26の「おにぎり三種」の作り方*2*を参照して香ばしくいり、*3*の上からひねりごまにしてふる。

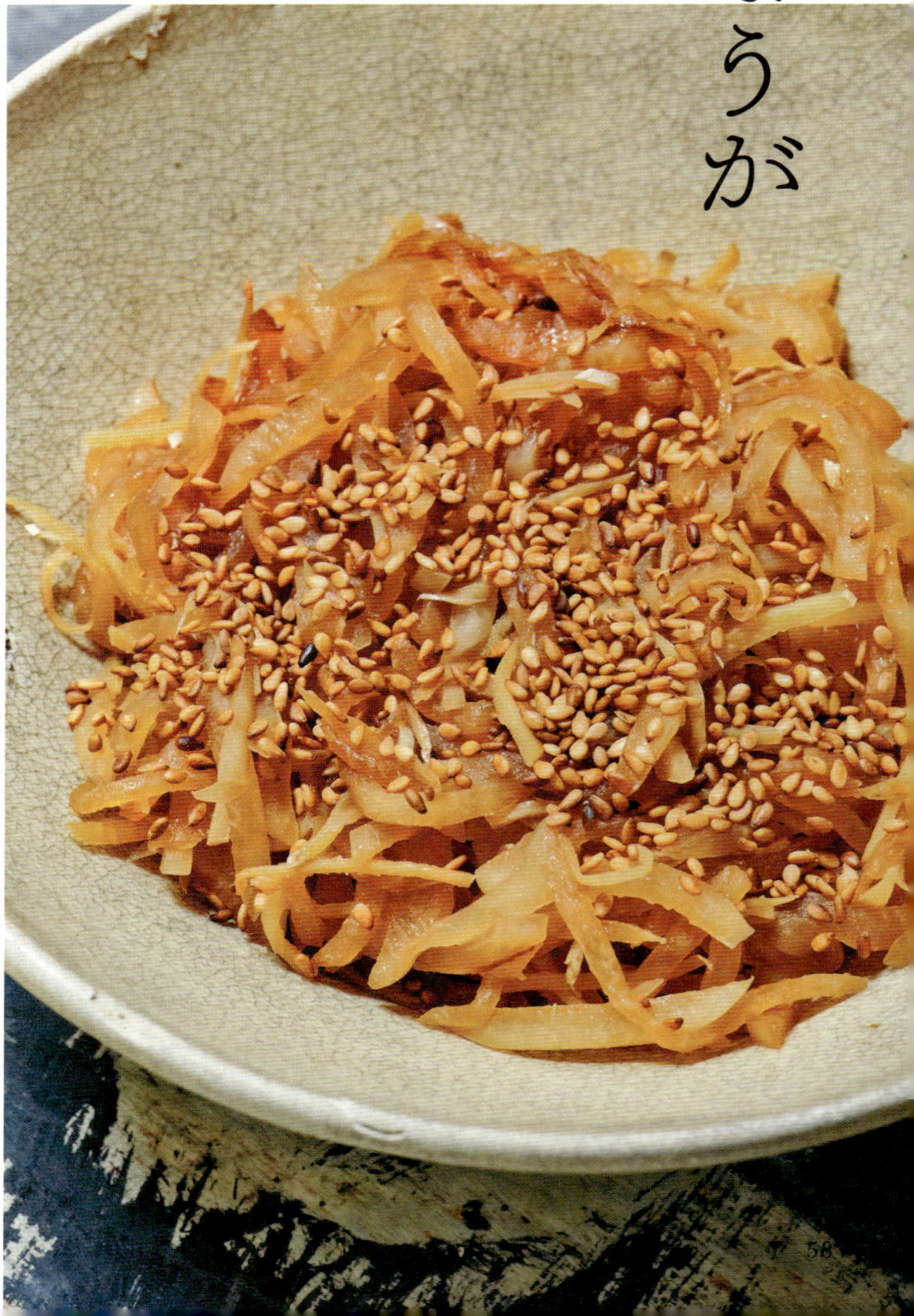

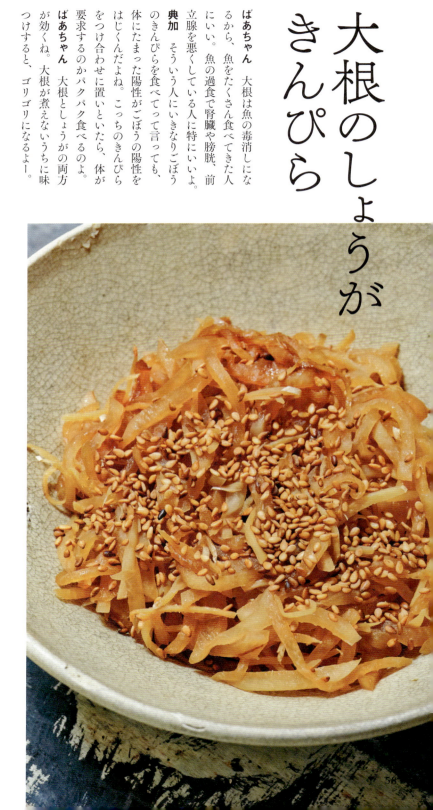

ごぼうとうどのきんぴら

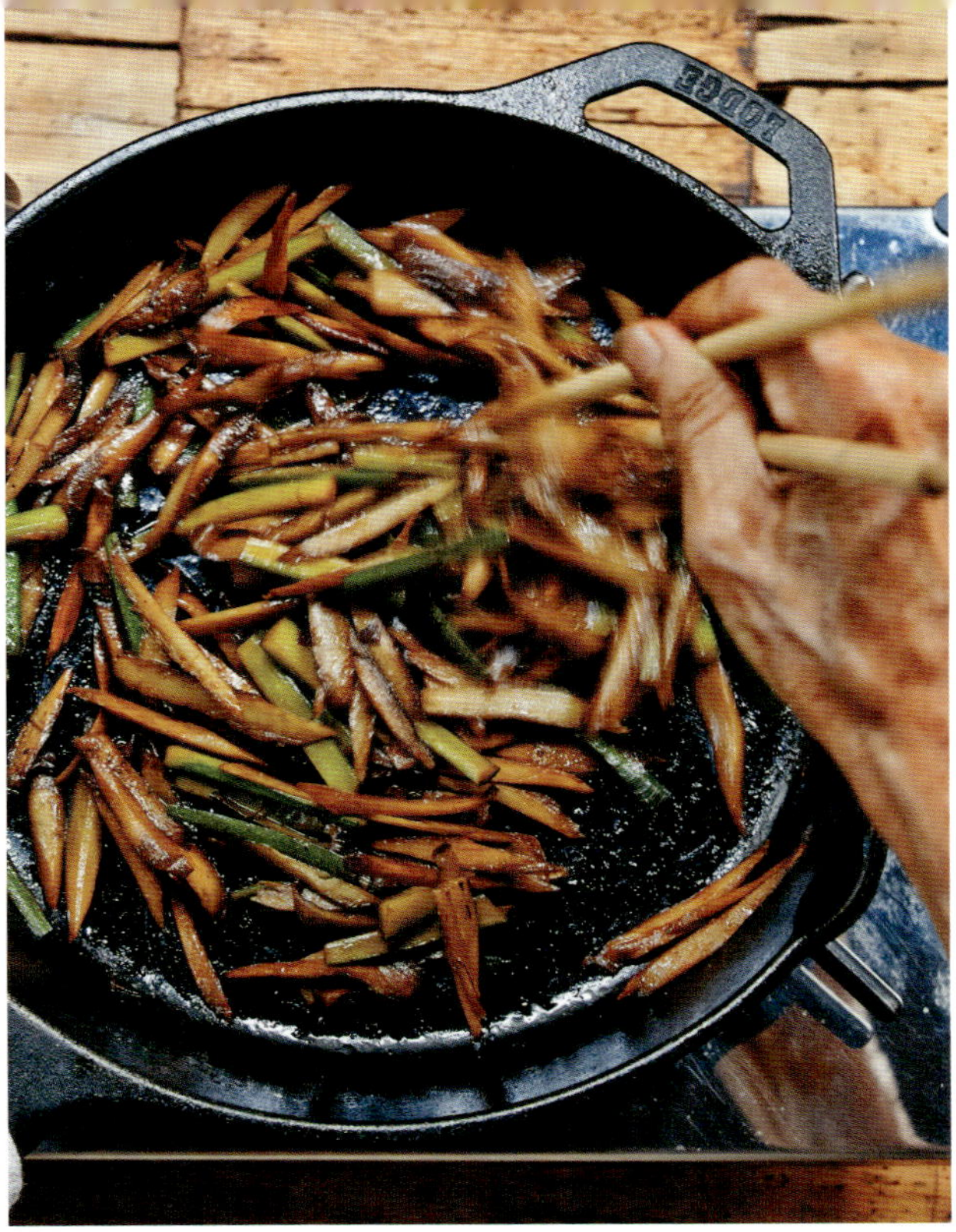

材料（基本の分量）

ごぼう…160g
うど…80g
ごま油…大さじ1
酒…大さじ2
みりん…大さじ2
しょうゆ…大さじ2
水…大さじ2
塩…少々

作り方

1 ごぼうはP55の「根菜の洗い方」を参照して洗い、皮つきのまま斜めに長く切る（陰陽切りだが、厚切りのささがきのような感じに）。

2 うどはたっぷりの塩（分量外）をまぶして手でグリグリともみ、表面の毛を落とす。塩を洗い流し、ごぼうと大きさを合わせて、繊維に沿った細切りにする（ごぼうと同じ切り方にすると柔らかくなりすぎるので）。

3 厚手のフライパン（あれば鋳物製）を中火にかけて熱し、ごま油をひく。1のごぼうを入れて右回転で混ぜ、中弱火で混ぜながらじっくり炒める（ときどき混ぜる程度にし、あまり忙しくかき混ぜないこと。焦げないよう火加減に注意）。

4 ごぼうが白くなって、いい香りがしてきたら、うどを加えて塩少々（分量外）をふって炒め、水を加えて煮る。

5 うどに火が通ったら酒を加え、煮立ったらみりんを加え、再度煮立ったらしょうゆを回す。

6 仕上げに塩をふり、右回転で全体を混ぜて火を止める。

若杉ばあちゃんの知恵袋9

一切れで陰陽調和をはかる「陰陽切り」

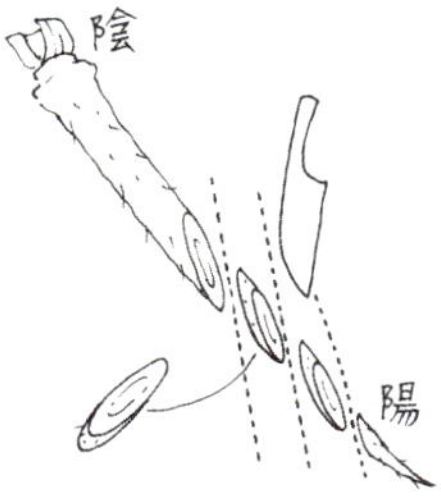

ごぼうやにんじん、大根、じねんじょ、ねぎなど長い野菜は、根のほうが陽性で上のほうが陰性だから、ぶつ切りにすると、陽性な一切れと陰性な一切れができてしまうんだよね。斜めに切れば、一切れに陰と陽が調和して含まれるから、バランスがよくなるよ。この切り方を「陰陽切り」っていうんだよ。せん切りや棒切りにするときも、陰陽切りにしてから細く切ってちょうだいね。

典加　うちのきんぴらには、春はたんぽぽの根っこ、初夏にはうどやあざみの茎、秋にはまこもたけが入るよね。

ばあちゃん　今回使ったうどは、頻繁に食べるものじゃないんだよ。

典加　大きくなる陰性な山菜だから、一年に一度食べればいいくらいかな。

ばあちゃん　緑色のは天然物だよ。出回っている白いうどは、人工的に地下で育てられたもの。

典加　ごぼうは優しく洗って、水につけてアク抜きしないことよね。

ばあちゃん　油でじっくり炒めてアクを飛ばすんだよ。アクが抜けると真っ黒なごぼうが白くなり、ごぼう臭さがなくなって甘い香りになるよ。

しょうゆ昆布

材料（基本の分量）

昆布…50g
酒…大さじ2
しょうゆ…ひたひたの量
酢…小さじ1

作り方

1 昆布は1.5cm角に切り、土鍋に入れて酒を加える。しょうゆをひたひたまで入れ、一晩おく。

2 翌朝、1に酢をたらし、中火にかける。

3 煮立ったら極弱火にし、30～40分かけてじっくりと煮る。ときどきふたをとって右回転で混ぜ、昆布に火が通って柔らかくなったら味をみて、よければ火を止める。

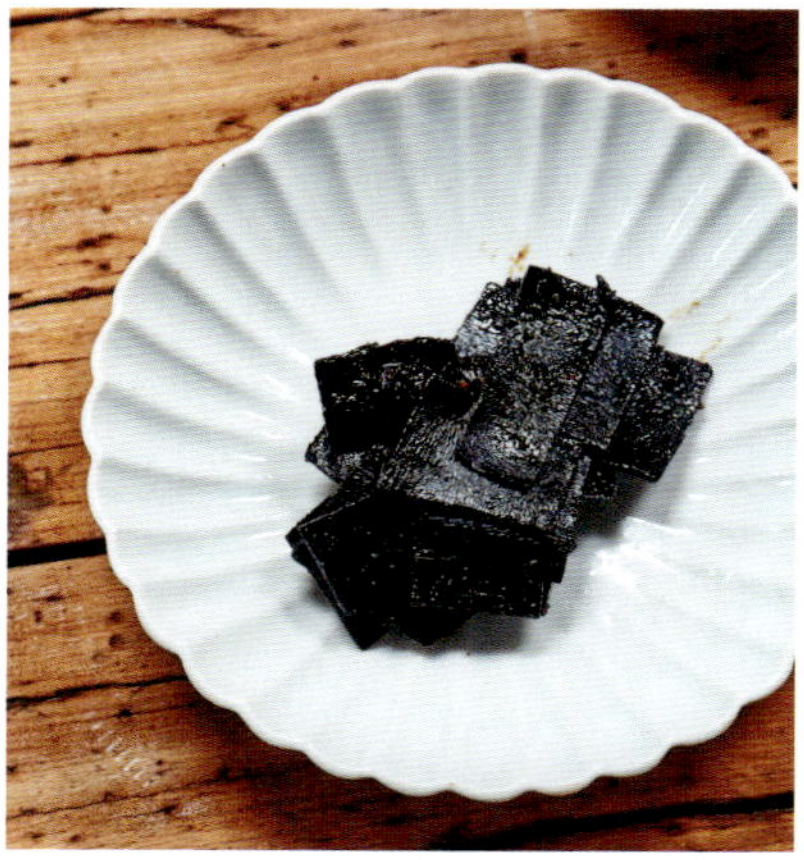

ばあちゃん　しょうゆ昆布は、水を一滴も入れないで炊くんだよ。

典加　いたみにくいから、たくさん作って保存食にするといいね。

ばあちゃん　しょうゆと酒に一晩つけ、炊くときに酢をたらすのがミソ。

典加　だしがら昆布のつくだ煮よりずっと陽性だけど、お酒が入るからまろやかさもあるよね。

ばあちゃん　体が陰性になったときに1～2枚食べると、シャキッとするよー。

典加　だしがら昆布は、残っているうま味でつくだ煮に仕上げるんだけど、脇役が主役になる一品だね。

だしがら昆布とごまのつくだ煮

材料（基本の分量）

だしがら昆布…5枚
ごま油…小さじ1
洗い金ごま…小さじ1
昆布だし汁（P80）または水…½カップ
酒…小さじ½
しょうゆ…大さじ2と½
塩…少々

作り方

1 だしをとったあとの昆布は細かくせん切りにする。

2 鍋（あれば土鍋）を中火で熱してごま油をひき、ごまを入れてすぐ昆布を入れ、右回転でひと混ぜする。

3 ここでよく炒めてから、昆布だし汁または水を加えて煮る。

4 沸騰したら弱火で煮、煮汁がなくなってきたら酒を加えて右回転で混ぜ、煮立ったらしょうゆを加えて混ぜ、さらに煮る。

5 昆布が柔らかくなり、煮汁がなくなったら塩をふって右回転で混ぜて火を止める。

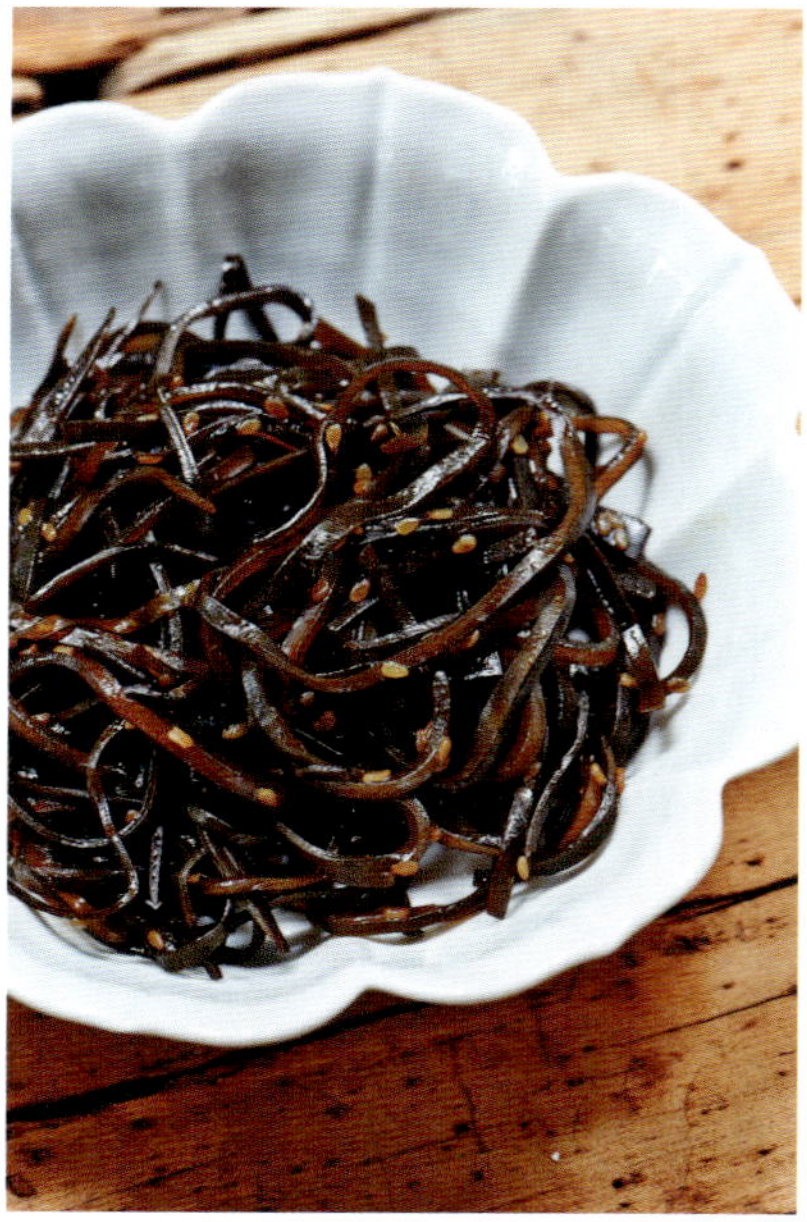

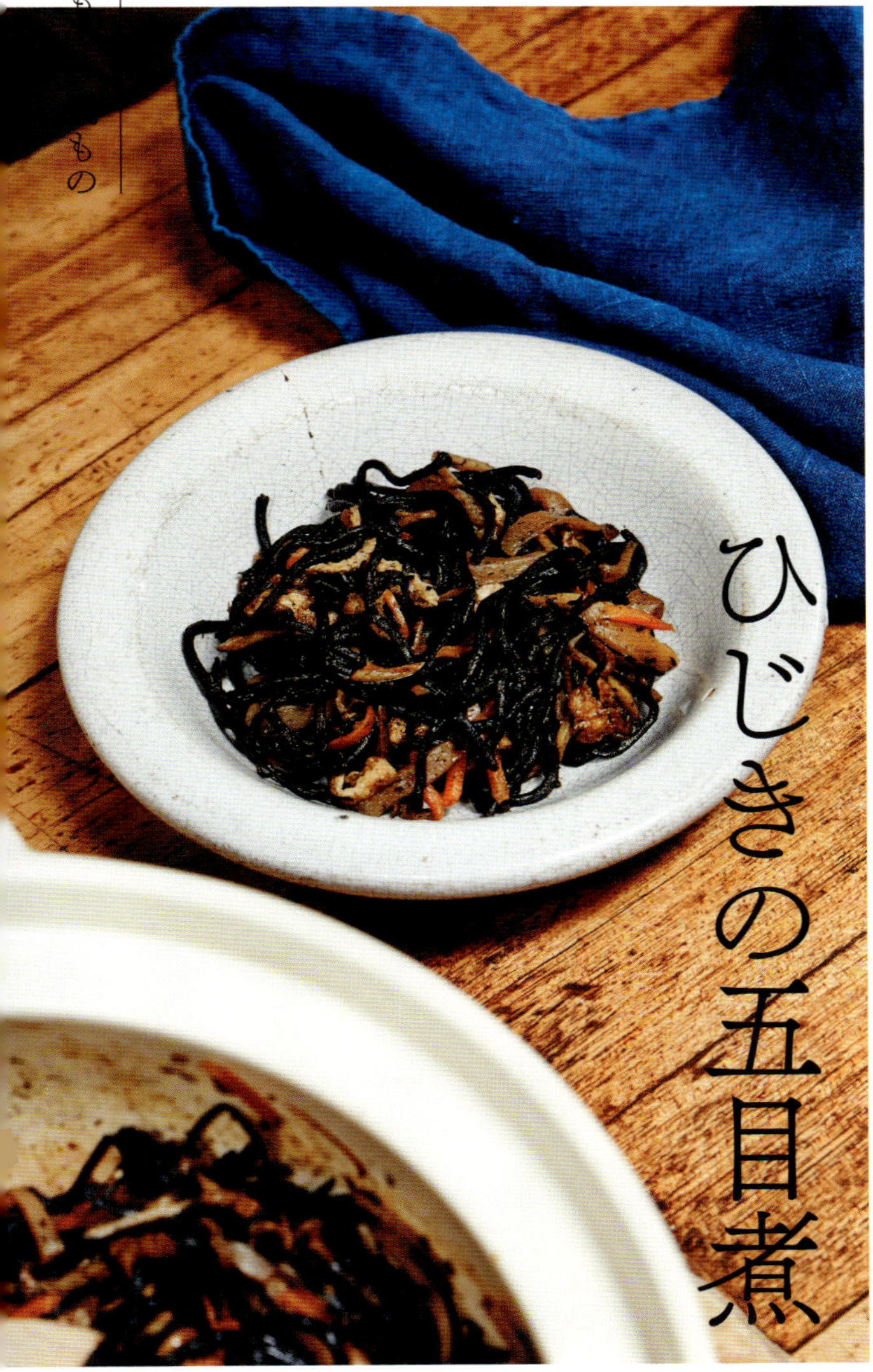

ひじきの五目煮

典加　これ、ひじきをたっぷりの水でもどさないってところがポイント。

ばあちゃん　うま味が抜けるし、柔らかくなりすぎるからね。

典加　濃厚なもどし汁を使って煮るから、流してしまわないようにね。

ばあちゃん　冬はごぼう、にんじん、れんこん、こんにゃくとひじき。夏は干ししいたけ、高野豆腐、油揚げ、こんにゃくなんかを入れるね。

典加　ひじきは海藻の中で最も陽性だから、夏場は量を減らして、ほかの具を多くするのよ。サッと煮るようにしてるしね。冬はよく炒めて、しっかり火を通すといいね。

材料（基本の分量）

ひじき…30g
ごぼう…1/3本
にんじん…1/3本
干したけのこ…10g
油揚げ…1枚
こんにゃく…1/3丁
ごま油…大さじ1/2
酒…大さじ1
みりん…大さじ1
しょうゆ…大さじ1
薄口しょうゆ…大さじ1と1/2
塩…少々

作り方

1. ひじきは、ひたひたより少なめの水につける。
2. ごぼうとにんじんはP55の「根菜の洗い方」を参照して洗い、皮つきのまま斜め薄切りにしてからせん切りにする。
3. 干したけのこはは熱湯につけてもどし、2に合わせてせん切りにする。
4. 油揚げは熱湯に入れ、2〜3分ゆでてザルにあげ、さめたらしぼってたんざく切りにする。
5. こんにゃくはP33の「こんにゃくの下ごしらえの仕方」を参照して下ごしらえするが、カットする際は薄いたんざく切りにする。
6. 土鍋（あれば炒められる土鍋）を中火で熱してごま油をひき、ごぼうを入れて右回転でときどき混ぜながら気長に炒める。ごぼうが白くなって甘い香りになったらたけのこを入れて塩少々（分量外）をふって炒める。たけのこが温まったら5と4を順に塩をふりながら炒め合わせていき、2のにんじんと水気をきったひじき（もどし汁はとっておく）を加えて炒める。にんじんとひじきを入れるときは塩をふらないこと。
7. 6にひじきのもどし汁を入れ、煮立ったら酒を加え、煮立ったらみりんを加え、再度煮立ったらしょうゆと薄口しょうゆを回す。
8. 汁気がなくなるまで煮、塩をふって右回転でひと混ぜして仕上げる。

もみじと柿の若葉の葉っぱ天丼

材料（2人分）

玄米ごはんまたは三分づき米ごはん
…丼に軽く2杯
もみじの若葉…2枚
柿の若葉…2枚
ゆきのした…2枚
地粉（国産の小麦粉）…ひとつかみ
天ぷら衣
- 地粉…大さじ3
- 塩…小さじ1
- 水…大さじ3

揚げ油（菜種油）
…フライパンに深さ1cmの量
タレ
- みりん…大さじ1
- しょうゆ…大さじ1
- 水…大さじ1弱
- 塩…少々

作り方

1 タレを作る。鍋（あれば土鍋）にみりんを入れ、煮立てて煮切りみりんにし、しょうゆを加えてさらに煮立てる。水を加え、沸騰したら塩をふって混ぜ、味見してよければ火を止める（調味料を加えるごとに、菜箸で混ぜる。片手鍋なら取っ手を持ってグルッとふる）。

2 天ぷら衣を作る。地粉と水は1対1の割合でボウルに入れ、塩も加えて菜箸で右回転でザッと混ぜる。

3 葉っぱは洗ってザルにあげ、数枚の軸を手で持ってふり、サッと水きりする（水気をふきとるとあとで粉が表面につかなくなり、揚げると油を吸い込んでしまう）。

4 ポリ袋に地粉を入れ、水きりした葉っぱを入れる。空気を入れて袋をふくらませて口を絞り、袋をポンポンとふって葉の表面に粉をまんべんなくつける（*a*・*b*）。

5 フライパンに揚げ油を入れて温め、*2*の衣を箸先にとって落とし、温度をみる。衣がすぐに浮いてきたら適温。

6 油が適温になったら、*4*の葉っぱを*2*の衣にくぐらせ、菜箸でしごいて余分な衣を落としてから揚げる（*c*・*d*）。7割方火が通ったら裏返し、残り3割を目安に揚げる（裏返すのは一度だけにし、返してから揚げすぎないよう注意）。

7 カリッと揚がったら、バットに立てて並べる（こうすると油きりがいい）。

8 丼にごはんをよそい、*7*の天ぷらを*1*のタレにくぐらせてからのせ、上からもタレをかける。

若杉ばあちゃんの知恵袋 *10*

揚げものには、新しい油を少量使う

油は一度加熱すると劣化して、酸化がどんどん進むんだよ。酸化は老化を促すから、怖いよー。だから、揚げものをするときは、いつも新しい油にして使いきるの。良質な菜種油をフライパンに深さ1cmくらい入れて、揚げるんだよ。菜種油は植物油の中では酸化しにくい油。ごま油は抗酸化物質を含むからもっと酸化しにくい。炒めものや炒め煮には、良質なごま油を使うといいよ。

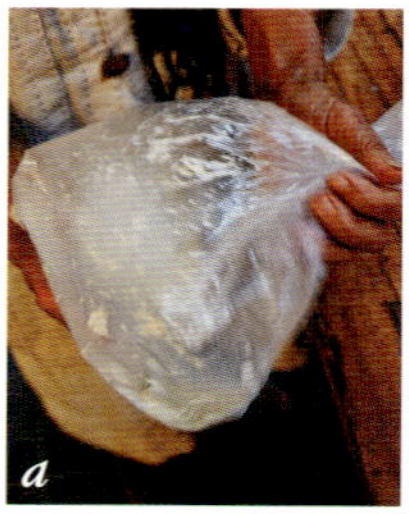
a

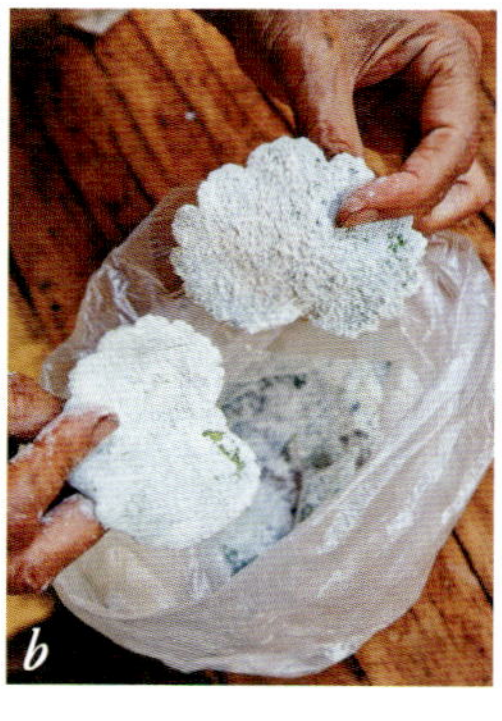
b

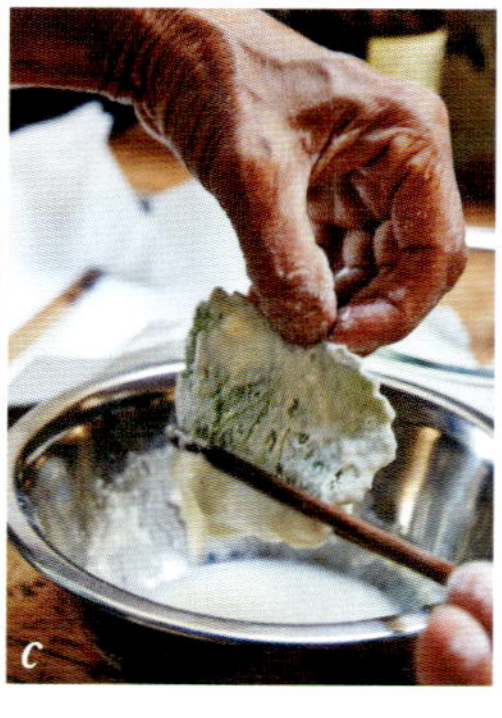
c

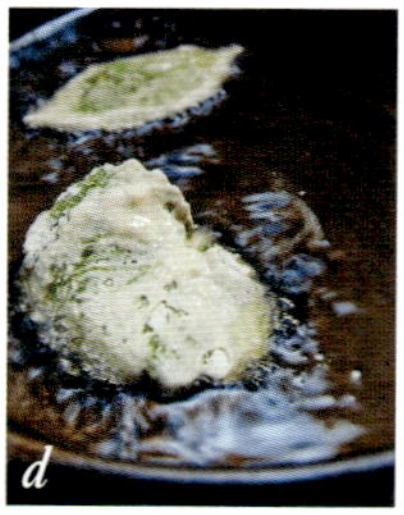
d

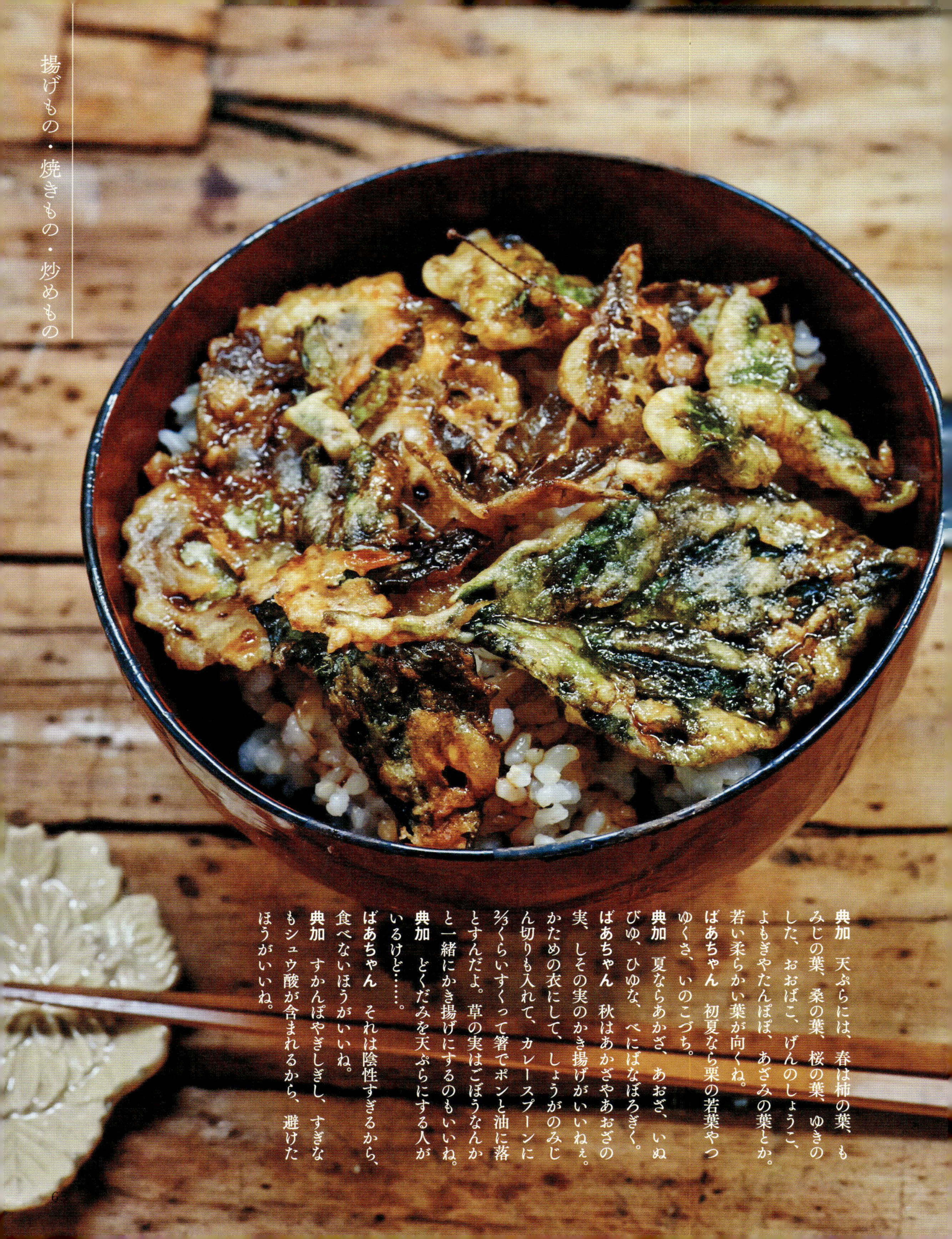

典加　天ぷらには、春は柿の葉、もみじの葉、桑の葉、桜の葉、ゆきのした、おおばこ、げんのしょうこ、よもぎやたんぽぽ、あざみの葉とか。若い柔らかい葉が向くね。

ばあちゃん　初夏なら栗の若葉やつゆくさ、いのこづち。

典加　夏ならあかざ、あおざ、いぬびゆ、ひゆな、べにばなぼろぎく。

ばあちゃん　秋はあかざやあおざの実、しその実のかき揚げがいいねぇ。かための衣にして、しょうがのみじん切りも入れて、カレースプーンに$2/3$くらいすくって箸でポンと油に落とすんだよ。草の実はごぼうなんかと一緒にかき揚げにするのもいいね。

典加　どくだみを天ぷらにする人がいるけど……。

ばあちゃん　それは陰性すぎるから、食べないほうがいいね。

典加　すかんぽやぎしぎし、すぎなもシュウ酸が含まれるから、避けたほうがいいね。

なすの粉練り炒め

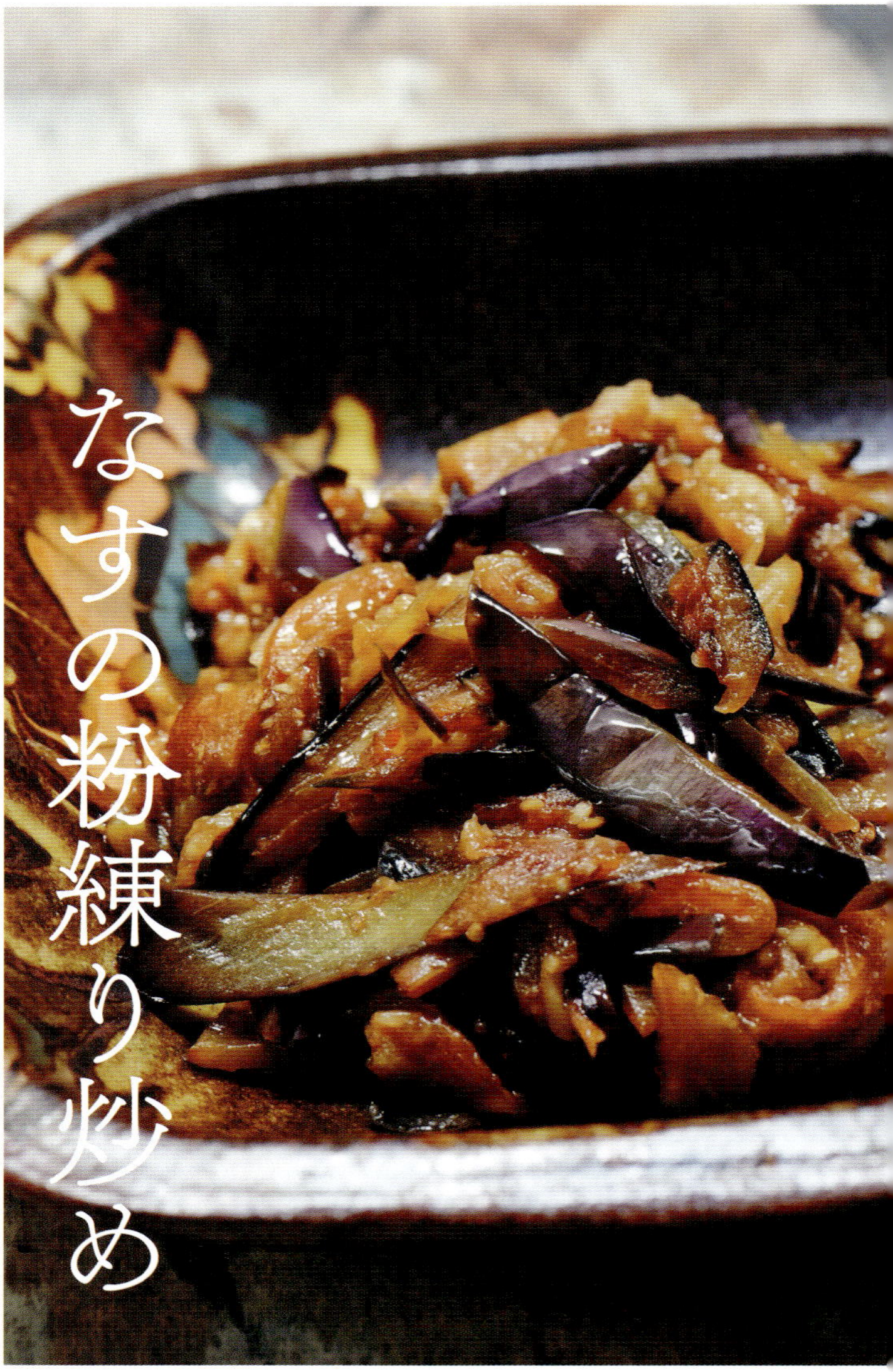

材料（4人分）

なす…2本
ごま油…大さじ2
しょうゆ…大さじ2〜3
小麦粉…大さじ1
水…大さじ1
塩（仕上げ用）…少々

作り方

1. なすは縦半分に切り、斜めにスライス（陰陽切り）してから棒切りにする（すぐに炒めるので水につけてアク抜きしない。油で炒めながらアクを飛ばす）。
2. 小さいボウルに小麦粉と水を入れ、溶いておく。
3. 厚手のフライパン（あれば鋳物製）をカンカンに熱くしてごま油を入れ、すぐになすを入れる。菜箸を右回転で動かしてなすを炒める（*a*）。
4. なすが透き通ったらしょうゆを回し、右回転で混ぜる。
5. *2*の溶き粉を回しかけ、全体に混ぜ合わせる（*b*）。
6. 粉部分が透き通って煮えたら、最後に塩をふり、右回転でひと混ぜして火を止める。

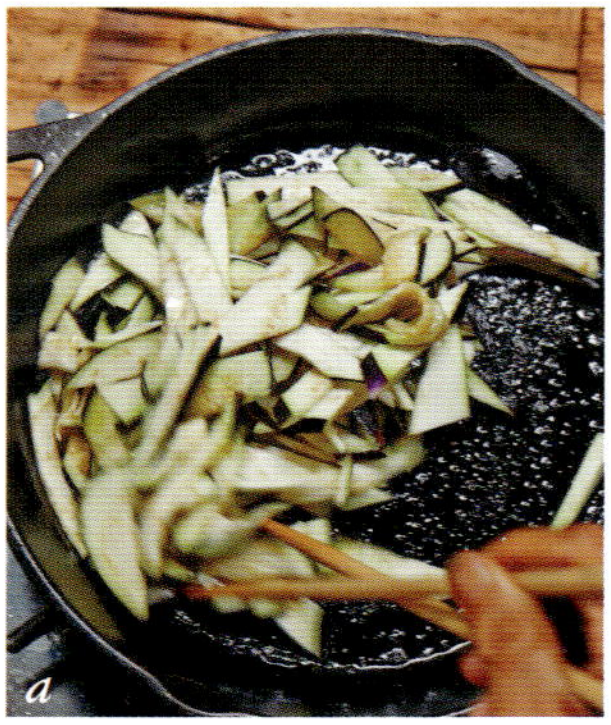

a

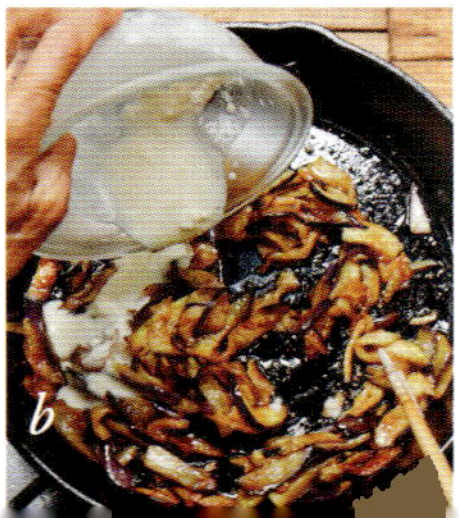

b

典加　これは、7月、8月限定のお料理だね。

ばあちゃん　なすは極陰性で、体の組織をうんと冷やしてゆるめるから、暑い日でないと食べちゃダメだよ。

典加　7月でも梅雨が明けるまでは涼しい日があるから、注意したほうがいいね。

ばあちゃん　汗がダラダラ出るような暑い日に食べてほしいね。

典加　なすを焼く前に、フライパンをカンカンに温めておくんだよね。

ばあちゃん　なすの極陰性に、火の陽性としょうゆの陽性を使うんだよ。しょうゆはけっこう入れて陽性にするんだけど、溶き粉を混ぜるから、しょっぱくなりすぎないよ。

れんこんフライのおろしじょうゆ

材料（4人分）

れんこん…中1節
地粉…大さじ1
パン粉…1カップ
揚げ油（菜種油）
…フライパンに深さ1cmの量

溶き粉
- 地粉…大さじ1 ½
- 水…大さじ1 ½
- 塩…少々

大根おろし…れんこんのフライ1切れに大さじ1
しょうゆ…適量

作り方

1. れんこんはP55の「根菜の洗い方」を参照して洗い、皮つきのまま厚さ1cmに切る。
2. ポリ袋の中に地粉を入れ、1を入れる。空気を入れて袋をふくらませて口を絞り、袋をポンポンとふってれんこんに粉をまんべんなくつける。
3. 溶き粉の材料を混ぜて2のれんこんをつける。
4. 3にパン粉を手でまぶし、しっかり押さえる（衣がフワッとついていると、揚げたときに衣が散ってしまうので）。
5. フライパンに揚げ油を入れて温め、4を入れる。れんこんのまわりがこんがり揚がってきたら裏返し、両面をカリッと小麦色に揚げてバットに立てて置く。
6. 器に盛り、たっぷりの大根おろしとしょうゆを添える。

典加　これ、お客さんが来るとよく作ってたね。でも世間では、フライに大根おろしってめずらしいみたい。

ばあちゃん　フライはパン粉がついてるから天ぷらより油を吸うんだけど、大根おろしが油を分解してくれるんだよ。大根おろしに梅酢を混ぜたのをれんこんフライにのせるのも、サッパリしておいしいよー。

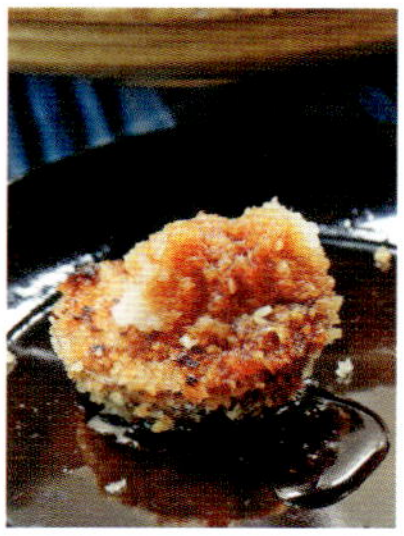

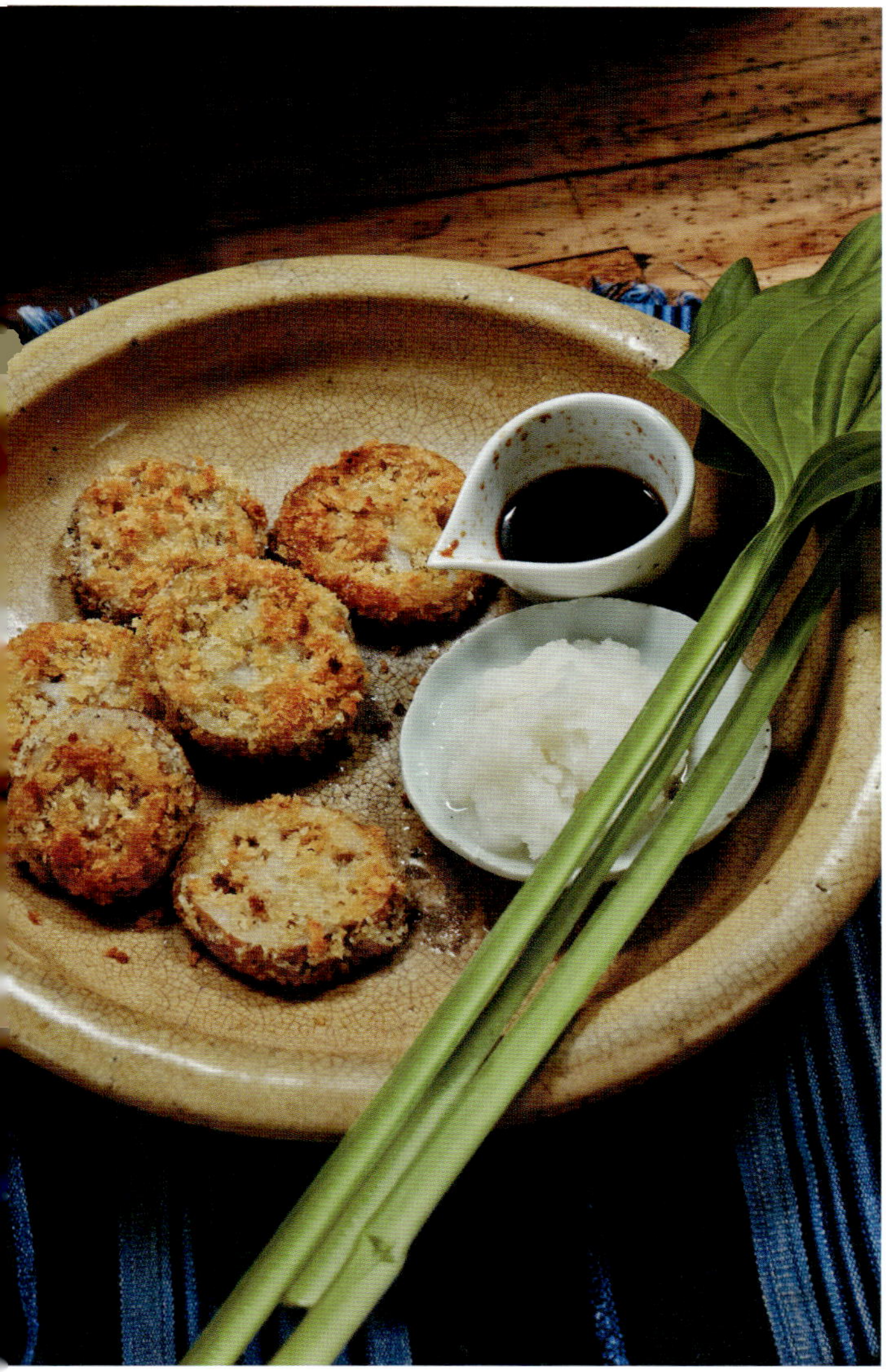

材料（基本の分量）

かぶ…適量
塩…適量
柑橘類のしぼり汁…適量

作り方

1. とれたてのかぶを厚さ3㎜で、縦に輪切りにし、手塩をする（P53を参照）。
2. 焼き網をのせた七輪の火のおこっているところに*1*をのせ、しんなりするまで焼く。
3. *2*を器にとり、柑橘類のしぼり汁をふりかける。

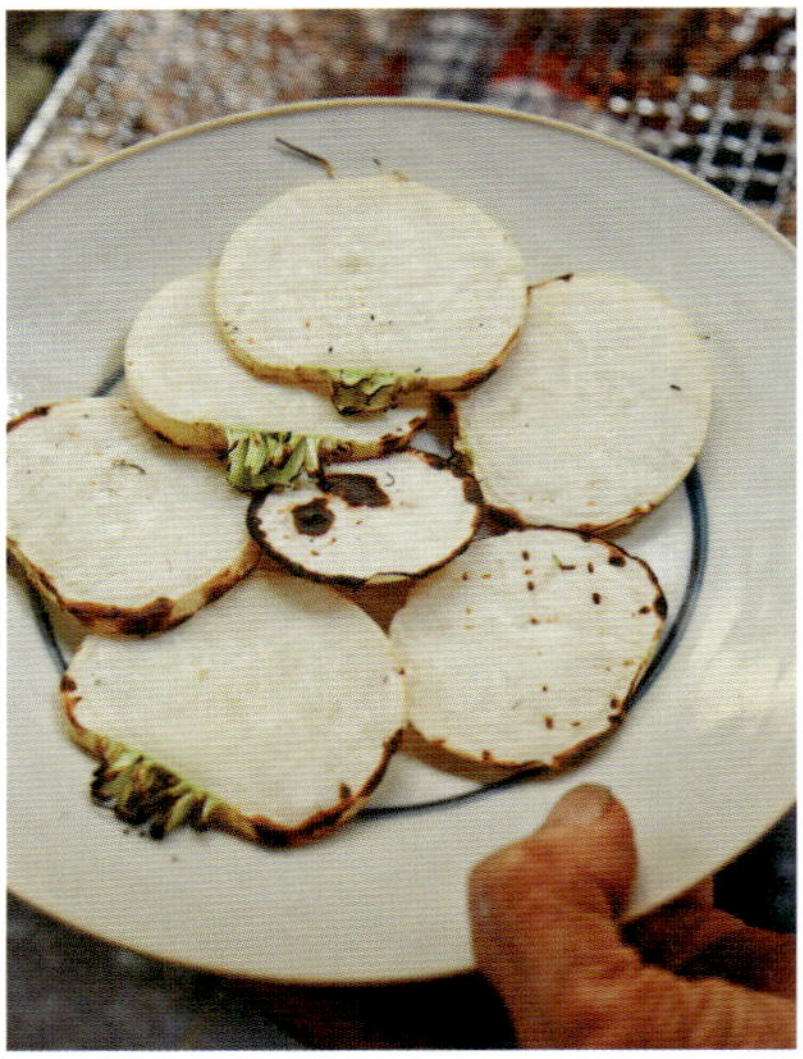

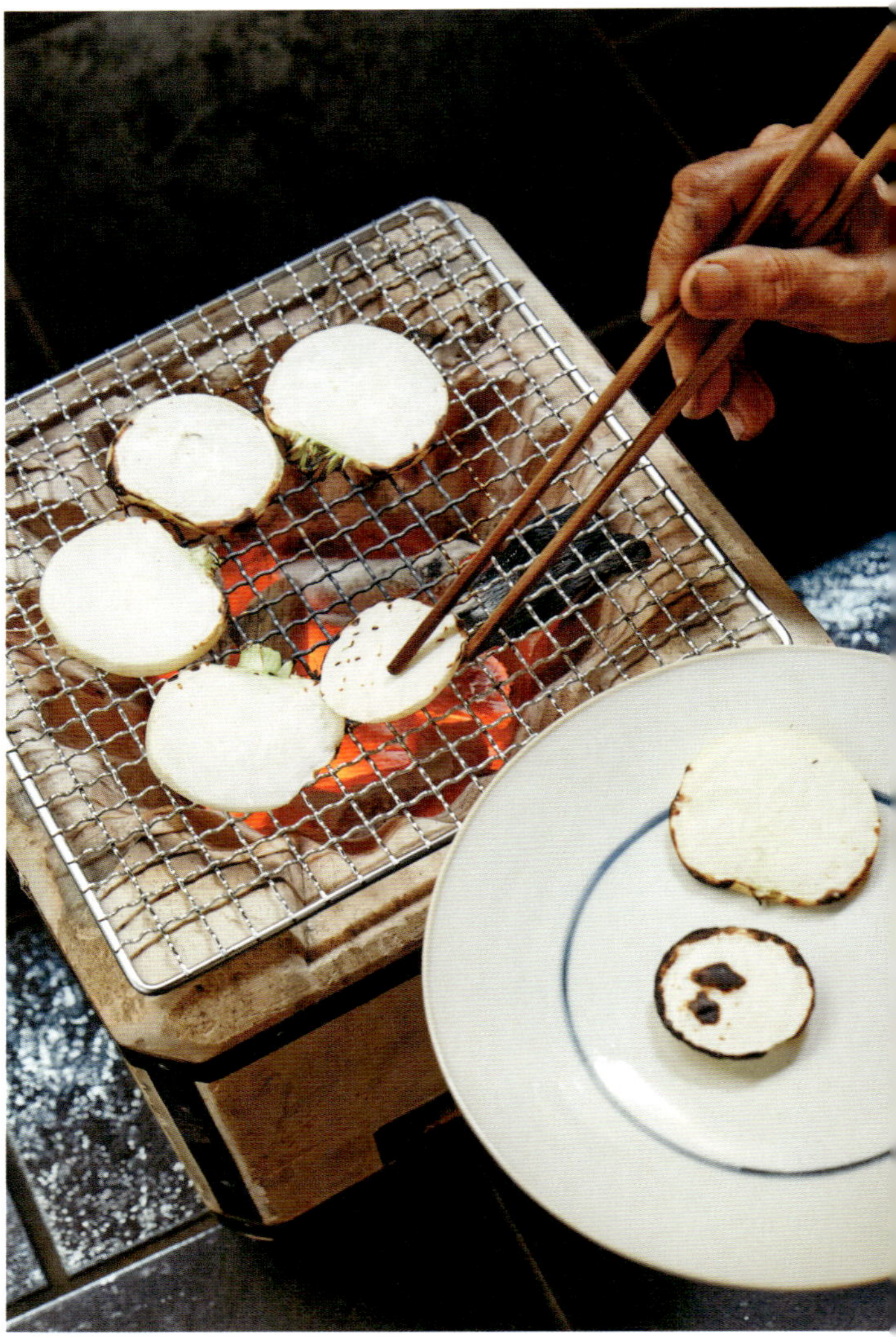

かぶ焼き

ばあちゃん　七輪で、とれたてのかぶを焼くとウマイよー。畑がなかったら、ベランダのプランターでもかぶは簡単にできるから、作るといいよ。店に並んでいるかぶは、たいがいとってから3日も4日もたってるから。煮て食べたり、みそ汁にしたりするのにはいいけどね。

典加　シンプルな料理ほど、塩が合うんだよね。

ばあちゃん　塩をちょっとすり込んでおくと、浸透圧でうま味が増すからね。

典加　塩は陽性だから、うま味を集めて、いらない水分を出すんだよね。

ばあちゃん　たけのこやれんこん、キャベツ、玉ねぎ、かぼちゃ、にんじんでも、とれたての新鮮なのをそのまま焼いて、塩ふって食べるとウマイよー。柑橘の汁をふると、なおおいしい！　手塩をして焼いて、わさびじょうゆやしょうがじょうゆで食べるのもいいね。

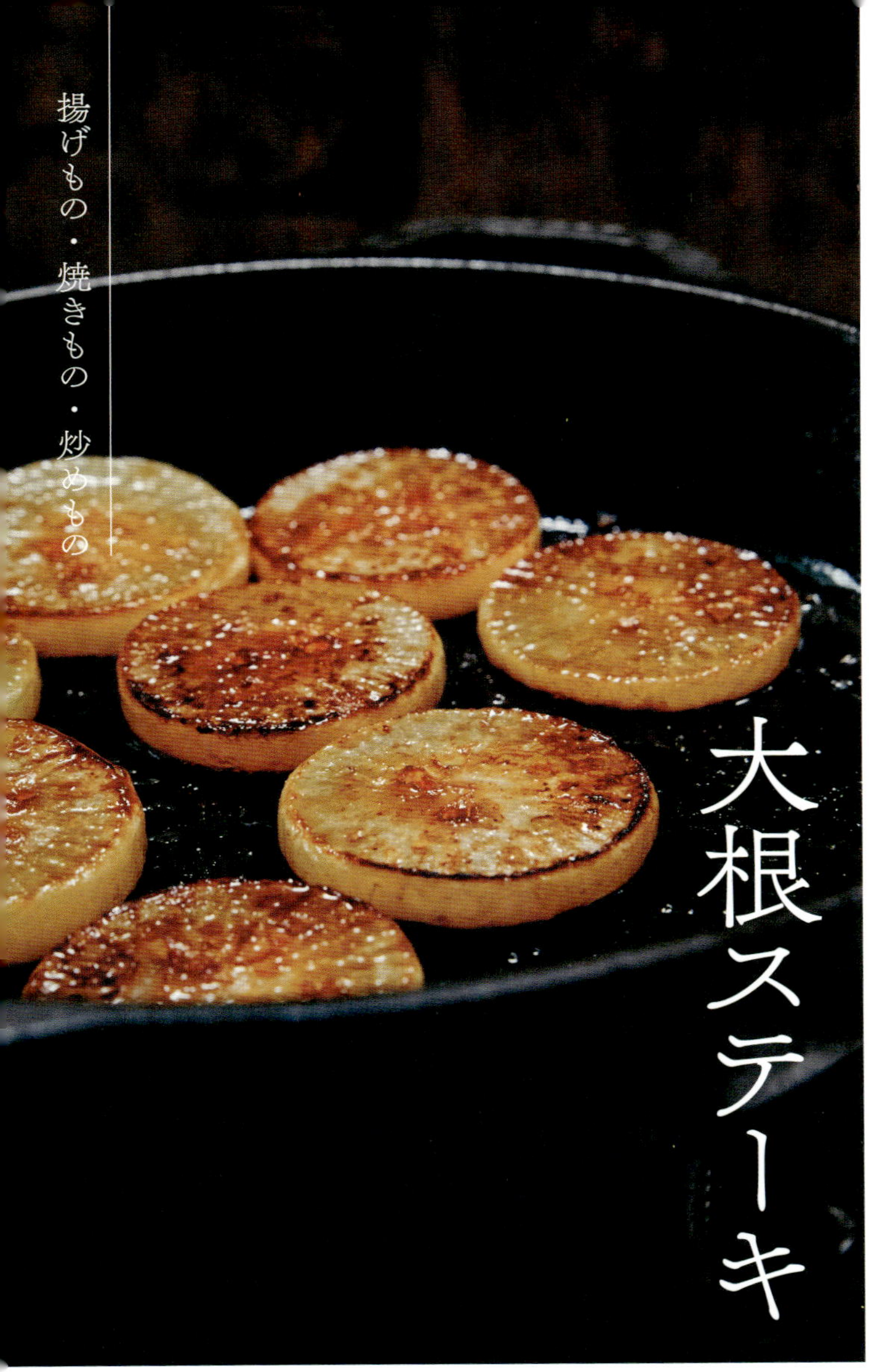

大根ステーキ

材料（2人分）

大根…厚さ1cmの輪切り4枚
ごま油…大さじ1
酒…大さじ1弱
みりん…大さじ1
しょうゆ…大さじ½
薄口しょうゆ…小さじ½

作り方

1 大根は片面に十文字の切り込みを入れる。

2 蒸気のあがった蒸し器（あれば土鍋に陶器の蒸し板）に1を入れ、箸を刺してスッと通るくらいまで蒸す。

3 厚手のフライパン（あれば鋳物製）を熱してごま油をひき、蒸した大根の切り込みを入れたほうを下にして入れ、中弱火で焼く。

4 両面がこんがりと焼けたら酒を入れて煮立たせて、アルコールの匂いを飛ばす。次にみりんを入れて、やはり煮立たせてアルコール分を飛ばす。甘い匂いになったら、大根1個1個の十文字に切り込みを入れた面にしょうゆと薄口しょうゆを合わせたものを少量ずつ落としていき、さらに焼く。

5 片面に調味料がしみ込んだら裏返し、汁気がなくなるまで弱火で焼く。

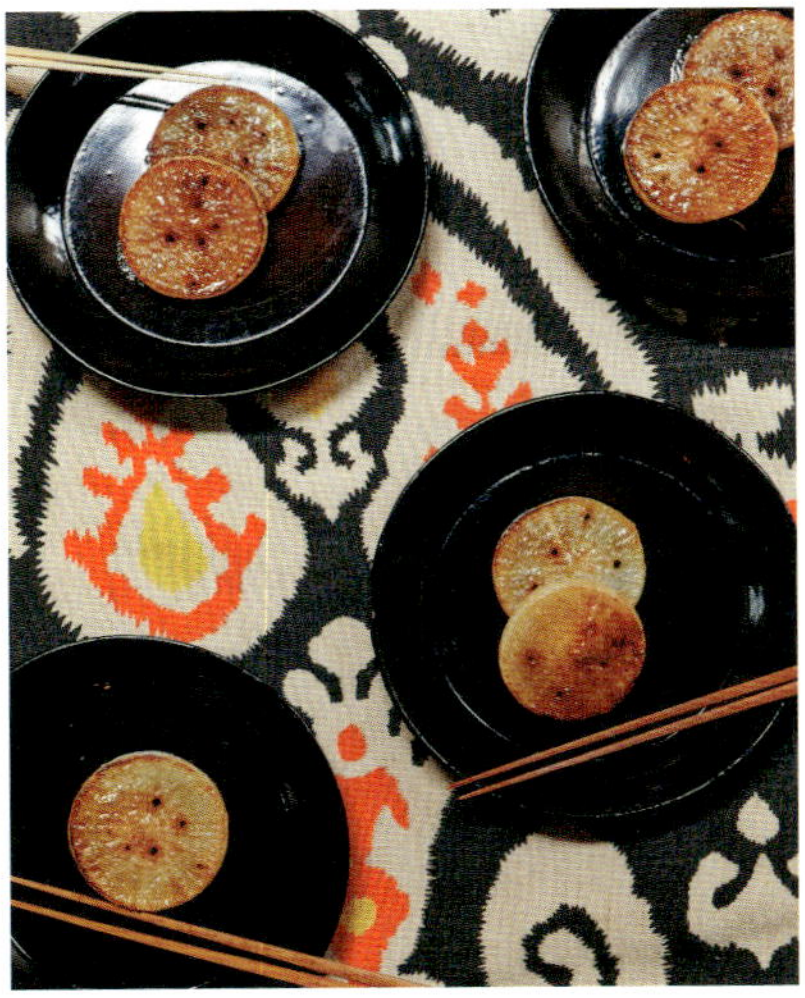

ばあちゃん　日本人はみんな魚を食べてきてるからね、大根で毒消しして、腎臓を癒すといいねぇ。

典加　私が作ると、どうしてもばあちゃんの味にならなくて、どうしてだろうってずっと思ってたんだけど、今回の撮影でやっとコツがわかったのよね。しょうゆを入れるときに、大根に1個ずつ味をしみ込ませてたの。「コレかっ！」って（笑）。

ばあちゃん　最後に調味料を全部大根に吸わせるのも大事なポイント。火加減と調味料で味は決まるからね。

典加　七輪に鋳物のフライパンで焼いたら、もっとおいしくできるよねー。

ばあちゃん　ガスの火と炭火では、できた料理の味が違うんだよ。

ゴーヤチャンプルー

材料（4人分）

ゴーヤ…½本（80g）
豆腐…⅓丁
玉ねぎ…½個
かぼちゃ…100g
にんじん…⅕本
にんにく…1かけ
しょうが…にんにくと同量
ごま油…大さじ1弱
酒…大さじ１
みりん…大さじ１
しょうゆ…大さじ¼
薄口しょうゆ…大さじ ½
塩（仕上げ用）…少々

ばあちゃん　ゴーヤの苦味は心臓の薬になるんだよ。「良薬は口に苦し」って昔から言うだろ。特に心臓の働きが弱っている人、不整脈のある人なんかにいいね。最近、あんまり苦くないゴーヤが出回ってるけど、よくないねぇ。夏は、こういう自然の苦味をしっかりとったほうが体にいいんだよ。

典加　ワタのところが苦いんだよね。

ばあちゃん　大人だったら、ワタをとったあと塩もみして洗うくらいにして、ちょっと苦いまま食べるのがいいね。子どもの場合は、切ったあとに熱湯をかけるといいよ。

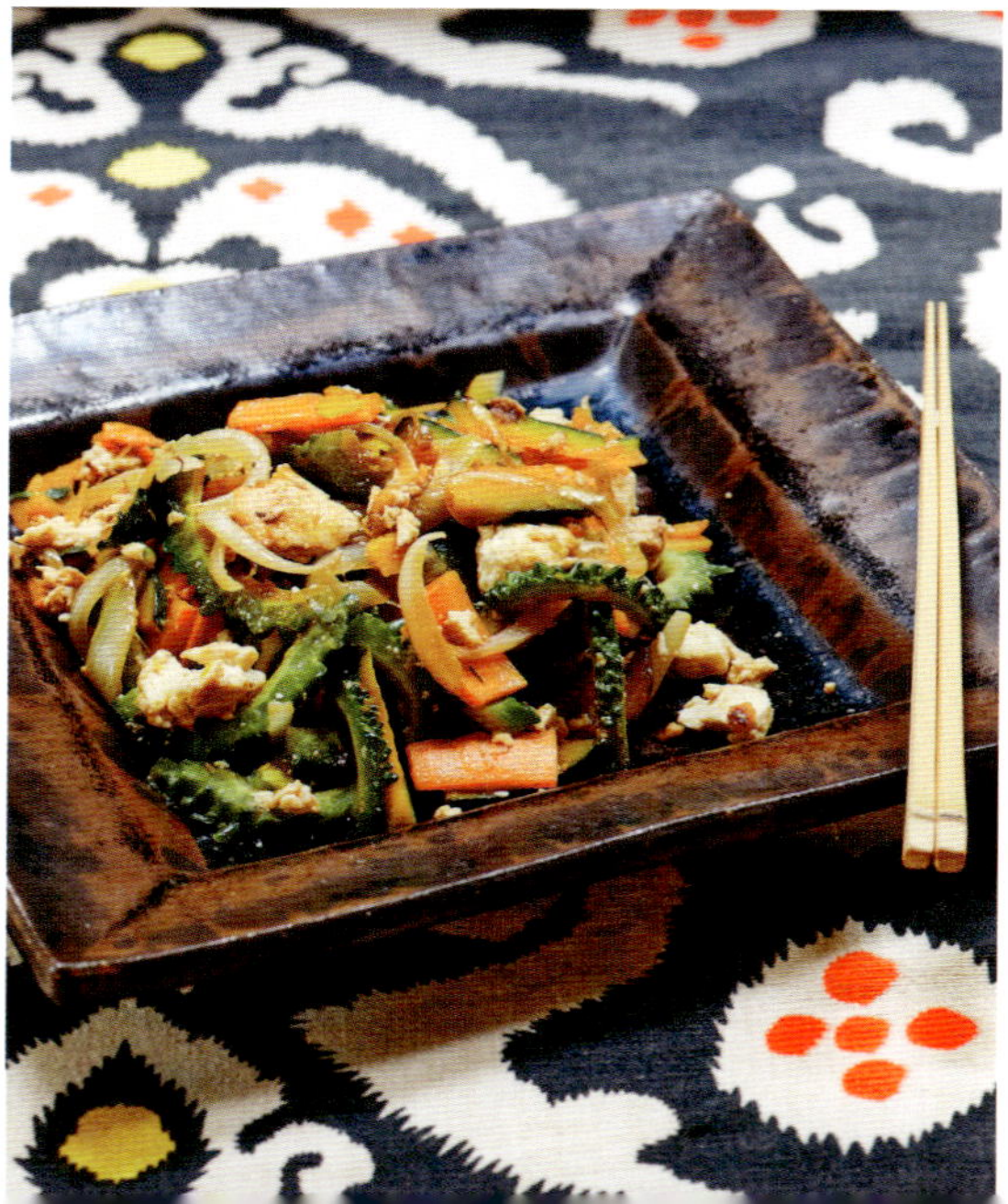

作り方

1 豆腐は熱湯に塩小さじ⅔（分量外）を加えた中に入れてサッとゆでる（中まで温まるくらい。長くゆでるとすがたつ）。ザルにとってふきんに包み、まな板2枚にはさんで斜めにし、30〜40分おいて水きりする。

2 ゴーヤは半割りにし、中のワタをスプーンですくいとり、内側に3つまみの塩（分量外）をなすりつけ、ゴシゴシとこすってワタの苦味を飛ばす。そのまま5〜6分放置する。

3 2を洗って厚さ2㎜の斜め切り（陰陽切り）にする。子どもが食べる場合には、切ったゴーヤをザルに入れ、熱湯をかけてさらに苦味をとるとよい。

4 玉ねぎは厚さ3㎜の回し切りにする（回し切りの仕方は P70を参照）。

5 かぼちゃとにんじんは厚さ2 ㎜のたんざく切りにする。

6 にんにくとしょうがは薄くスライスしてから細切りにする。

7 厚手のフライパン（あれば鋳物製）を中火で熱してごま油をひき、6のにんにくとしょうがを入れてサッと炒める。

8 7に玉ねぎを入れて塩少々（分量外）をふり、右回転で炒める。あまり忙しく炒めると水が出て陰性になるので、ときどき上下を右回転で返すようにしてじっくり炒める。

9 玉ねぎがしんなりしたら、1の豆腐をくずし入れて塩少々（分量外）をふり、右回転で炒め合わせる。

10 豆腐に油が回ったら、ゴーヤを入れて塩少々（分量外）をふり、右回転で炒め合わせ、かぼちゃとにんじんも順に加えて炒めていく（かぼちゃとにんじんを入れるときは、塩をふらない）。

11 豆腐の水分が抜けてポロポロになり、ほかの具材にも火が通ったら、酒を入れて右回転でひと混ぜし、みりん、しょうゆ、薄口しょうゆも同様にして順に加える。

12 味をみてよければ塩をふり、ひと混ぜして火を止める。

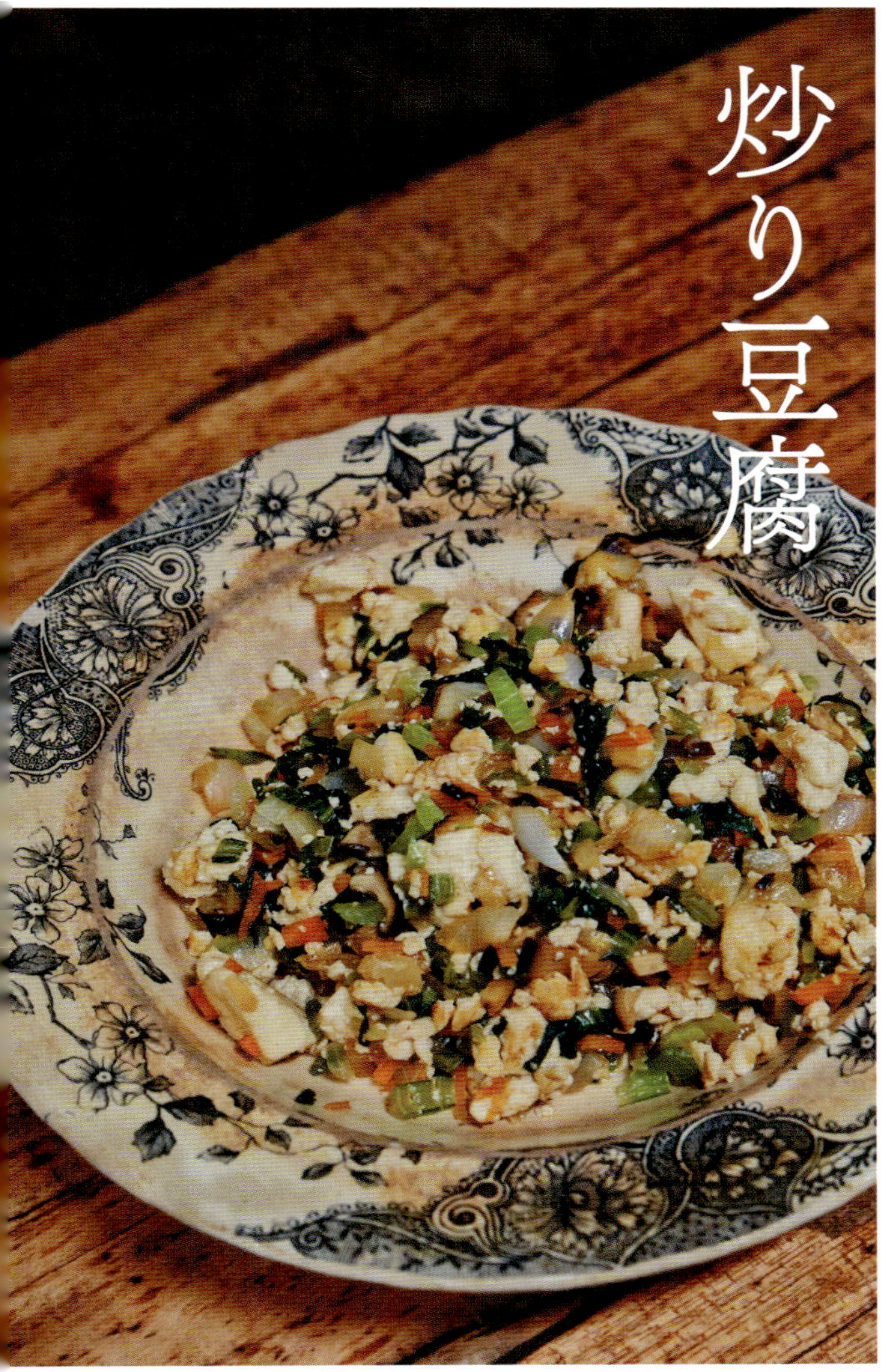

炒り豆腐

材料（基本の分量）

豆腐…1丁
玉ねぎ…中1個
にんじん…¼本
干ししいたけ…1枚
小松菜…2株
ごま油…大さじ1弱
酒…小さじ1
みりん…小さじ2
しょうゆ…小さじ2
薄口しょうゆ…小さじ1
塩（仕上げ用）…少々

作り方

1 豆腐はP68の「ゴーヤチャンプルー」の作り方1を参照して水きりする。

2 玉ねぎは粗みじんにする。にんじんは火が通りづらいので、薄く切ってから、玉ねぎより小さめの粗みじんにする。

3 干ししいたけは煮出したあとのもの（P80を参照）を軽くしぼり、石づきを落として粗みじんにする。

4 小松菜はサッと塩ゆでして細かく切り、水気をしぼっておく。

5 厚手のフライパン（あれば鋳物製）を中火で熱してごま油をひき、玉ねぎを入れて塩少々（分量外）をふり、右回転でひと混ぜする。

6 すぐに1の豆腐をくずし入れ、塩少々（分量外）をふって右回転でひと混ぜし、3のしいたけも同様にして炒め合わせる。

7 にんじんを加え（にんじんは陽性なので塩をふらない）、10分間混ぜながらいり煮する。最初のうちは豆腐から水が出るので中火でいり、水分が少なくなってきたら弱火でいる。

8 酒を回し入れて右回転で混ぜ、煮立ったらみりんを回し入れて混ぜ、再度煮立ったらしょうゆと薄口しょうゆを回し入れて混ぜる。

9 4の小松菜を入れてひと混ぜし、味をみてよければ塩をふって混ぜ、火を止める。

典加　「大豆はたんぱく質が多く体を冷やすから、気をつけなさい」って、ばあちゃんよく言ってるね。

ばあちゃん　冷やす元素のカリウムが多くて陰性だから、豆腐や納豆を食べてたり、豆乳を飲んだりしていると、ますます冷えちゃうんだよ。豆腐を食べるなら、塩ゆでしたり、火を入れて陽性にしないとね。冬はけんちん汁に入れたり、野菜たっぷりの鍋ものや湯豆腐に入れたりするけど、炒り豆腐には根菜も入れるといいね。

典加　植物性でも、たんぱく質には野菜や薬味をいっぱい組み合わせないと肝臓や腎臓に負担がかかるよね。

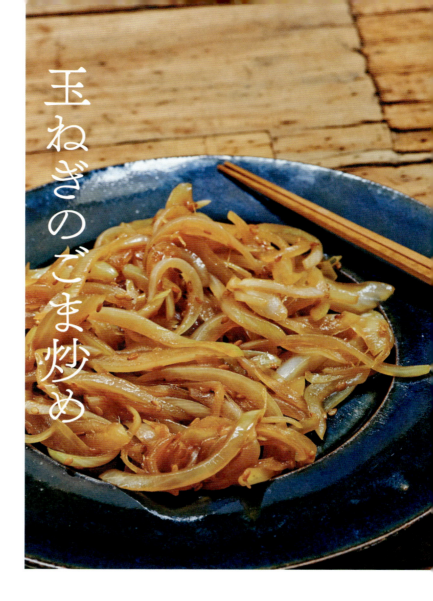

玉ねぎのごま炒め

材料（4人分）

玉ねぎ…中2個
洗い金ごま…大さじ１
ごま油…大さじ１
塩…少々
しょうゆ…大さじ１

作り方

1. 玉ねぎは厚さ２㎜の回し切りにする（回し切りの仕方は 下記を参照）。
2. 厚手のフライパン（あれば鋳物製）または土鍋を熱くしておき、ごま油を入れてごまを炒め、玉ねぎを入れる。
3. 塩をふり、右回転で混ぜ、同様に混ぜながらじっくりと炒める。あまり忙しく炒めると水が出て陰性になるので、ときどき上下を右回転で返すようにして気長に炒める。
4. 玉ねぎが透き通ってしんなりしたら、しょうゆを回し入れる。右回転でサッと混ぜて全体に味が回ったら、火を止める。

若杉ばあちゃんの知恵袋 11

放射状に切って陰陽調和をはかる「回し切り」

切り方　回し切りは玉ねぎを縦に4等分し、切り口を下にしてまな板に起き、放射状にくし形に切っていく。

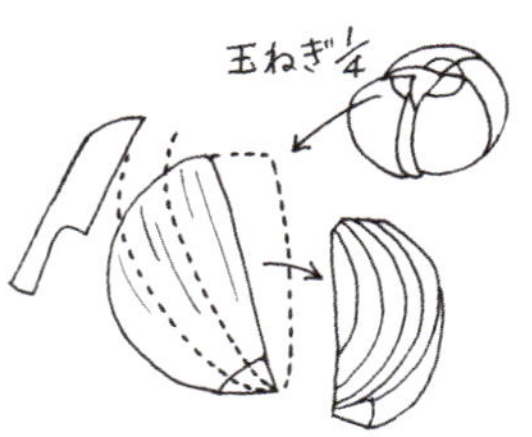

回し切りは、玉ねぎやかぶ、かぼちゃ、しいたけなど、丸い野菜をくし形に切る方法。上下の陰陽、内側と外側の陰陽が一切れに入っているから、陰陽バランスが整っているんだよ。これも「陰陽切り」というよ。

ばあちゃん　玉ねぎは、肉や卵の毒消しになるんだよ。

典加　お肉をたくさん食べてきている現代人には、簡単にできていいおかずだよ。

ばあちゃん　炒めものはフライパンが冷たいと陰性な料理ができるから、必ず熱くしてから材料を入れてね。

典加　土鍋で作ると、またさらに甘くておいしいね。玉ねぎ炒めは私が22歳のときに、ばあちゃんが料理教室で教えてくれた料理なんだけど、みりんを使わずに玉ねぎだけの甘さでこんなにおいしいんだーって感動したんだよね。

糸こんにゃく炒め

材料（基本の分量）

糸こんにゃく…1袋
塩（塩まぶし用）…小さじ1
塩（下ゆで用）…大さじ1
ごま油…小さじ1
しょうゆ…大さじ1強
七味とうがらし…少々

作り方

1. 糸こんにゃくは水で洗い、ボウルに入れて塩をまぶし、20分ほどおいておく。
2. *1*を洗い、塩を加えた熱湯に入れ、2～3分ゆでてザルにあげる。
3. 厚手のフライパン（あれば鋳物製）を中火で熱してごま油をひき、水気がきれた糸こんにゃくを食べやすく切ってから入れる。
4. 菜箸を右回転で動かして、10分弱炒める（油で炒めると泡がブクブク出てくる）。
5. *4*をザルに入れ、熱湯をかけて油を落とし、水気をきってキッチンペーパーで水分をふく。
6. フライパンを洗って熱し、*5*を入れて軽く空いりする。
7. 別のフライパン（ミニフライパンなど）にしょうゆを入れて火にかけ、グラグラいってきたら*6*に入れ、右回転で混ぜたらすぐに火を止め、七味とうがらしをふる。

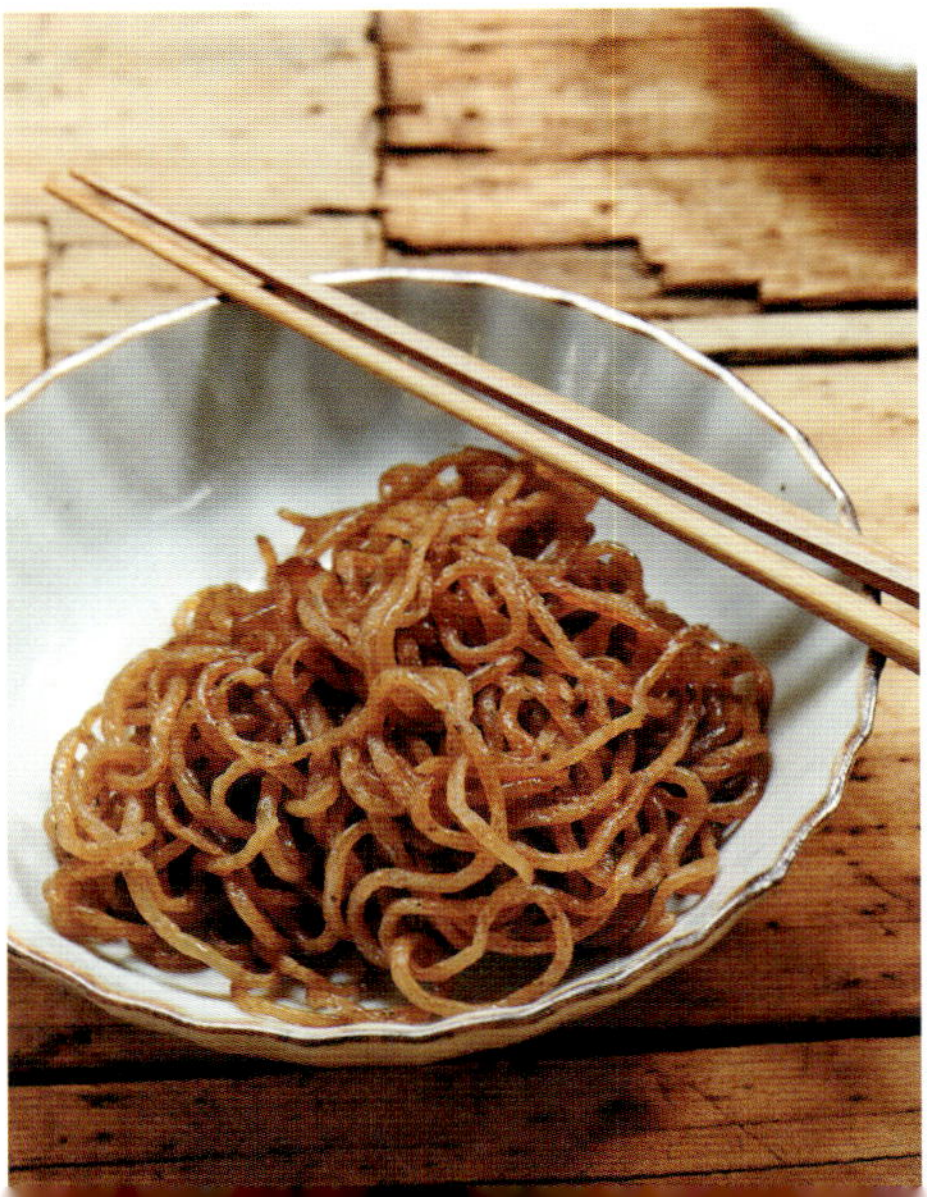

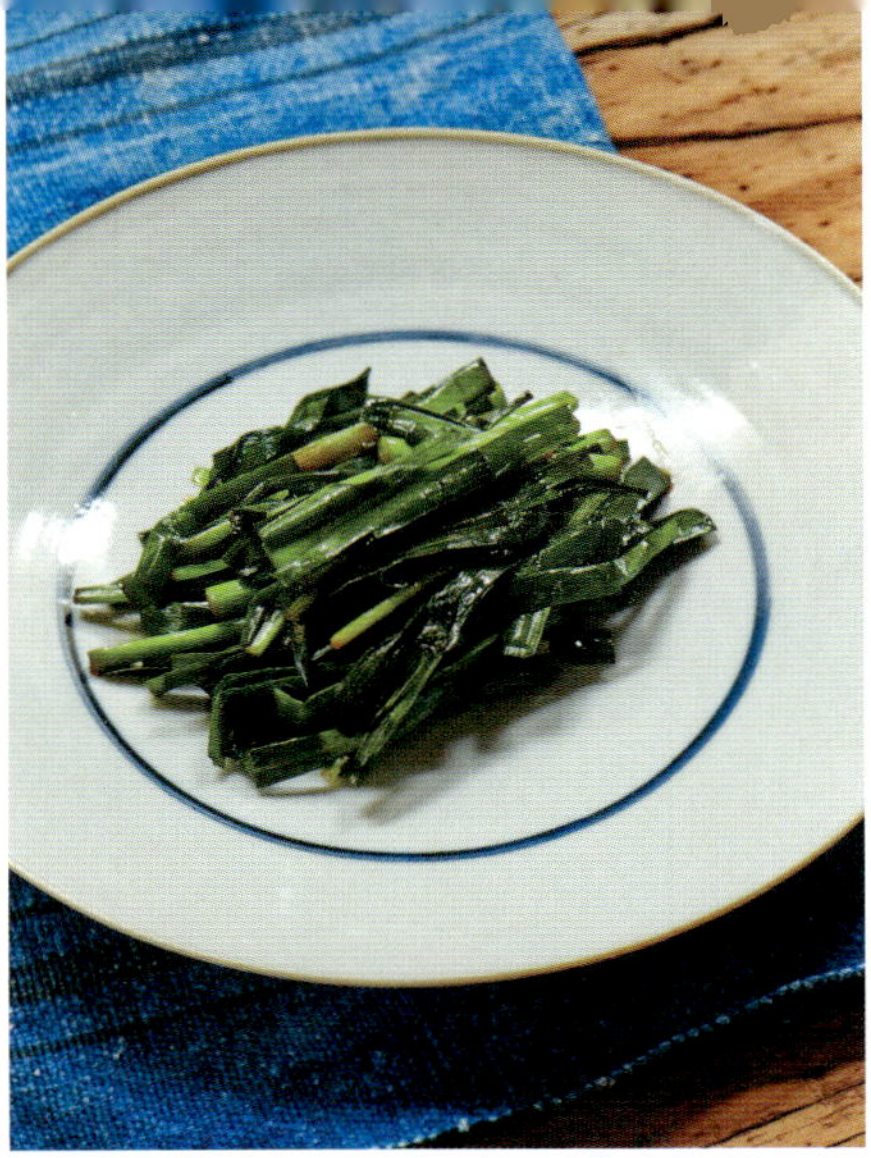

にらのしょうゆ炒め

材料（基本の分量）

にら…1束
ごま油…大さじ1弱
しょうゆ…大さじ1

作り方

1. にらは自然栽培・自然農のものなら、有害物質がたまりやすい葉先3～5㎝をカットし、有機栽培なら⅓をカットして除き、長さ2.5㎝に切る。
2. 厚手のフライパンを中火で熱してごま油をひき、*1*を入れて右回転で炒め、しんなりしたらしょうゆを回し入れ、右回転でひと混ぜして火を止める。

典加　ばあちゃん、こんにゃくを料理するときは、目の敵みたいに炒めまくって陽性にするよね（笑）。

ばあちゃん　こんにゃく芋は芋類のなかでも陰性だし、こんにゃくを入念に炒めれば泡がブクブクブクブク出てくる。これも極陰性の証拠だよ。

典加　こんにゃくの凝固剤には消石灰っていう水酸化カルシウムが使われているよね。

ばあちゃん　炒めあげてアクを追い出してるんだよ。

うるいの酢みそあえ

材料（基本の分量）

うるい…10本

あえごろも
- 洗い金ごま…大さじ2と⅔
- みりん…大さじ1と½
- 酢…大さじ1と½
- みそ…30g

作り方

1 うるいは陰性な葉先を切り落として除き（*a*）、4月のものなら、塩ゆでしたあと、サッと冷たい水で洗い、ザルにあげる。5月のものは塩ゆでしてから、水に10分くらいさらしてアク抜きする。

2 あえごろもを作る。金ごまは、P26の「おにぎり3種」の作り方2を参照して香ばしくいり、すり鉢で8割方する（*b*）。

3 小鍋（あれば土鍋の片手鍋）にみりんを入れ、中火にかけて煮切りみりんを作る。泡がブクブクいって、アルコール臭が飛び（*c*）、甘い香りになったら酢を加え、すぐに火を止める。

4 2のすり鉢に3を入れてすり混ぜ、みそを加えてさらにすり混ぜる（*d*）。

5 1のうるいを長さ4cmくらいにカットし、水気をしぼって4のすり鉢に入れ、手を右回転で回してあえ混ぜる（*e*）。

ばあちゃん　うるいはアクが少なくて食べやすく、野菜感覚で使える野草だよ。酢みそあえのほか、一夜漬けにしたり、キムチにしたり、炒めものにしたり、みそ汁に入れたりするね。

典加　4月にとれる柔らかくて若草色をしたものがおいしいよね〜。

ばあちゃん　撮影日は5月だったから、大きくなってちょっとかたくなってたんだよ。こういうのは少し長めに塩ゆでしたあと水にさらせばいいよ。4月のものなら塩ゆでで後に水で洗えばおひたしやあえものに使える。炒めものなら、生でサクサク切って、すぐ炒めても大丈夫だよ。

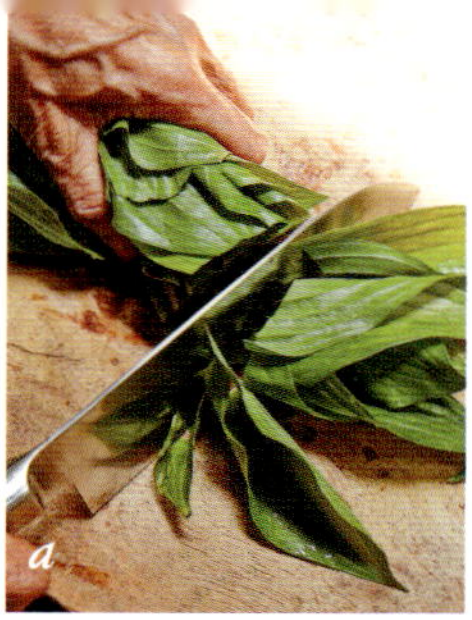
a

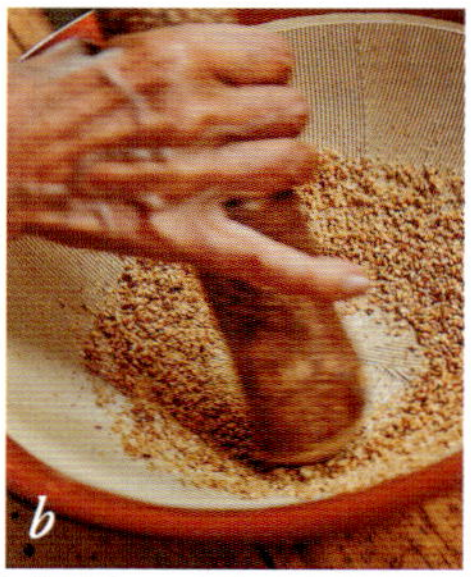
b

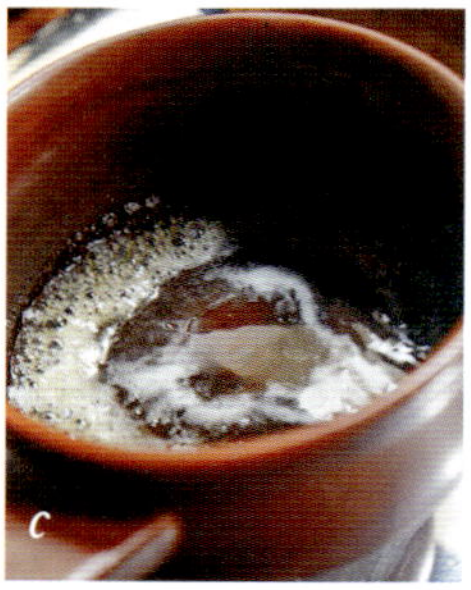
c

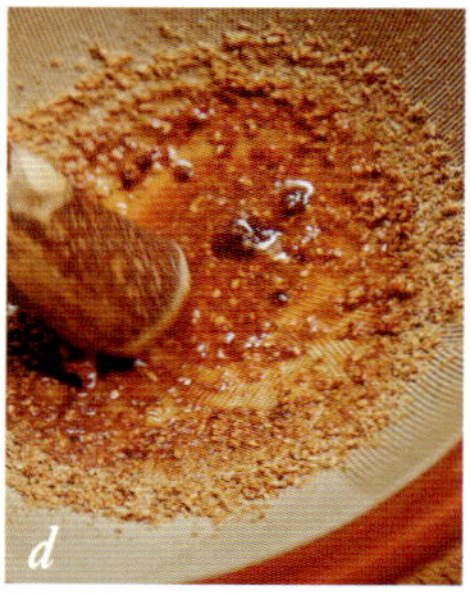
d

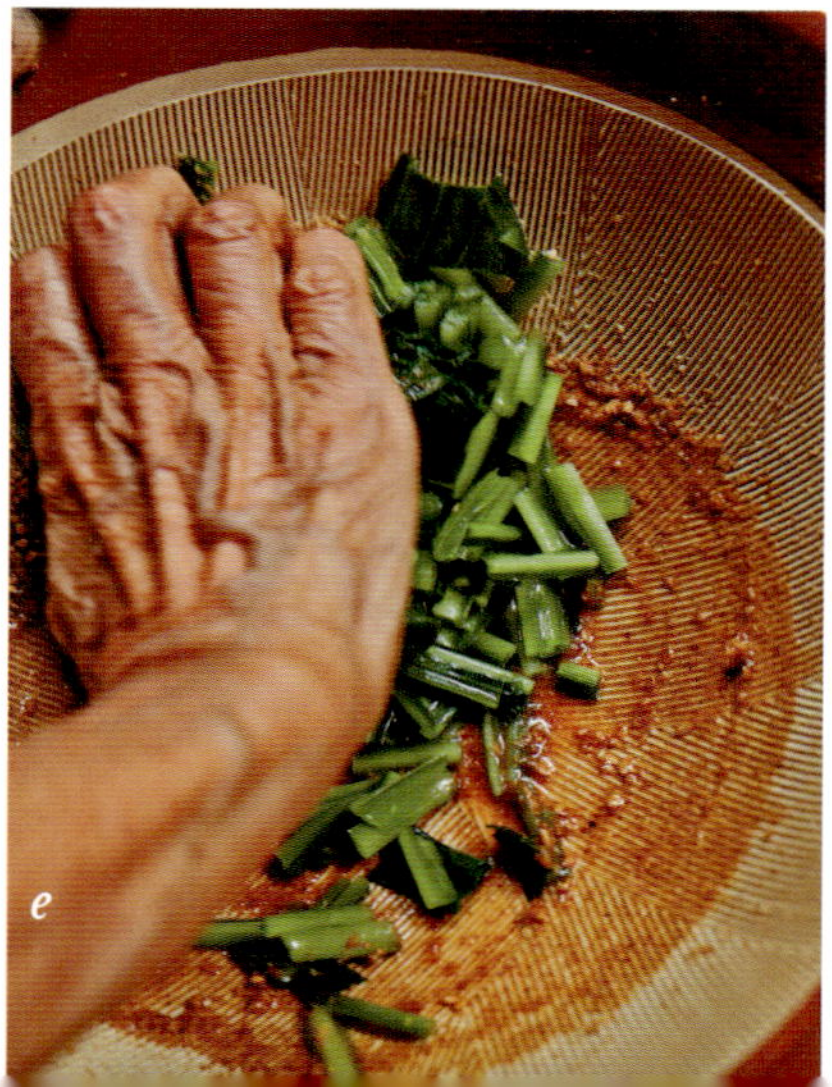
e

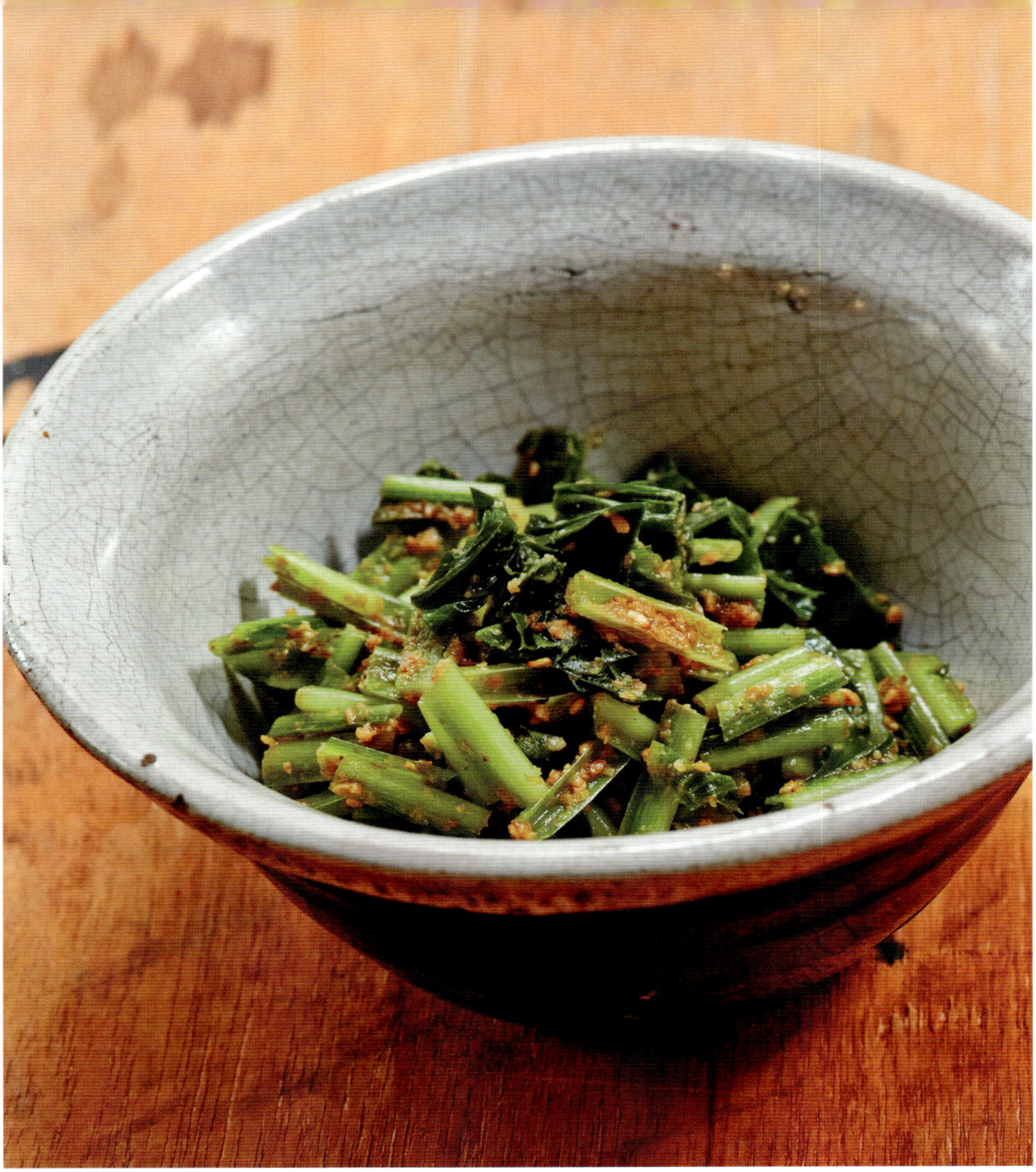

典加　栽培もののうるいを買ってまで食べてほしくないなぁ。本来のおいしさや香りもなくて、独特のうまみもなくて、なにより天然ものより陰性だからね。

ばあちゃん　とってから時間もたってるしね。

典加　一般的な酢みそあえは、熟成期間が短くて甘い白みその陰と、砂糖と酢の極陰の組み合わせでしょ。ばあちゃんのは、煮きったみりんに酢を入れてすぐ火を消して陰を飛ばし、熟成した陽性なみそといりごまをすり合わせるから、ツンツンした酢みそじゃないし、体に優しいんだよね。

ばあちゃん　酢みそあえは、肝臓が疲れたときにいいんだよ。脂肪肝なんかは、脂肪を酢みそが落としてくれるからね。

典加　目にもいいよね。

ばあちゃん　肝臓には青ものもいいから、野草や青菜、海藻の酢みそあえは、よく効くんだよ。うるいの代わりに、せりや小松菜、三つ葉でもいいね。

典加　のびるやよめな、あさつきもいいよね。あさつきは、やはり栽培ものじゃなくて天然ものでね。

よもぎの磯辺あえ

材料（4人分）

ゆでてアク抜きしたよもぎ…100g
板のり…2枚
しょうゆ…大さじ1
水または昆布だし汁（P80）…大さじ½

作り方

1 よもぎはP35の「よもぎのゆで方・アクの抜き方」を参照して下ごしらえし、長さ2cmくらいに切る。

2 板のりを2枚重ね、直火に近づけてあぶり、裏返してさらにあぶる（焼きのりでもあぶって湿気をとる）。

3 2ののりをちぎってボウルに入れ、しょうゆと水または昆布だし汁を加える。

4 2〜3分おいてから、1の水気をよくしぼって3に加え、手で右回転であえ混ぜる。

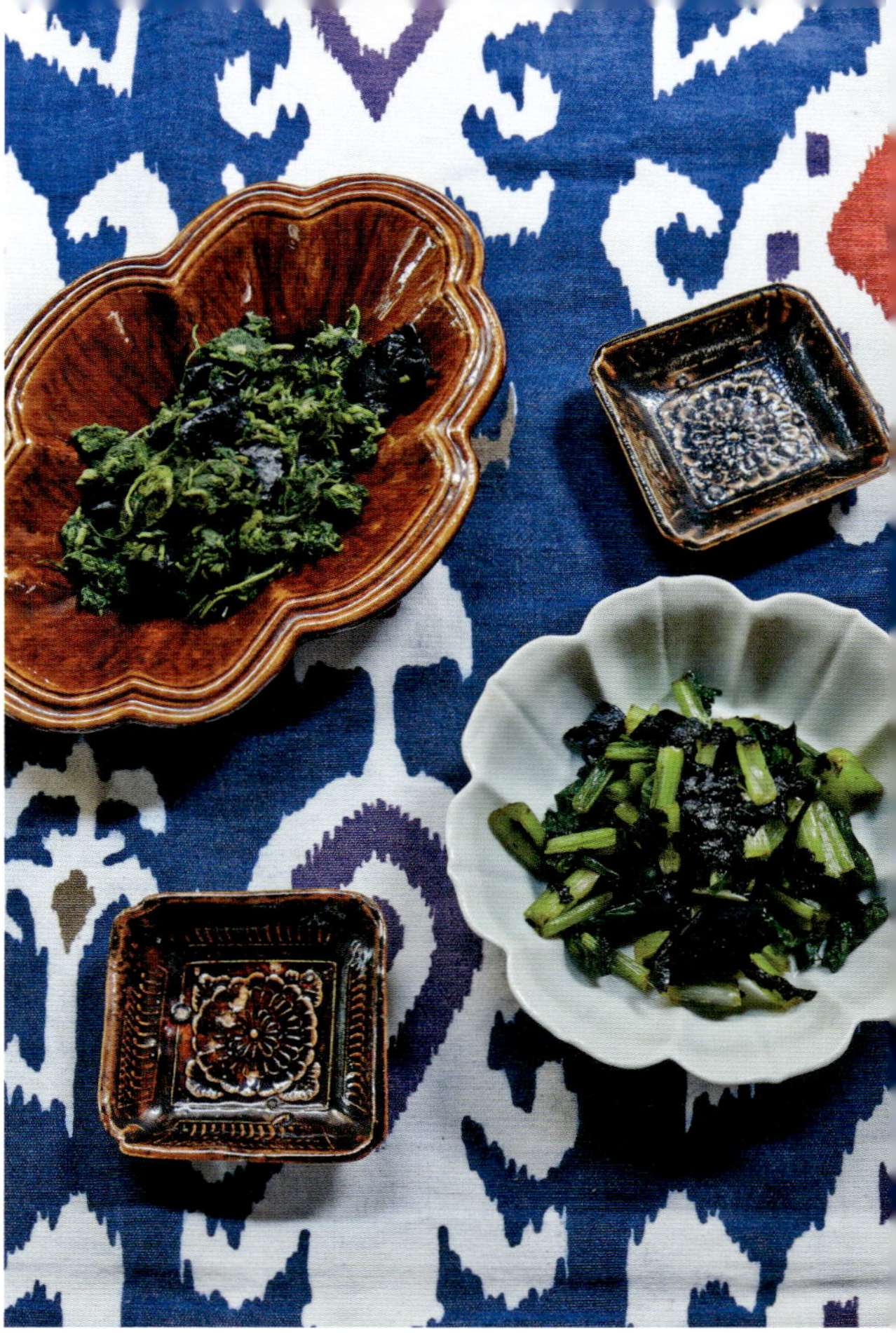

ばあちゃん　よもぎの磯辺あえは、3月から4月初めの柔らかいよもぎで作ってほしいね。出始めのと遅いのでは、味がぜんぜん違うんだよ。
典加　遅くなるとアクが強くなるね。
ばあちゃん　「とき、ところ」が大事！　よもぎは地域によってもアクの強さに違いがあるよ。雪が降る山間部に生えているのは、平野部に生えているよもぎよりもアクが少ないね。日当たりがいいと、早い時期からアクが強くなるよ。
典加　磯辺あえは、春ならみつばやせり、よめなでもいいね。
ばあちゃん　初夏ならつゆくさ、夏はいのこづちやいぬびゆ、あかざ、しろざ、べにばなぼろぎく、ほしのしずくとかね。いのこづちが使えるのは7月いっぱいだよ。
典加　コツは、先にあぶったのりを割りじょうゆにつけておくこと。のりからだしが出るのよ。

小松菜の磯辺あえ

材料（4人分）

小松菜…2/3束
塩…小さじ½
板のり…2枚
しょうゆ…大さじ1

作り方

1 湯をわかした鍋に塩を加えて小松菜を入れ、箸で沈めて1回ひっくり返す。

2 指で軸をつまんで火が通っているかどうか確認する。コリコリしていなければ、ザルにとり、塩をひとつまみ（分量外）ふりかけて、ザルをふってさます。

3 水気をしぼり、長さ3cmくらいにカットして、「よもぎの磯辺あえ」の作り方2、3を参照して仕上げる（だし汁は入れない）。

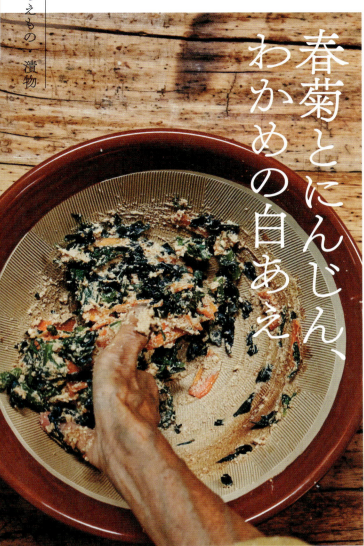

春菊とにんじん、わかめの白あえ

材料（4人分）

春菊…1束
豆腐…2/3丁
にんじん…1/3本
塩…少々
カットわかめ…5g
洗い金ごま…大さじ2と1/2
みそ…30g

作り方

1. 豆腐はP68の「ゴーヤチャンプルー」の作り方*1*を参照して水きりする。
2. 春菊は陰性な先端を切り落として除き、サッと塩ゆでしてザルにあげる。
3. にんじんは薄いたんざく切りにして土鍋に入れ、塩をふって水小さじ1を入れてふたをし、木栓をして弱火で蒸し煮にする。火が通ったら器にとっておく。
4. わかめは、カットわかめならサッと水で洗ってからザルに入れて熱湯をかける（塩蔵わかめなら塩を洗い落とし、たっぷりの水にサッとつけてもどし、熱湯にくぐらせる。さめたらカットしてしぼる）。
5. 金ごまは、P26の「おにぎり三種」の作り方*2*を参照して香ばしくいる。
6. *5*をすり鉢に入れ、右回転ですり、*1*をくずし入れてみそを加え、すり混ぜる（*a*）。
7. *2*の春菊を長さ3cmに切ってしぼり、*3*のにんじん、*4*のわかめとともに*6*のすり鉢に入れ（*b*）、手で右回転で混ぜ合わせる（あえて時間がたつと水が出て陰性になってまずくなるので、食べる寸前にあえる）。

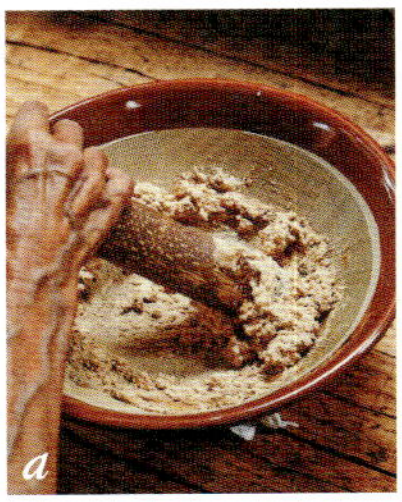
a

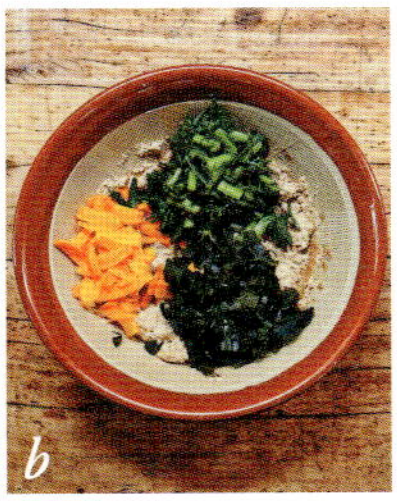
b

典加　白あえも酢みそあえと同じで、一般的なものはとても陰性なあえごろもなのよ。白みその陰に砂糖と豆腐の極陰を重ねているから。

ばあちゃん　うちの白あえごろもは、熟成した陽性なみそを使って、豆腐は塩ゆでしてから重しをするし、ごまの陽もたっぷり合わせるからね。

典加　これは、体を冷やさない白あえだよねー。ばあちゃんがよく「白みそを食べたら、冷えは治らん」って言ってるもの。

ばあちゃん　みそにも陰陽があるからね。

典加　白あえは春菊やにらみたいに野菜で作るのもいいけど、季節の野草で作るとおいしいねー。

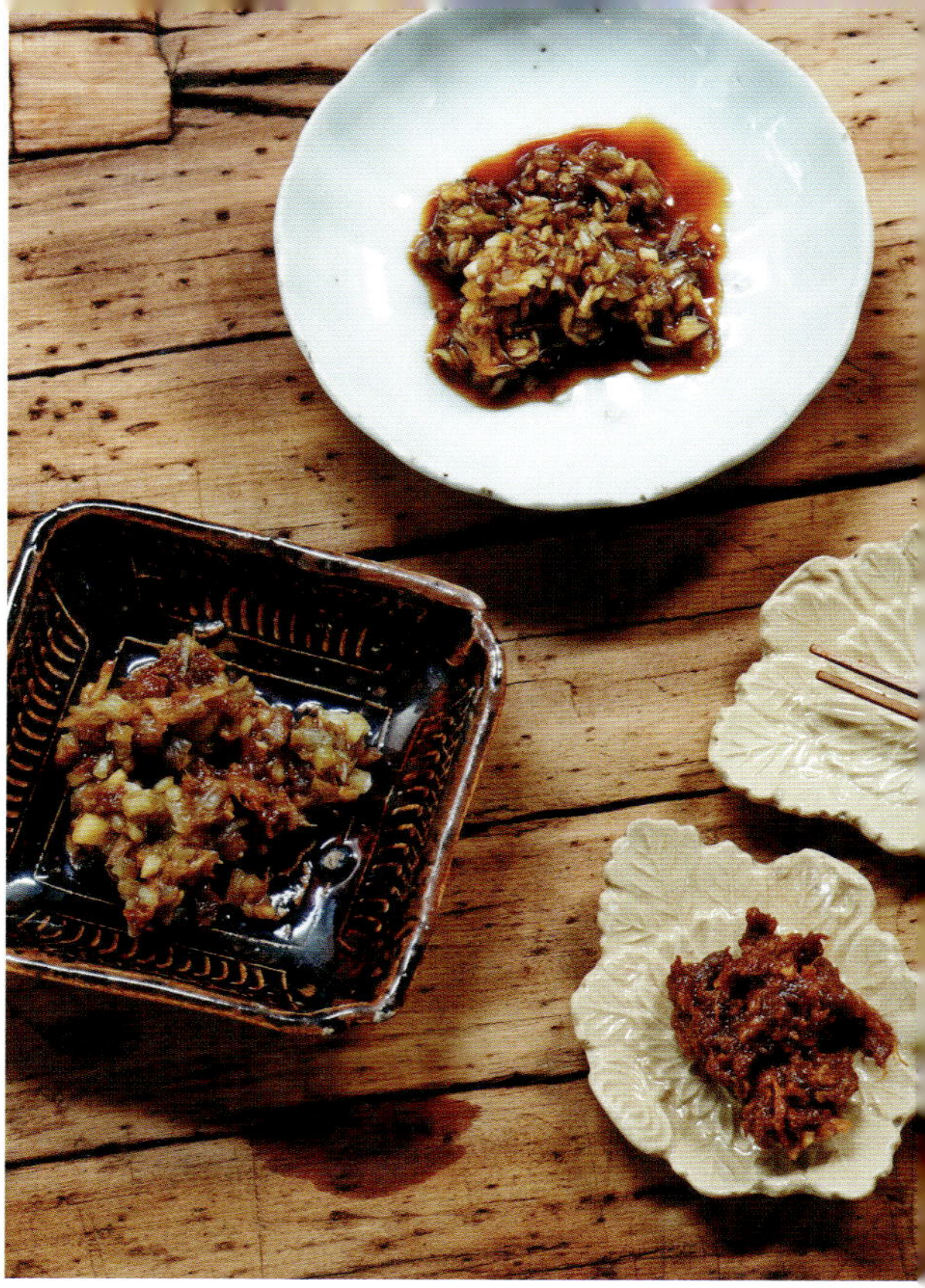

みょうがのしょうゆあえ

材料（基本の分量）

みょうが…2個
しょうゆ（下ごしらえ用）…大さじ1と½
しょうゆ（本浸け用）…大さじ½

作り方

1 みょうがは縦半分に切って切り口を下にして倒し、先端を切り捨てる。

2 1にしょうゆ（下ごしらえ用）を加えて混ぜる。少しおくとアクが出るので、そのしょうゆを捨て、縦にせん切りしてからみじん切りにする。

3 2にしょうゆ（本浸け用）を加えて混ぜる。すぐでも食べられる。

みょうがみそ

材料（基本の分量）

みょうが…2個
塩…ふたつまみ
みそ…生のみょうがと同量

作り方

1 みょうがは縦半分に切って切り口を下にして倒し、先端を切り捨てる。

2 塩をパラパラふり、2〜3分おく。

3 手で軽くしぼり、みじん切りにしてみそを加えてあえ混ぜる。

しょうがみそ

材料（基本の分量）

古根しょうがのすりおろし
…大さじ1
みそ…大さじ1

作り方

おろししょうがと同量のみそを混ぜ合わせる。

典加　しょうがみそは、夏場の食欲がないときにいいよねー。ばあちゃんの手造りみそとおろししょうがを混ぜるだけで、超簡単だし。

ばあちゃん　しょうがの陰性とみその陽性で陰陽調和のなめみそだね。特に魚をいっぱい食べてきた人は、おいしく感じるよ。手軽で簡単でごはんが進んで、おまけに元気が出る。

典加　みょうがみそもばあちゃんは好きだよね。

ばあちゃん　子どもの頃、半漁半農生活してたから、魚の毒消しになるみょうがが好きなんだよ。

典加　昔から、みょうがを食べすぎると物忘れするって言うけど、紫で極陰性だからね。

ばあちゃん　特に先端は陰性で、有害物質もたまるところだから、切り落として捨てたほうがいいよ。

典加　みょうがの代わりに、ねぎや青じそで作ってもおいしいよね。

ばあちゃん　こういう薬味みそは薬になるから、どんどん作って食べてほしいねぇ。ただし、一度にたくさん作らないこと。そのつど食べきるくらいの量を作るんだよ。時間がたつと陰性な水分が出てきて、まずくなるからね。

あおさのりのごまあえ

材料（基本の分量）

あおさのりまたは磯のり…75g
洗い金ごま…大さじ2
ごま油…大さじ1と½

しょうゆ…大さじ1と⅔

作り方

1 あおさのりまたは磯のりは、フライパン（あれば炒められる土鍋）で軽くいり、ザルに入れる（湿気を飛ばすために空いりする。袋に入っていても湿気るので、するとしないでは味が違う）。

2 金ごまは、P26の「おにぎり三種」の作り方2を参照して香ばしくいり、すり鉢で7分通りする。すりこぎに少し上半身の重みをかけるくらいで、力を入れすぎないように右回転でするとよい。

3 2の上に1の磯のりをのせ、上からごま油をふりかける。

4 すぐにしょうゆを入れ、手で右回転で混ぜる。最初はグルグル回して、のりに油としょうゆを吸わせる。

5 しっとりしてきたら、五本指で回転させながらのりをギュッとつかんで混ぜていく。離してはつかんで、つかんではグリッと回して一回転。このように離してはつかんで回すのを10回くらい繰り返すと味がなじむ。

めかぶの薬味あえ

材料（基本の分量）

めかぶ（生）…75g
ねぎ…20g
しょうが…13g
しょうゆ…大さじ1

作り方

1 めかぶはサッと湯通しし（金属のザルごと熱湯に入れてゆでるとよい）、色が真っ青になったら水にとる。

2 1をみじん切りにし、しょうがはすりおろし、ねぎは薄い小口切りにする。

3 めかぶとしょうが、ねぎ、しょうゆを混ぜ合わせる。

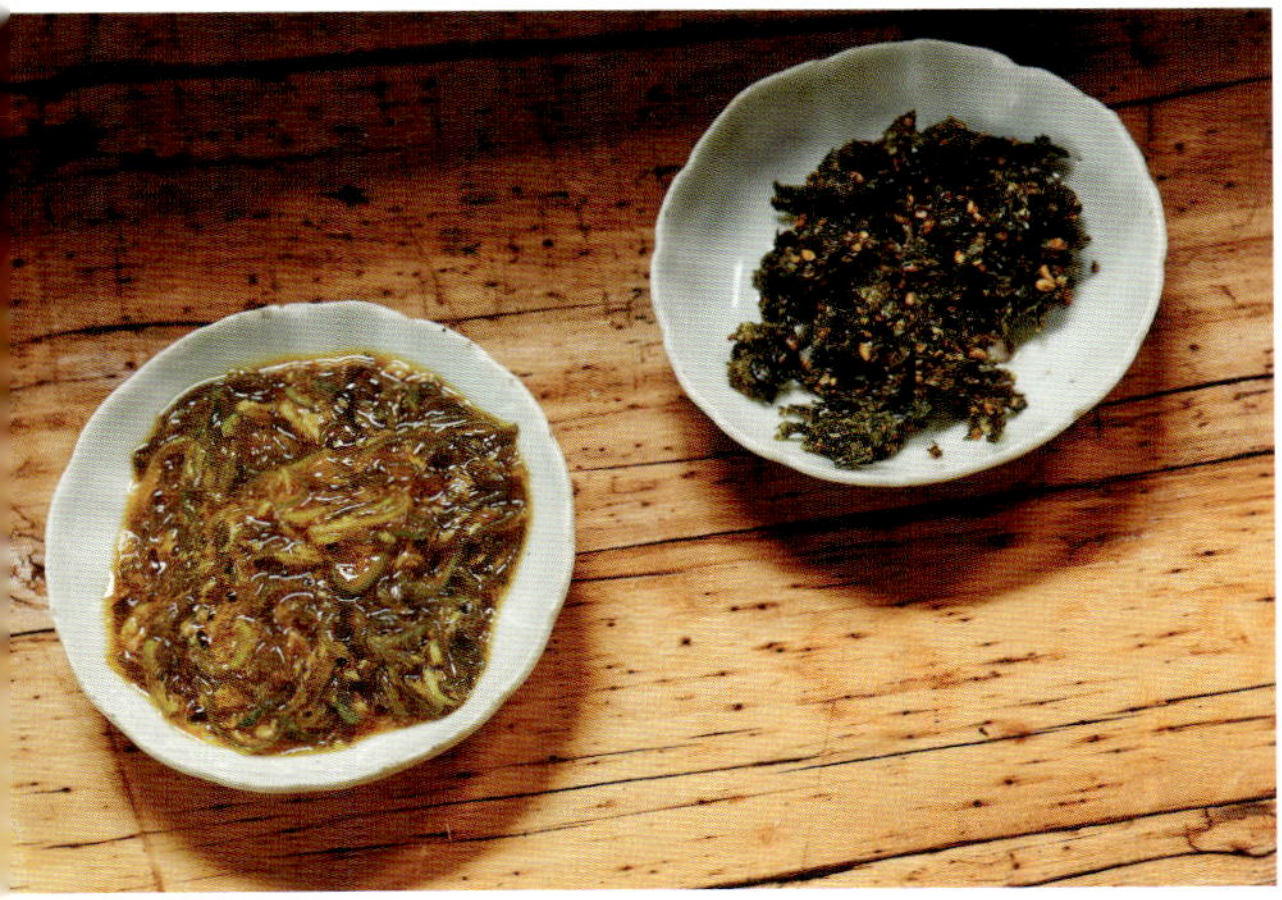

ばあちゃん　海藻を食べていると、血がめっちゃキレイになるよ。
典加　あおさのりのごまあえ、ばあちゃんは右手でギュッギュッとつかみながら、右回転で混ぜるんだけど、手の陽のエネルギーも入っているから、食べると元気になるよね。
ばあちゃん　今回はあおさのりで作ったけど、真っ黒な磯のりで作ると、これまたおいしい！　ごはんが進む。
典加　めかぶの薬味あえは極陰の納豆の代わりにと考えた料理なんだけど、ばあちゃんは「納豆よりもこれを食え」って言うんだよね。納豆のネバネバは血液を溶かすけど、海藻のネバネバは血をキレイにするから。
ばあちゃん　薬味をしっかり混ぜてね。うちでは薬味をいっぱい食べるようにしてるんだよ。薬味は「薬」という字に「味」と書くだろ。「なんでそんなに元気なのー？」ってよく言われるけど、畑にねぎやあさつき、にらをたくさん植えてるからね。
典加　たまに納豆や豆腐を食べるときは、薬味を山のように使うものね。
ばあちゃん　薬味の酵素がたんぱく質を分解するんだよ。ねぎは毎日。夏にはしょうが、しその葉、秋にはしその実だね。

きゅうりの梅酢漬け

材料（基本の分量）

きゅうり…2本
塩…小さじ½
昆布…2g
梅酢…大さじ3
白湯…大さじ2

作り方

1 きゅりは両端を小さく切り落とし、切れ端で切り口をこすって泡を出し、洗い流す。その際、切れ端と切り口を逆にして陰陽バランスをはかる。

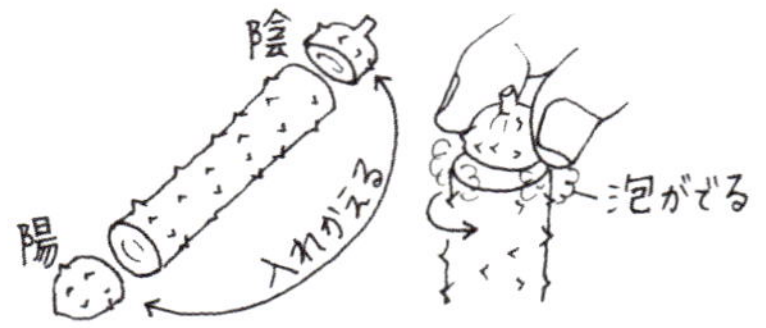

2 *1*に塩をまぶして板ずりしてからもみ（曲がったきゅうりは板ずりできないのでよくもむ）、縦半分に切ってから斜め薄切り（陰陽切り）にする。

3 昆布は細切りする。

4 土鍋や陶器、ガラスボウルなどに*2*のきゅうりと*3*の昆布、梅酢、白湯（一度わかしてさめたもの）を入れ、漬ける。3時間ほど漬けたら食べられ、2〜3日は保存できる。

しその実の塩漬け

材料（基本の分量）

しその実…適量
塩…しその実の25％

作り方

1 しその実は枝からしごいてボウルに入れ、洗ってザルにあげる。別のボウルに3％の塩水を作り、しその実を入れて20〜30分つけてアクをとる。

2 水をきってかめに入れ、分量の塩を加えてまぶし、重しをしてふたをして保存する。1か月ほどしたら食べられる。塩が少ないといたみやすいが、多いと2年はもつ。

大根のハリハリ漬け

材料（基本の分量）

大根…⅓本
みりん…大さじ2
酢…小さじ1
塩…少々
しょうゆ…大さじ2
刻みしょうが…大さじ1
昆布（細切り）…2g
赤とうがらし…½本
湯…小さじ1

作り方

1 大根は薄いいちょう切りにし、盆ザルなどに広げて日に干し、カラカラに乾燥させる（*a*.*b*）。

2 小鍋（あれば土鍋の片手鍋）にみりんを入れて中火にかけ、煮きりみりんにしたところに酢を入れてすぐ火を止める。塩としょうゆ、刻みしょうが、細切りの昆布、赤とうがらし、湯を入れて漬け汁を作る。

3 保存びんに*1*を入れ、*2*を注いで漬ける。朝作ったら、夕方には食べられる。室温で1か月くらい保存可能。

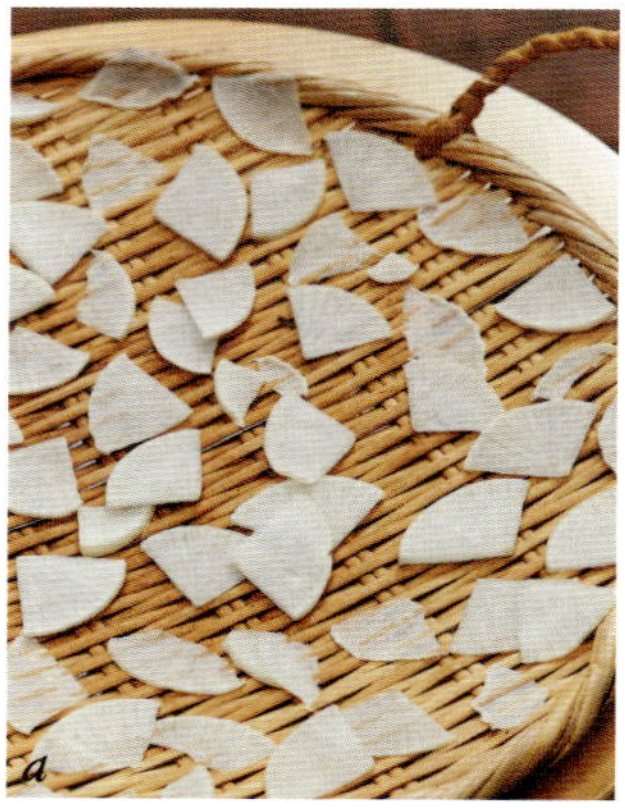

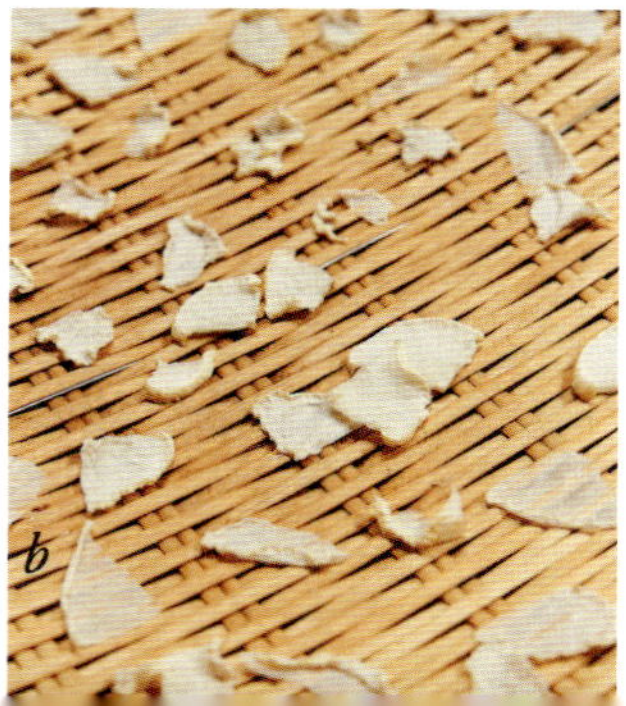

ばあちゃん　夏は利尿作用のある瓜系をしっかり食べてほしいね。きゅうりやとうがん、かぼちゃをね。

典加　きゅうりはサラダで食べる人が多いけど、塩もみをしていないから、心配になっちゃう。

ばあちゃん　昔から日本人がしてきた通りにして食べるのがいいんだよ。漬物にしたり、みそをつけたりして、陽性を足すといいね。

典加　きゅうりのヘタで切り口をクリクリこすって、泡を出すでしょ。この泡も陰性なアクなんだよね。これも昔の人が考え出した知恵なんだね。

ばあちゃん　この梅酢漬けは、薄いいちょう切りの大根で作ってもおいしいよ。

典加　大根のハリハリ漬けは売っている切り干し大根でもできるよね。

ばあちゃん　その場合は、袋から出したらサッと水洗いして、ギューッとしぼってから保存びんに入れ、漬け汁を注ぐといいよ。

典加　しその実の塩漬けは　そのままごはんにかけて食べてもおいしいし、おにぎりにもいいし、野菜炒めに入れてもイケるよね。

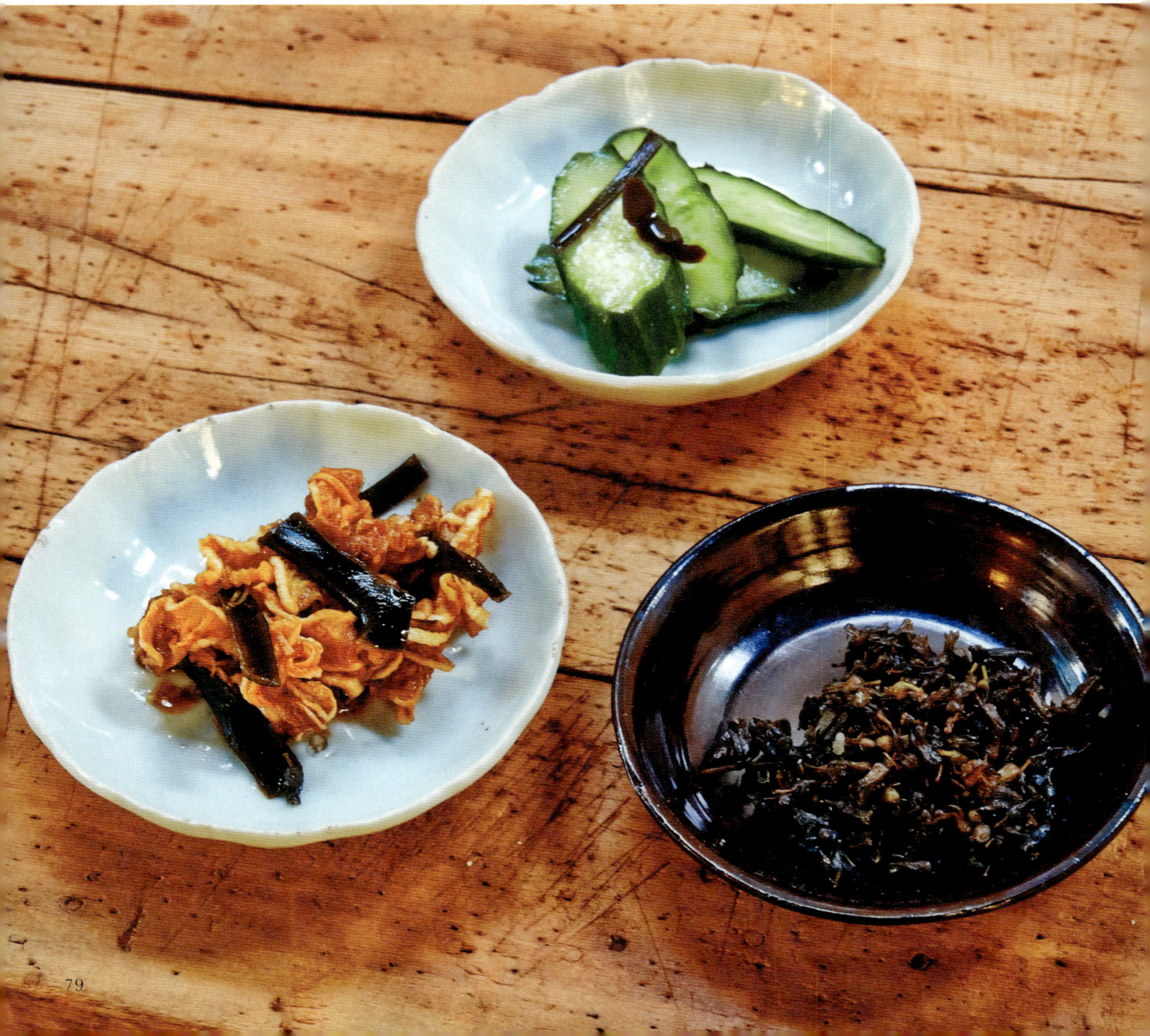

ばあちゃん　土鍋でとった昆布だしと野菜、海藻の具で、鰹節を使わなくてもおいしいみそ汁ができるよ。

典加　秋冬は具材を少しのごま油で炒めて陽性にして、夏は炒めないね。

ばあちゃん　夏でも極陰性のなすだけは、先に炒めたほうがいいよ。

典加　春と秋はうちで仕込んだ米みそで作るけど、夏は陰性な麦みそと米みそを混ぜるよね。

ばあちゃん　冬は米みそに陽性な豆みそをプラスするといいね。寒くなればなるほど豆みそを多くして、体を温めるようにするといいんだよ。肝臓が弱っている人や夜中に寝汗をかく人は、しじみのみそ汁がいいよ。

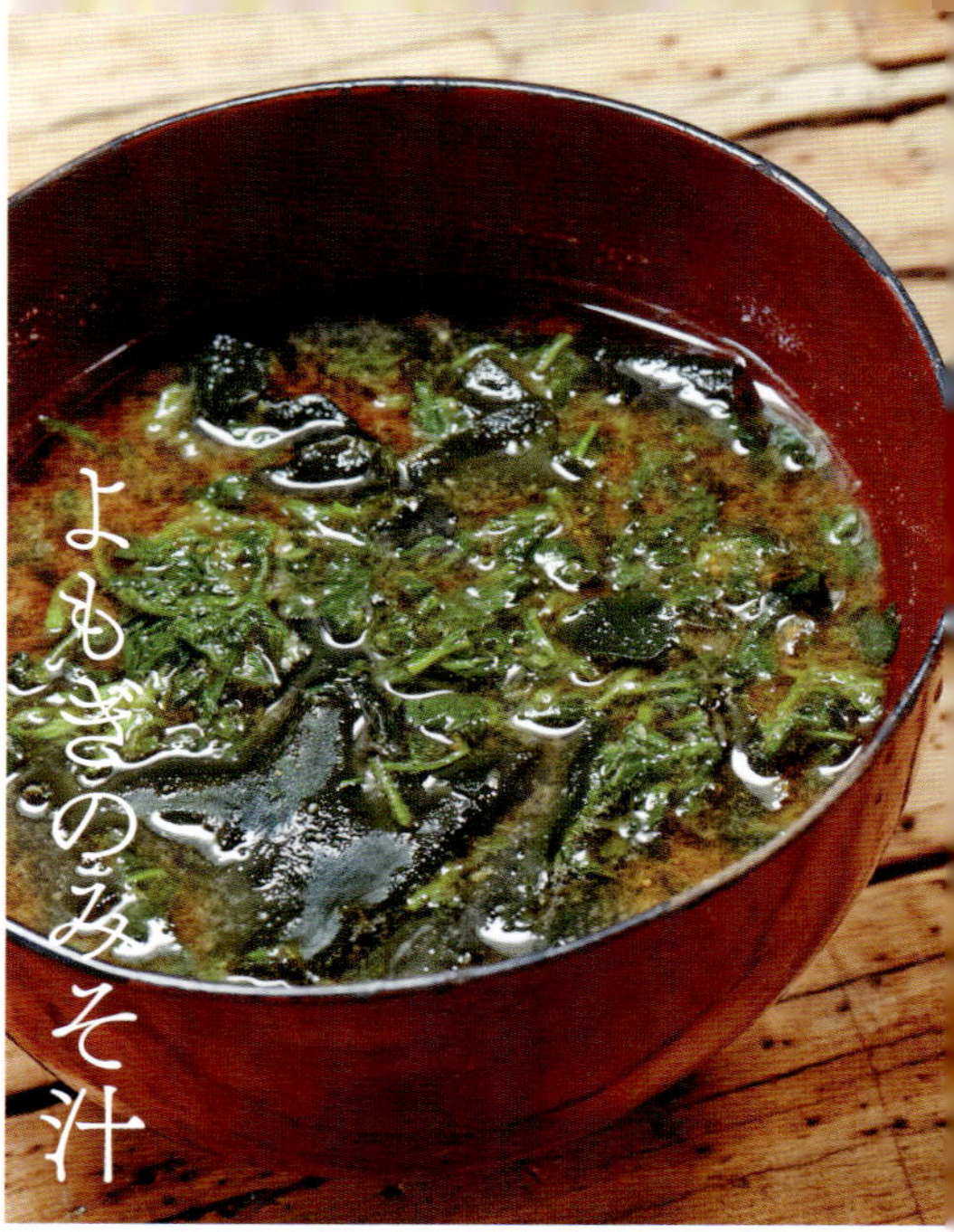

よもぎのみそ汁

材料（4人分）

ゆでたよもぎ…75g
昆布だし汁（左記）…4カップ
カットわかめ…6g
みそ…100g
水（みそ溶き用）…大さじ2

作り方

1 よもぎは春先の新芽を摘み、新鮮なうちにひとつまみの塩を入れた湯でサッとゆで、水洗いする。水気をしぼって分量を用意し、細かく刻む。

2 カットわかめは少量の水でもどす（長くつけないこと）。

3 ミニすり鉢にみそを入れて水を加え、すりこぎで溶いておく。

4 昆布だし汁を煮立てたところに1のよもぎと2のわかめを入れ、すぐに火を弱めて3のみそを加える。煮汁を玉じゃくしでとり、すり鉢についているみそを洗い流して鍋に入れる。

5 鍋の縁がわいてきたら火を止め（グラグラ煮立てないこと）、手早くよそっていただく。

若杉ばあちゃんの知恵袋 12　だしのとり方

しいたけだし汁

しいたけだしは陰性だから、みそ汁には使わないけど、そばつゆやスープ、煮ものにちょっと入れると、うま味がプラスされるよ。だしをとるときは、乾燥したままの状態で、水を加えてすぐに火にかけてね。

材料（基本の分量）

干ししいたけ…3枚
水…2カップ

作り方

1 土鍋に干ししいたけと水を入れ、ふたをしないで中火にかける。

2 沸騰したらそのままの火で、グラグラ煮立たせ、しいたけの陰を飛ばす。

3 7分目くらいに減ったら火を止める。

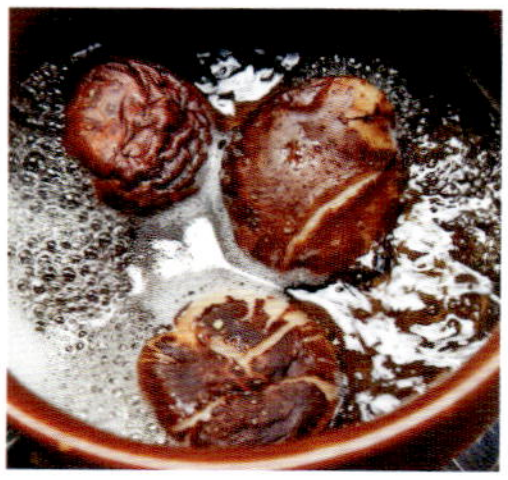

昆布だし汁

昆布だしは金属の鍋やボウルでとると、おいしくないんだよ。金属鍋と土鍋に昆布を一晩水につけて味見する実験をしてごらん。味がぜんぜん違うよ。土鍋やどんぶり鉢でとてもいいだしが出るよ！

材料（基本の分量）

昆布…5×8cm
水…3カップ

作り方

1 土鍋に昆布と水を入れ、3時間以上つけておく。

2 1を中火にかけ、煮立つ寸前で昆布を取り出す。

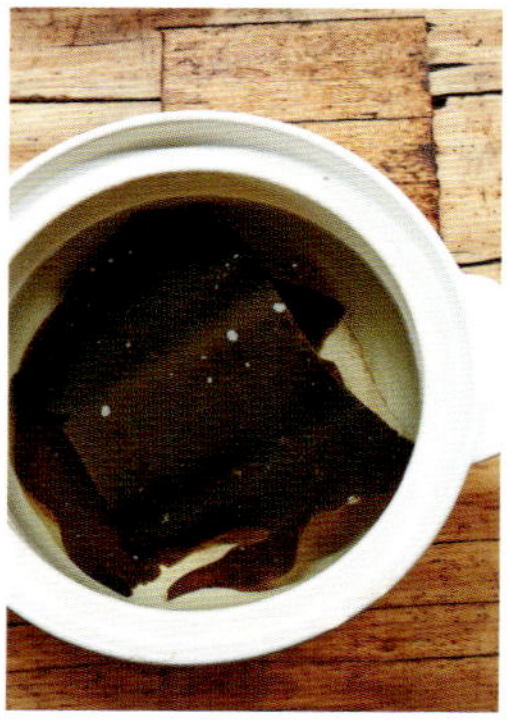

ごぼうのみそ汁

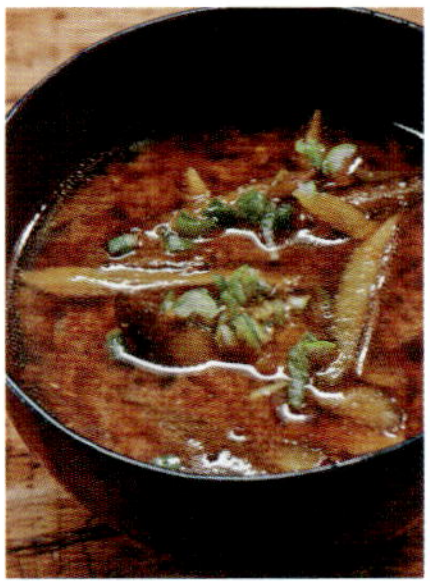

材料（2人分）

ごぼう…½本
青ねぎ…適量
ごま油…小さじ1
昆布だし汁（P80）…2カップ
みそ…50g
水（みそ溶き用）…大さじ2

作り方

1 ごぼうはP55の「根菜の洗い方」を参照して洗い、皮つきのままささがきにする。ミニすり鉢にみそと水を入れ、すりのばしておく。

2 鍋（あれば炒められる土鍋）を熱してごま油をひき、ごぼうを入れる。右回転で木べらを回しながら弱火で気長に炒め、ごぼうのアクを飛ばす。

3 ごぼうが白くなり、アクが抜けてほんのりと甘い香りがしてきたらだし汁を入れ、4〜5分中弱火で煮る。ごぼうに火が通ったらP80の「よもぎのみそ汁」の作り方4、5を参照してみそを加え、椀によそって小口切りにした青ねぎを散らす。

海藻のネバネバみそ汁

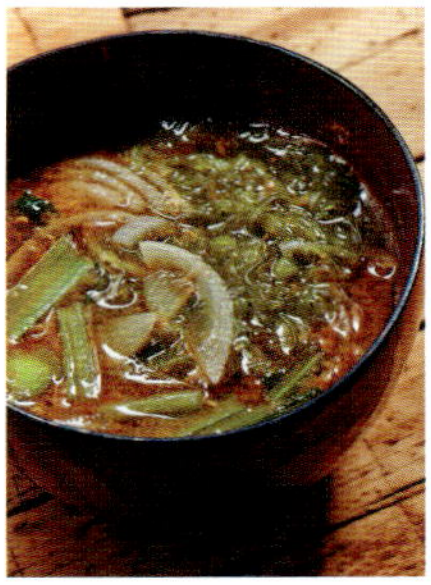

材料（2人分）

乾燥めかぶ（またはがごめ昆布、くろめ、ふのり）…10g
玉ねぎ…¼個
小松菜…1株
昆布だし汁（P80）…2カップ
ごま油…小さじ½
みそ…50g
水（みそ溶き用）…大さじ2

作り方

1 乾燥めかぶは少量の水でもどし（長くつけない）、ザルにあげて水をきったら椀に入れる（生のめかぶの場合は、洗ってザク切りにして椀に入れる）。

2 玉ねぎは、P70の「回し切り」を参照して薄い回し切りにし、小松菜は長さ約3cmに切る。ミニすり鉢にみそと水を入れ、すりのばしておく。

3 鍋（あれば炒められる土鍋）を熱してごま油をひき、玉ねぎを入れて軽く炒め、だし汁を注ぐ。玉ねぎが煮えたら2の小松菜を入れ、煮立ったらP80の「よもぎのみそ汁」の作り方4、5を参照してみそを加えて仕上げる。

なすのみそ汁

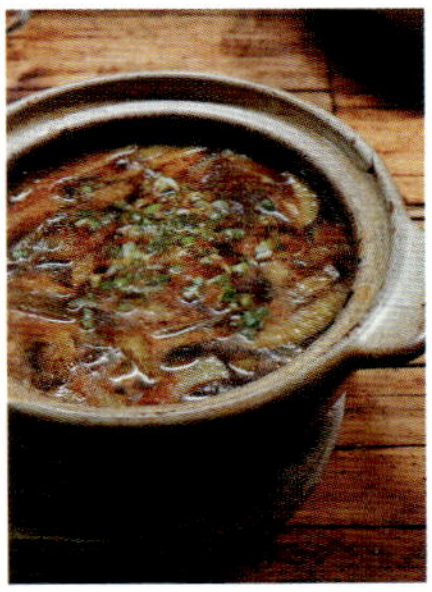

材料（4人分）

なす…中2本
青ねぎ…適量
昆布だし汁（P80）…4カップ
ごま油…大さじ1強
みそ…100g
水（みそ溶き用）…大さじ2

作り方

1 なすは縦半分に切り、厚さ5mmほどで斜め切りにする（陰陽切り）。ミニすり鉢にみそと水を入れ、すりのばしておく。

2 鍋（あれば炒められる土鍋）を熱してごま油をひき、なすを入れて炒める。

3 なすが透き通ってきたらだし汁を入れ、煮立ったらP80の「よもぎのみそ汁」の作り方4、5を参照してみそを加え、椀によそって小口切りにした青ねぎを散らす。

しじみのみそ汁

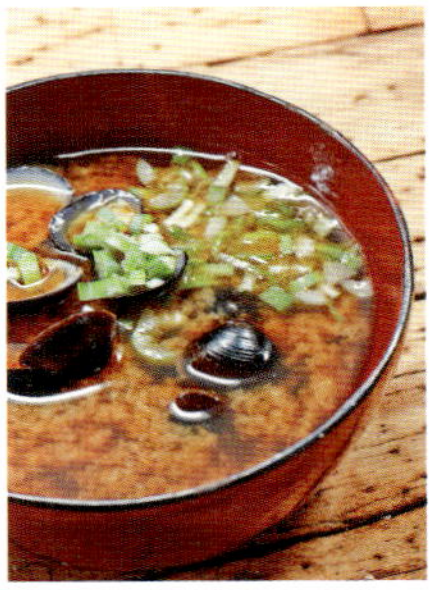

材料（4人分）

しじみ…80g
水…4カップ
青ねぎ…適量
みそ…100g
水（みそ溶き用）…大さじ2

作り方

1 しじみは水でゴシゴシ洗ってから1時間ほど水につけ、砂出しする。ミニすり鉢にみそと水を入れ、すりのばしておく。

2 鍋（あれば土鍋）に水を入れ、1のしじみをキレイに洗って入れ、中火にかける。煮立って泡が出てきたら、アクをすくう。

3 アクがなくなったらP80の「よもぎのみそ汁」の作り方4、5を参照してみそを加え、椀によそって小口切りにした青ねぎを散らす。

カキ入りとぎ汁スープ

典加　このスープ、子どもの頃から大好きだったの。大根がとぎ汁で甘くなってるんだぁ〜。

ばあちゃん　これを作りたくて、分づき米をといじゃうんだよ。米のとぎ汁は体を温めるからね。カキは血液をキレイにする働きがあるしね。

典加　味つけには、煮立てたしょうゆを使うよね。

ばあちゃん　これはばあちゃん秘伝の味つけ。こうすると、味に深みが出ておいしくなるんだよ。天が教えてくれた秘法さ。

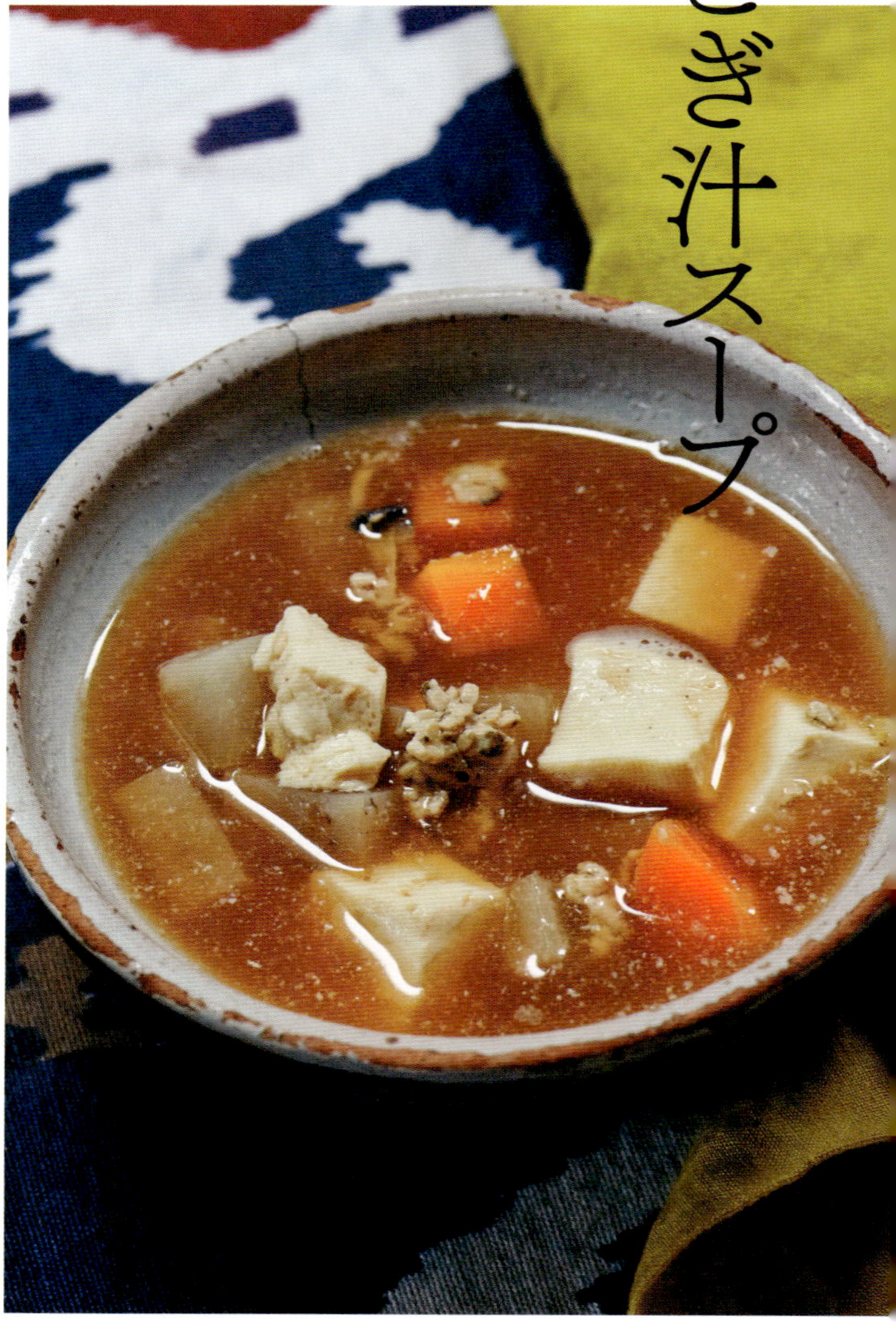

材料（4人分）

大根…⅓本
にんじん…⅓本
こんにゃく…⅔丁
生ガキ…5個
豆腐…1丁
米のとぎ汁…1と½カップ
しょうゆ…大さじ3と½
塩…小さじ½

作り方

1. 大根とにんじんはP55の「根菜の洗い方」を参照して優しく洗い、1cmのさいの目に切る。
2. *1*の大根は米のとぎ汁（分量外）で5〜6分下ゆでし、ザルにあげておく。
3. こんにゃくはP33の「こんにゃくの下ごしらえの仕方」を参照して下ごしらえし、1cmのさいの目に切る。
4. カキはボウルに入れて塩で軽くもみ洗いし、サッと洗ってザルにあげる。水気がきれたら、包丁でたたいて粗く刻む。
5. 鍋（あれば土鍋）に米のとぎ汁を入れて煮立て、*4*のカキと大根、にんじん、こんにゃくを入れて煮る。
6. 豆腐をさいの目に切り、別鍋かフライパンにしょうゆを入れて中火にかけ、ブクブクとわかす。
7. *5*の野菜に火が通ったら*6*の豆腐を入れ、わかしたしょうゆを加え、塩をふって仕上げる。

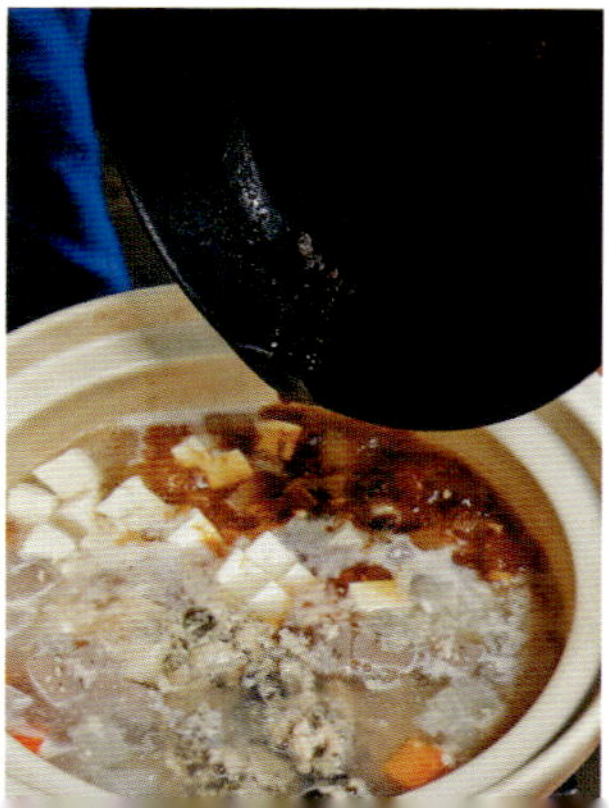

ひえとかぼちゃのポタージュ

ばあちゃん　「ひえ」は「冷え」をとる！　本当だよ。冷害で米がとれなくてもひえはとれるというくらい、強い作物なんだよ。赤ちゃんができなかった冷えた人が、食養の実践で子宝に恵まれたのは、みんなひえを食べていたんだよ。特に貧血の人に、ひえはオススメだね。

典加　ひえは陽性な穀物だものね。こんなにおいしくて、体質改善に役立つなんて、ありがたいなぁ。

ばあちゃん　かぼちゃもすごい健康食材。かぼちゃをいっぱい作って食べている村は長生きの人が多くてね。

典加　かぼちゃは利尿作用があるんだよね。冬至のかぼちゃは薬だから、腎臓や脾臓、すい臓が悪い人は、つとめて食べるといいね。

ばあちゃん　このポタージュ、夏は生のとうもろこしの実を包丁で削って入れて作るとおいしいよ〜。

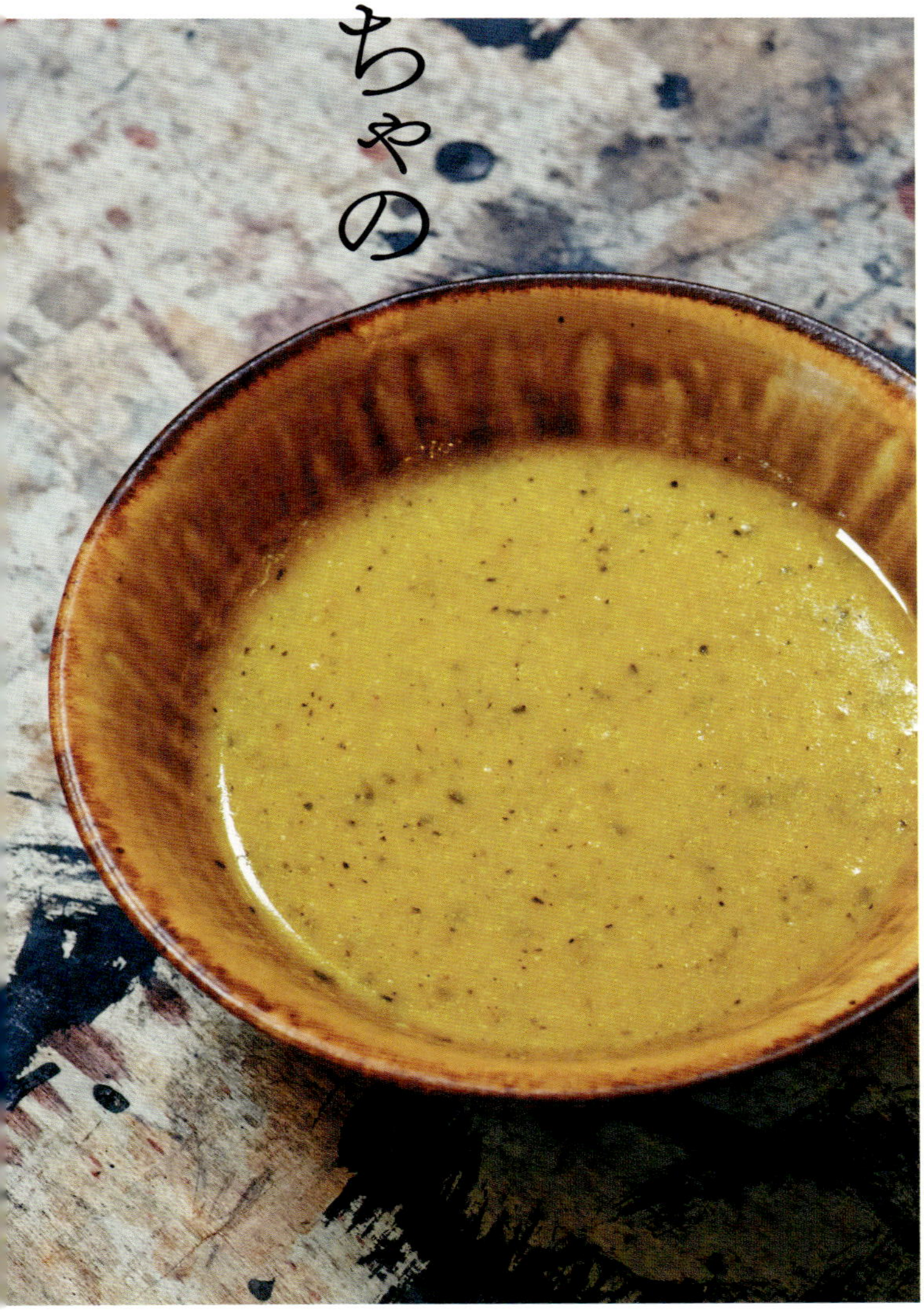

材料（4人分）

ひえ…½カップ
かぼちゃ…250g
玉ねぎ…中1個
ごま油…大さじ1弱
昆布だし汁（P80）…4 カップ
塩…小さじ2

作り方

1. ひえは目の細かいザルとボウルを使って水が澄むまで洗い、20分間浸水する。
2. かぼちゃは一口大に切って、手塩（P53参照）をしておく。
3. 玉ねぎは、P70の「回し切り」を参照して薄い回し切りにする。
4. 鍋（あれば炒められる土鍋）を熱してごま油をひき、玉ねぎを入れて塩少々（分量外）をふり、中火にして右回転でときどき混ぜながら炒める。
5. 玉ねぎがしんなりしたらひえを加えて右回転で1回混ぜ、かぼちゃを入れて右回転で1〜2回混ぜたらすぐに昆布だし汁を注ぐ。
6. 沸騰したら弱火でコトコト煮る。25分ほどしてひえが煮えたら火を止め、さます。
7. 6がさめたら、ミキサーかハンドブレンダーでなめらかなポタージュ状にする。
8. 7に塩を加え、中火にかけて温めて供す。

冷汁

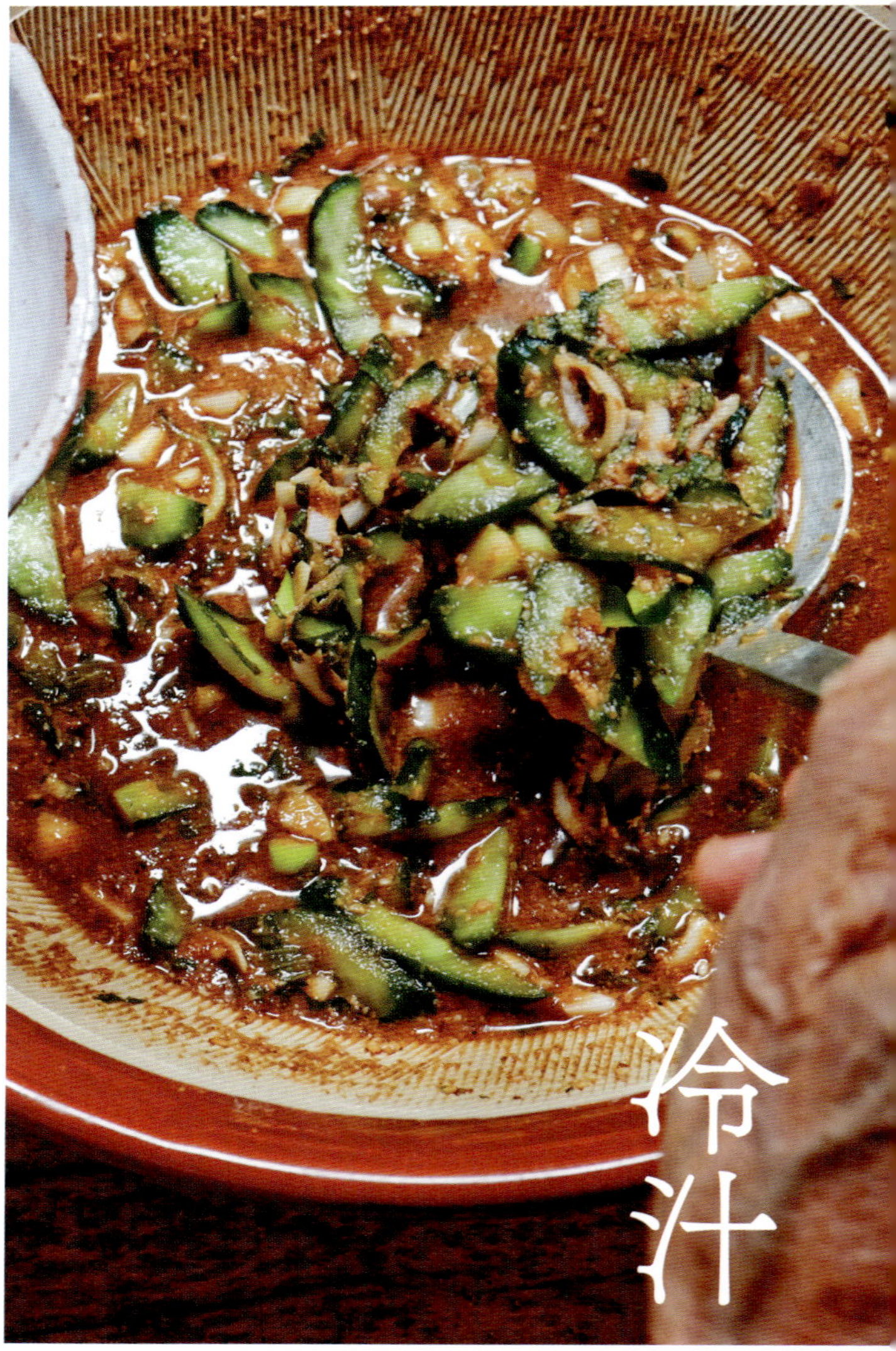

材料（2人分）

みそ…60g
昆布だし汁（P80）…1と½カップ
きゅうり…1本
青じそ…5枚
みょうが…1個
ねぎ…13g
新しょうがのしぼり汁…大さじ1
洗い金ごま…大さじ1と½

作り方

1 昆布だし汁は、一度わかしてからさましておく。

2 きゅうりは塩少々（分量外）をまぶして板ずりし、洗って縦半分に切ってから斜めにスライスする。これに塩ひとつまみ（分量外）をふってもみ、少しおいてから水気をしぼる。

3 青じそはせん切りにする。みょうがは陰性な先端を切り落としてみじん切りにし、塩少々（分量外）をふって少しおき、水気をしぼる。ねぎはみじん切りにして水に少しさらし、水気をしぼる。しょうがはしぼり汁を用意する（下写真）。

4 ごまはP26の「おにぎり三種」の作り方2を参照して、香ばしくいる。これをすり鉢に入れ、右回転で9割方する。

5 4にみそを加えてすり混ぜ、だし汁を大さじ2ほど入れてすりのばす。また同じくらい入れてのばすのを繰り返し、だし汁を少しずつなじませていく。

6 5に2と3を加え、よく混ぜ合わせる。すぐ食べるより、1〜2時間おいてからのほうが、薬味の味がだしに移っておいしくなる。

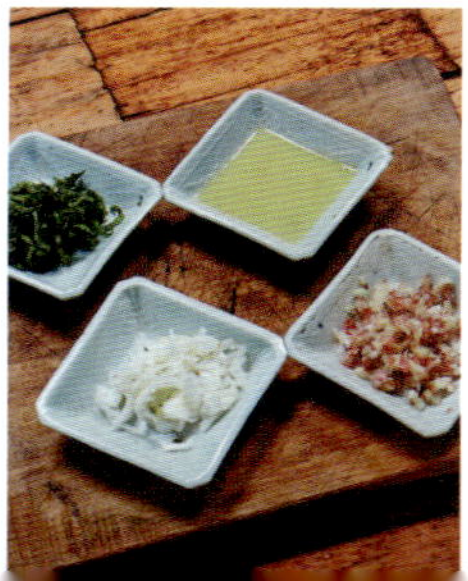

ばあちゃん　冷汁は九州の夏の郷土料理でね、昔食べてたのは魚を焼いてほぐしてみそとすり混ぜたものなんだよ。食養を始めてからは、魚を焼く代わりにみそを焼いたりしてたね。まるめて箸に刺して、直火でこんがり焼いて。

典加　みそがかたくないと、まるめられないでしょ。

ばあちゃん　八丁みそだとかたいから、上手にまるめられるけど、かなり陽性な冷汁になるね。これがおいしい人にはいいけど、夏に食べるわけだし、麦みそと米みそを混ぜて、焼かないで溶くのもいいよ。

典加　しょうがのしぼり汁を入れるから、さっぱり感があるよねー。

よもぎの落としだんご汁

材料（4人分）

玉ねぎ…中½個
にんじん…⅕本
小松菜…1株
昆布だし汁（P80）…4カップ
ごま油…少々
しょうゆ…大さじ1
薄口しょうゆ…大さじ2
塩…小さじ½弱

だんごの生地
よもぎ（ゆでたもの）…80g
中力粉…250g
塩…小さじ½弱
水…120mℓ

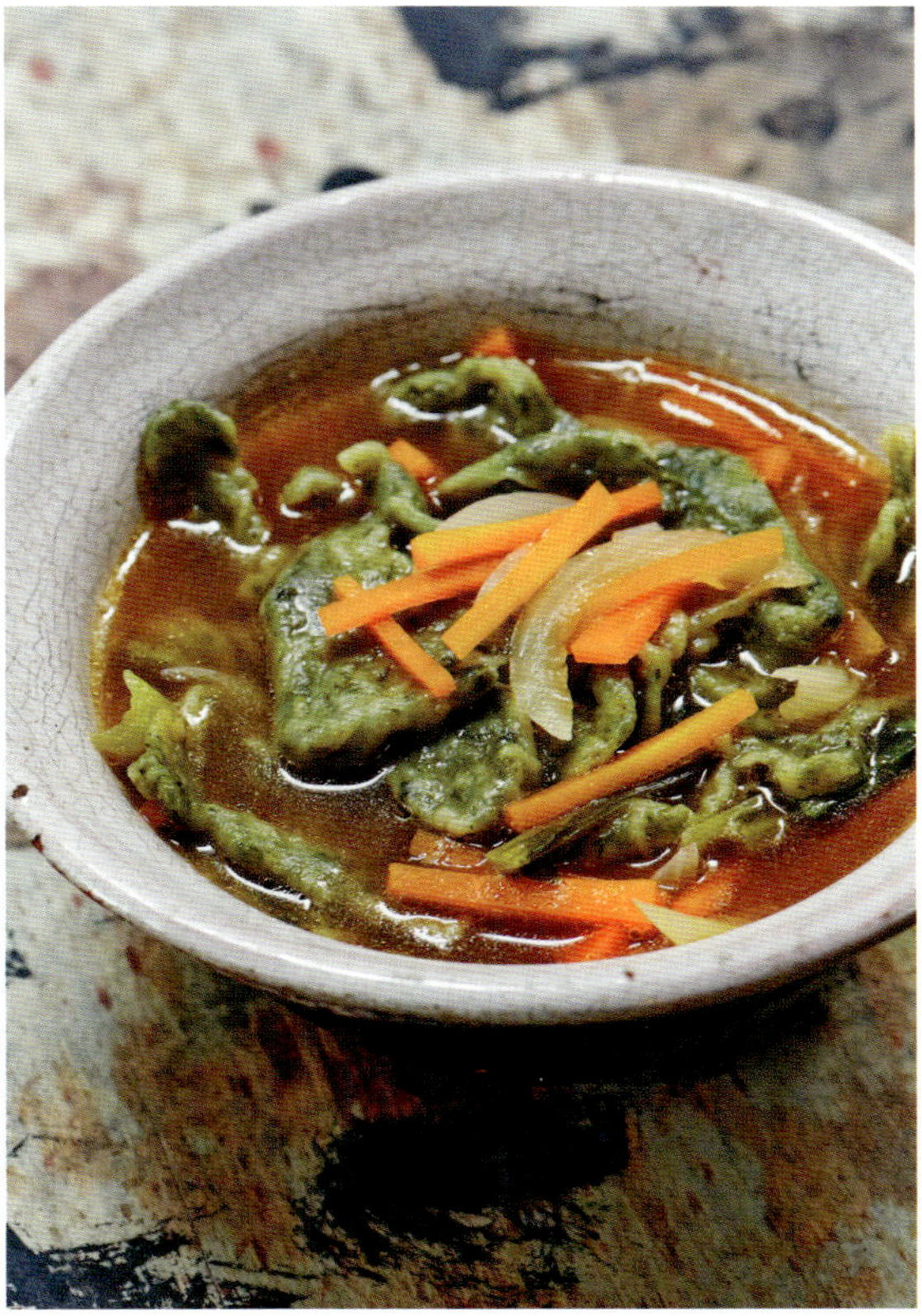

作り方

1 だんごの生地を作る。よもぎは春先の新芽を摘み、新鮮なうちにサッと塩ゆでする。水洗いし、しぼって分量を用意し、細かく刻む。これを包丁2本でたたいてすり鉢に入れ、すりこぎですりつぶす。

2 1に水を入れてすり混ぜ、中力粉と塩を加えて菜箸で混ぜ、耳たぶくらいのかたさの生地にこねる。

3 2を500円玉より少し大きめにちぎっていき、打ち粉をしたバットやボウルなどに並べる（*a*）。これにぬれぶきんをかけ、30分ほどねかせる。

4 玉ねぎは、P70の「回し切り」を参照して薄い回し切りにする。にんじんは細切りにする。小松菜は長さ3〜4cmに切っておく。

5 鍋（あれば土鍋）を中火にかけて熱し、ごま油をひいて4の玉ねぎを入れる。弱火にし、右回転でときどき混ぜながら、玉ねぎがしんなりするまでじっくり炒める。

6 中火にして4のにんじん、小松菜を順に加えてそれぞれ右回転で混ぜ、昆布だし汁を注ぐ。

7 煮立ったら、3の生地を両手で少しのばして鍋に落としていくが、先に少しの粉を生地の上からふっておくと手にくっつかなくてやりやすい（*b*）。

8 生地を入れ終わり、だんごが煮えたらしょうゆと薄口しょうゆ、塩を加えて味をととのえる（最後の生地を入れる頃にはほとんどだんごが煮えているので、すぐに調味していって大丈夫）。

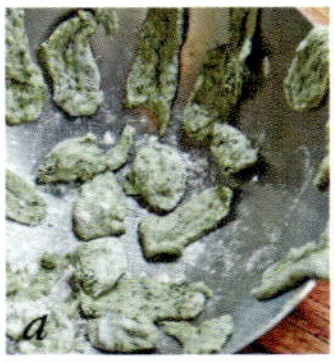

a

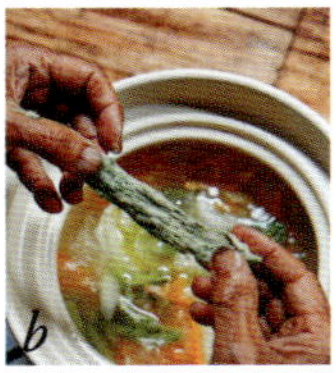

b

ばあちゃん　これは3月から4月初めまでの料理だよ。
典加　よもぎの新芽で作るんだよね。葉が柔らかいうちに。時期を過ぎたら、よもぎ粉末で作ってもいいね。
ばあちゃん　具にごぼうもおいしいよ。米粉で作るとモチモチに。

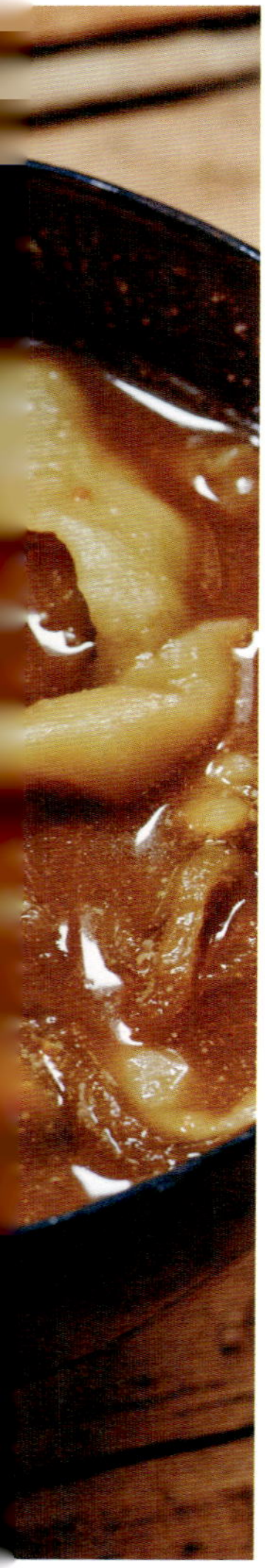

ほうとう二種

根菜のほうとう

材料（4人分）

ごぼう…⅔本
にんじん…¼本
かぼちゃ…100g
ねぎ…1本
切り干し大根…15g
油揚げ…½枚
ごま油…大さじ1
昆布だし汁（P80）…5カップ
みそ…100g

ほうとうの生地
地粉（国産の中力粉）…200g
塩…小さじ1弱
水…1カップ

作り方

1 ほうとうの生地を作る。ボウルに地粉と塩を入れ、水を加えてこね、耳たぶくらいのかたさの生地にする。これをちぎって小指くらいの棒状にし、打ち粉をしたまな板やバットなどに並べ（*a*）、ぬれぶきんをかけ、30分〜1時間ねかせる。

2 切り干し大根はひたひたの水につけて柔らかくもどし、しぼって長いものはカットする（もどし汁はとっておく）。

3 ごぼうとにんじんはP55の「根菜の洗い方」を参照して優しく洗い、乱切りにする（まな板に横長に置いて、回しながら断面を切っていく）。

4 かぼちゃは一口大に切り、ねぎは斜めにブツ切りにする。

5 油揚げは小鍋にわかした熱湯に入れ、サッとゆでてザルにあげ、さめたら水分をしぼってたんざく切りにする。

6 鍋（あれば土鍋）を中火にかけて熱し、ごま油をひいて3のごぼうを入れ、右回転でときどき混ぜながらじっくり炒める。

7 甘い香りがしてごぼうが白くなったら2を入れて炒め、昆布だし汁と切り干し大根のもどし汁を入れ、3のにんじんと5の油揚げも加えて煮る。

8 根菜に火が通ったらかぼちゃを加える。

9 かぼちゃがあらかた煮えたら、1の生地を煮汁が煮立っているところに入れていく。先に生地に粉（分量外）を適量ふっておくとはがれやすく、扱いやすい。生地を両指で持ってのばし（*b*）、真ん中で裂いて広げる（*c*）。縄跳びの縄をひゅんひゅん回すようにして、さらに生地をのばして長くし、鍋の中に沈めていく（*d*）。鍋の中で生地がくっつかないよう、ときどき菜箸で混ぜる。

10 ミニすり鉢にみそを入れて9の煮汁を加え、すりこぎで溶く。

11 生地が浮いてきたら4のねぎを加え、10のみそを入れる。煮汁を玉じゃくしでとり、すり鉢についているみそを洗い流して鍋に入れ、鍋の縁がわいてきたら火を止める。

典加　これ、ホントに体があったまるよねー。豪雪地帯の綾部で暮らせたのは、ほうとうのおかげって感じ。
ばあちゃん　冬は陽性な根菜の具で、みそで煮込むから芯から温まるし、ごはんとこれだけでおかずいらず。
典加　青森の講座でほうとうを作ったときも、みんな「体がポカポカしてきた」って言ってた。「このうま味はなんだろう?」とも言ってたね。
ばあちゃん　魚のだしもしいたけの

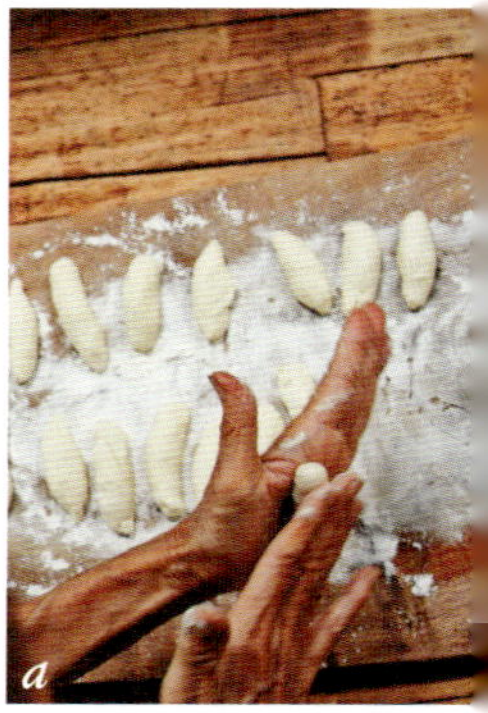
a

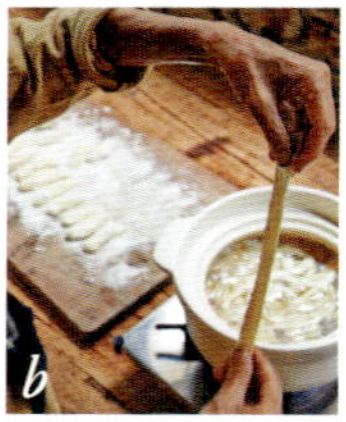
b

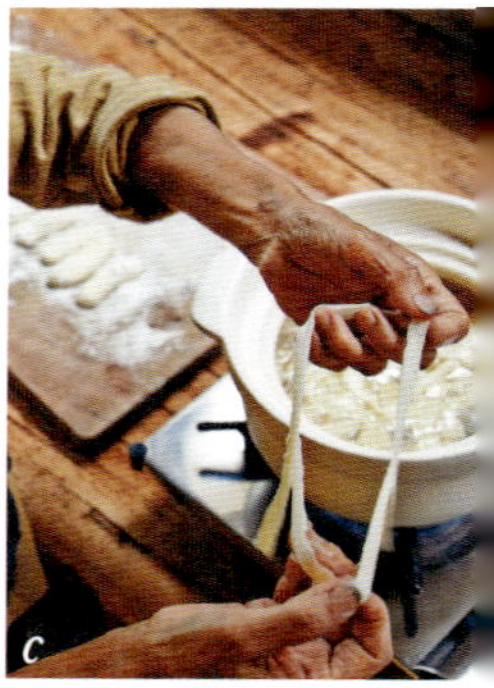
c

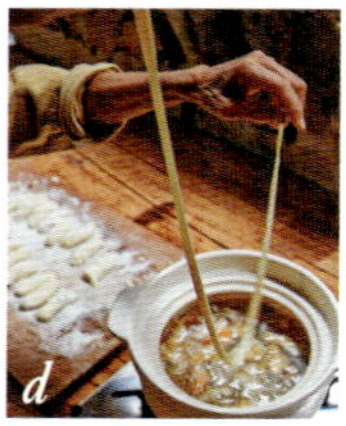
d

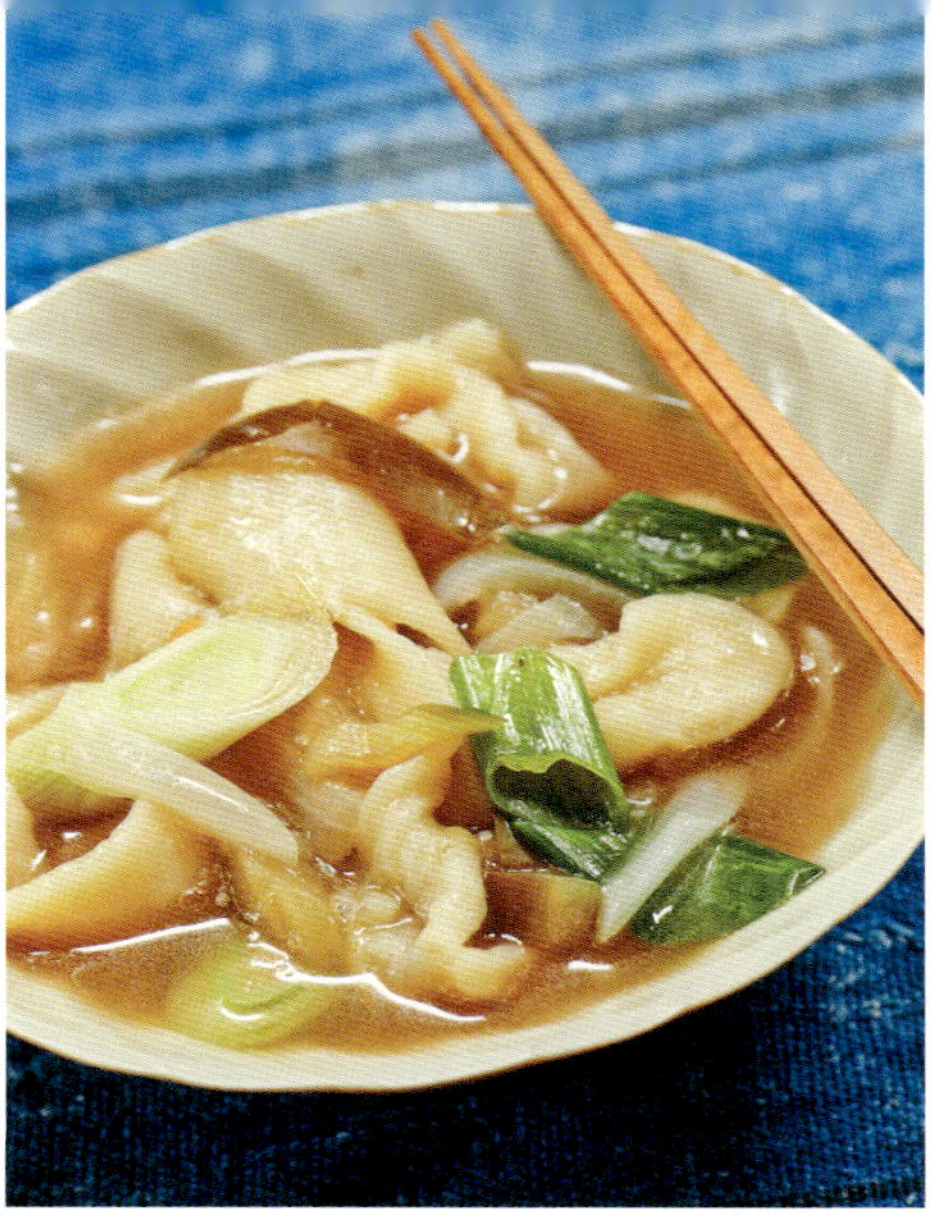

夏野菜のほうとう

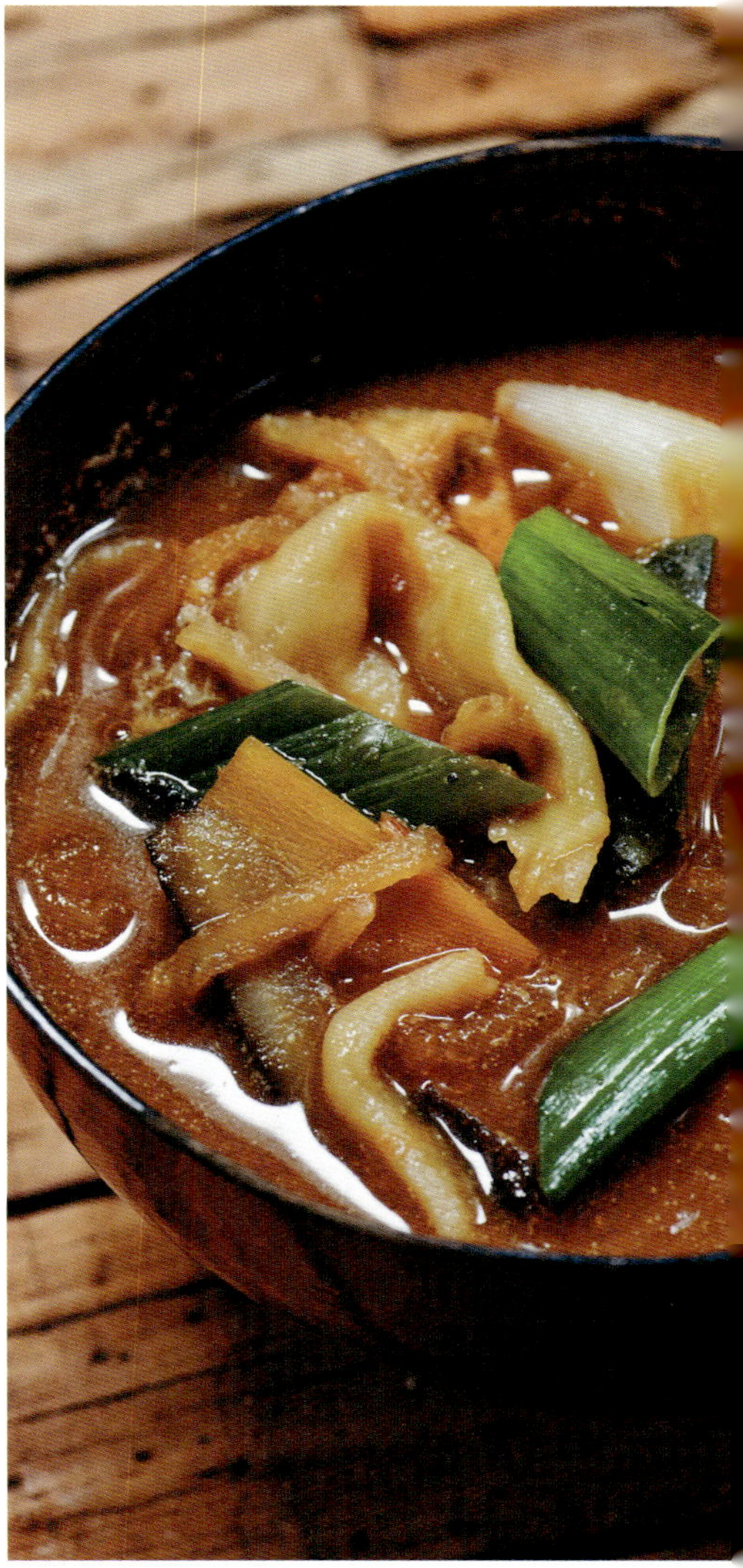

材料（4人分）

なす…2本
玉ねぎ…½個
ねぎ…1本
ごま油…大さじ2
昆布だし汁（P80）…4カップ
しょうゆ…大さじ1強
薄口しょうゆ…大さじ2
ほうとうの生地…根菜のほうとうと同量

作り方

1 ほうとうの生地は「根菜のほうとう」の作り方1を参照して作る。

2 なすは縦半分に切り、厚さ3㎜で斜めにスライスしてから細切りにする。

3 玉ねぎは、P70の「回し切り」を参照して薄い回し切りにする。ねぎは斜めにブツ切りにする。

4 鍋（あれば土鍋）を中火にかけて熱し、ごま油をひいて玉ねぎとなすを入れて炒める。

5 具が半煮え程度に炒まったらだし汁を注いで煮る。

6 煮立ったら、「根菜のほうとう」の作り方9を参照してほうとうの生地を鍋に入れていく。

7 生地が浮いてきたら3のねぎを加え、しょうゆと薄口しょうゆを加えて味をととのえる。

だしも入ってないよ。昆布だしで、切り干し大根のもどし汁が少し入るけど、野菜もいろいろ入るし、いいだしが出るんだよね。春や秋ならしょうゆ味であっさり作るのもいいよ。

典加　夏向きのほうとうもあるよね。

ばあちゃん　なすをごま油で炒めて作るから、コクがあってウマイよ～。なすは極陰性だから、9月になったら使わないようにね。

野草入り薬味ペペロンチーノ

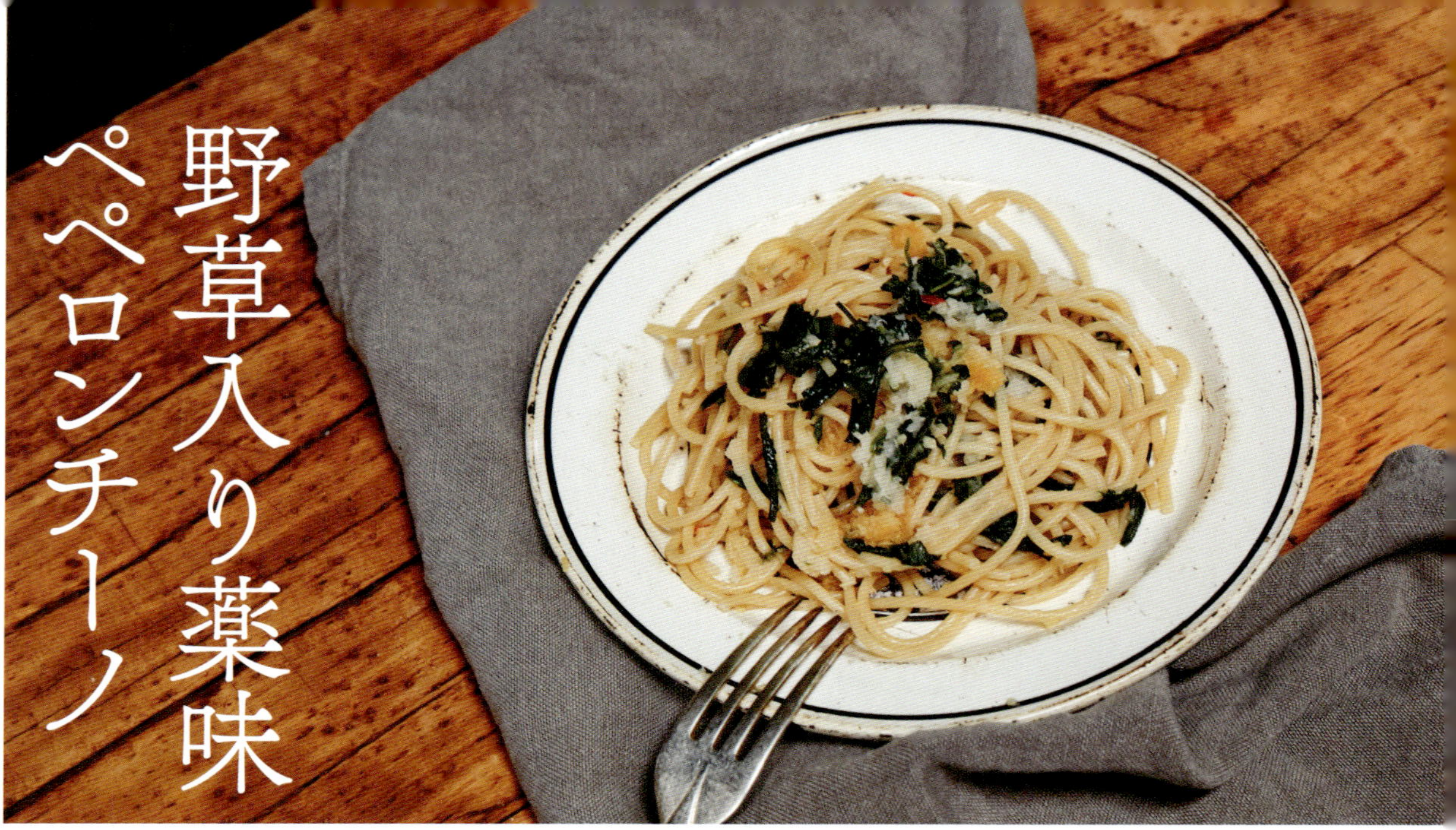

ばあちゃん　「貧乏パスタ」って呼んでるんだよ。野草はタダだからね。

典加　そのネーミングはどうかと思うけど（笑）。

ばあちゃん　タダなんだから、どっさり入れて作ってよー。食べられる野草ならなんでもイケるからね。はこべやなずな、せり、つゆくさ、こごみとか……。

典加　よめなみたいに香りが強くて少しクセがあるような野草、すごく合うよね。野菜でも春菊とか青じそとか、柔らかいにんじんの葉とかね。

ばあちゃん　今回使ったたんぽぽの葉はね、母乳の出をよくするの。独特の苦味は、心臓の弱りにもいいよ。

材料（2人分）

たんぽぽの葉…60g
スパゲティ…200g
塩（スパゲティをゆでる用）
…大さじ1
にんにく…12g
しょうが…20g
赤とうがらし…1/3本
ごま油…大さじ1
塩…小さじ1
こしょう…少々
しょうゆ…小さじ1
大根おろし…1と1/2カップ

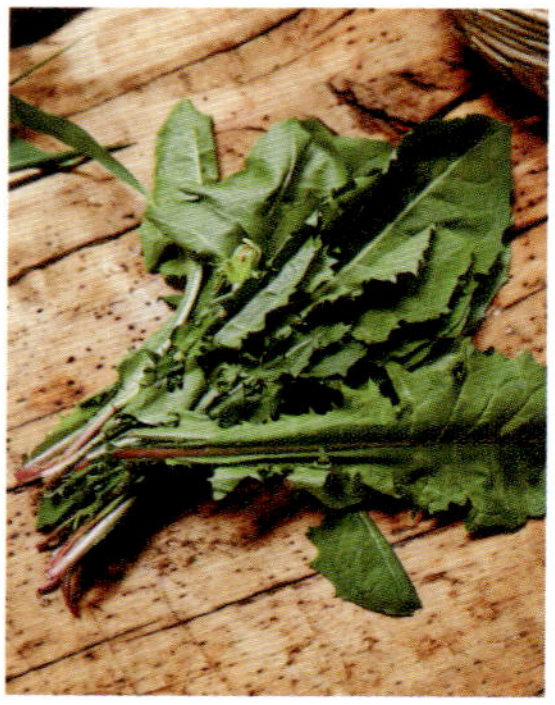

作り方

1 たっぷりの湯に塩を加え、スパゲティを入れてゆでる。たんぽぽの葉はザク切りにして手つきの金ザルなどに入れ、スパゲティをゆでている湯の中に沈めてサッとゆでる。

2 スパゲティをゆでている間ににんにくとしょうがをみじん切りにし、赤とうがらしは半分に切って種をとり、みじん切りにする（子どもが食べる場合は、赤とうがらしを切らずにそのまま使うほうが辛味を抑えられる）。

3 フライパンを弱火にかけ、生ぬるいくらいに温まったらごま油を入れ、にんにくとしょうがを順に入れて右回転で炒める。

4 3に赤とうがらしを入れて塩、こしょうをふり、水気をしぼったたんぽぽの葉を入れ、少し芯が残る状態（アルデンテ）にゆであげたスパゲティを入れる。これに玉じゃくし1杯のゆで汁を加え、菜箸で右回転で混ぜる。

5 隠し味でしょうゆを鍋肌から回し入れ、大根おろしを入れてすぐに火を消し、スパゲティにからめて仕上げる。

磯おろしそば

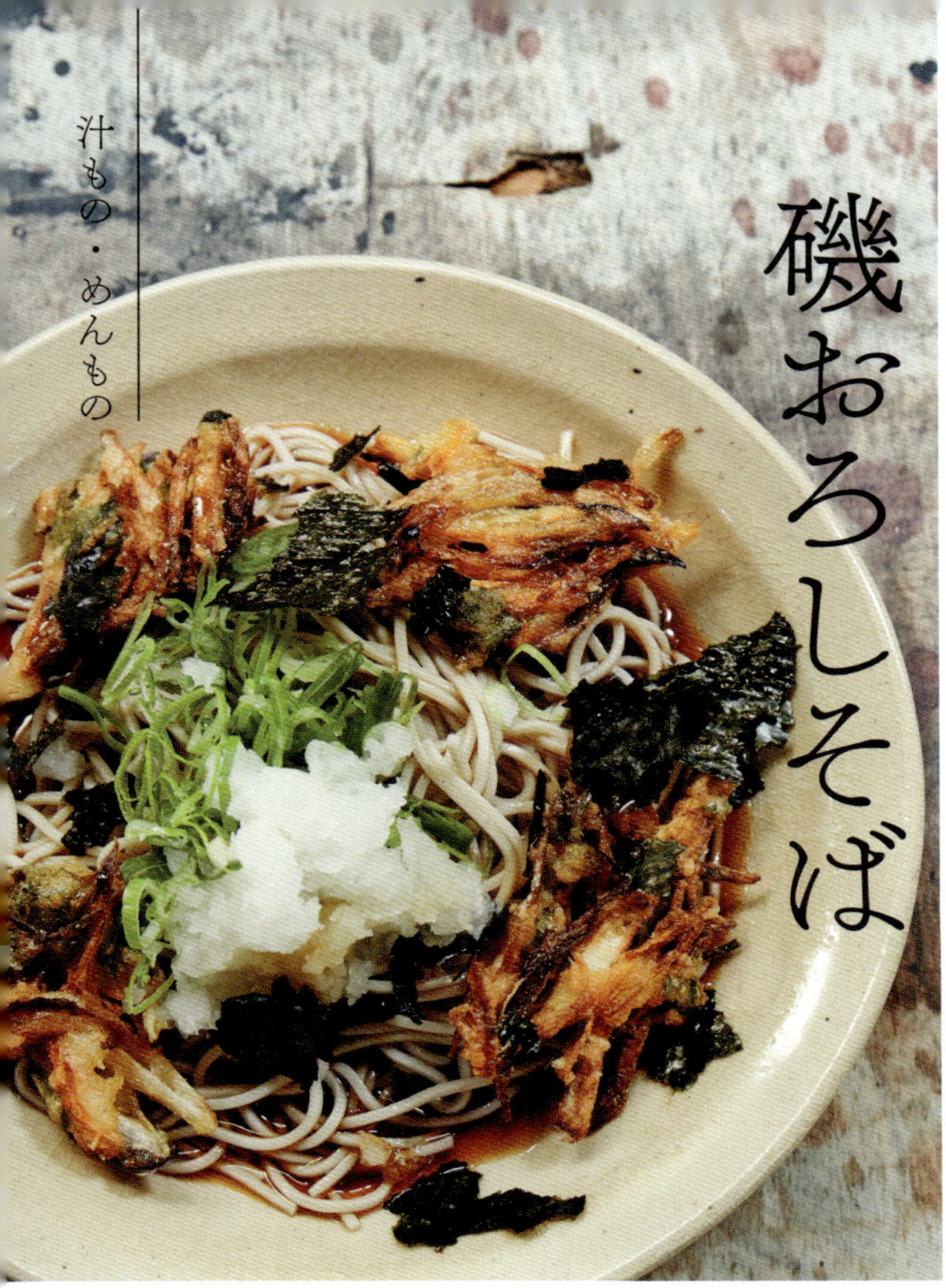

ばあちゃん　これは、夏に食べる冷たいそば。大根おろしとのり、薬味をたっぷり使うのがミソだよ。大根はそばのたんぱく質と天ぷらの油を分解してくれるから、いっぱい食べたほうがいいね。

典加　うちの子たち、野草入りかき揚げで作ったのが、大好きなのよー。

ばあちゃん　かき揚げにはいのこづちやいぬびゆ、つゆくさ、ひゆな、みょうがなんかをザクザク切って混ぜるといいよ。天ぷらのときは、下ゆでもアク抜きも必要ないからね。

材料（2人分）

半生そば…2玉
（乾めんのそばでも可）
玉ねぎ…½個
にんじん…⅓本
なす…½本
青じそ…3枚
しょうが
…小指の先程度
地粉（国産の小麦粉）
…ひとつかみ
大根おろし…適量
青ねぎ…適量
板のり…適量

天ぷら衣
- 地粉…½カップ
- 水…½カップ
- 塩…ひとつまみ

揚げ油（菜種油）…フライパンに深さ1cm弱の量

かけ汁
- 昆布だし汁（P80）…1カップ
- しいたけだし汁（P80）…1カップ
- みりん…¼カップ
- しょうゆ…⅔カップ
- 塩…少々

作り方

1. かけ汁を作る。小鍋（あれば土鍋の片手鍋）にみりんを入れて中火にかけ、煮立ててアルコール分を飛ばし、煮きりみりんを作る。これにしょうゆを入れ、煮立ったら、合わせたアツアツの昆布だし汁としいたけだし汁を加える。再度煮立ったら塩をふって混ぜ、火を止めてさましておく。
2. 玉ねぎはP70の「回し切り」を参照して薄い回し切りにし、にんじんとなすはマッチ棒2本分ほどの細切りにする。青じそは縦半分に切ってからたんざく切りにする。しょうがはせん切りにする。
3. ボウルに天ぷら衣の材料を入れて混ぜておく。
4. 別のボウルに2を入れて菜箸で混ぜ、地粉をふって混ぜる。
5. 4に3を入れ、手早く菜箸で混ぜたら、天ぷらにちょうどいい温度（P62の作り方5）に熱した揚げ油に小分けにして入れる（小さめのかき揚げにすること）。7分目揚がったら裏返し、裏面もカリッと揚がったら立てて並べ、油をきる。
6. たっぷりの湯でそばをゆであげ、もみ洗いしたらザルにあげて水気をきり、丼か深めの皿に盛る。
7. 6に天ぷらをのせ、大根おろしと小口切りにしたの青ねぎをのせ、あぶった板のりをちぎって散らす。1のかけ汁を回しかけていただく（そばがのびるので、かけ汁は食べる直前にかけること）。

野菜どっさりタンメン

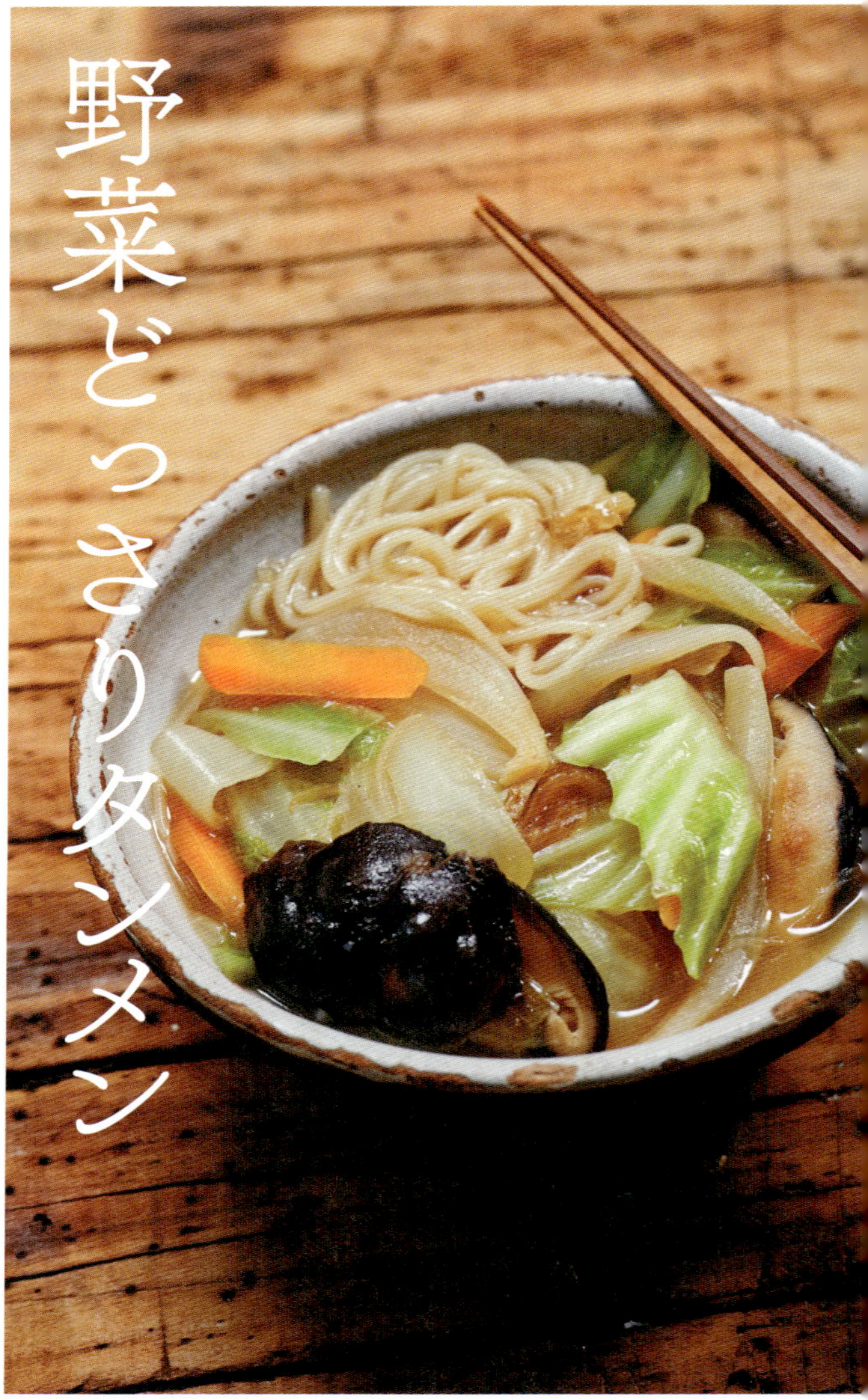

材料（2人分）

全粒粉そうめん…160g
（または生中華めん…2玉）
玉ねぎ…中1個
白菜…100g
キャベツ…100g
にんじん…40g
干ししいたけ…1枚
干しきくらげ…5g
しょうが（みじん切り）
…大さじ1
にんにく（みじん切り）
…大さじ1
葛粉…7g
水（葛粉を溶く用）
…葛粉と同量
ごま油…大さじ1
昆布だし汁（P80）
…2カップ
酒…小さじ2
しょうゆ…小さじ2
薄口しょうゆ
…小さじ1
塩…小さじ1
こしょう…少々
ごま油（仕上げ用）
…小さじ1

作り方

1 湯をわかしておき、葛粉は水に溶いておく。

2 玉ねぎはP70の「回し切り」を参照して厚さ3㎜ほどの回し切りにする。白菜はそぎ切りに、キャベツはザク切りに、にんじんは斜め薄切りにしてからたんざく切りにする。

3 干ししいたけは煮出したあとのもの（P80を参照）を軽くしぼり、石づきを落としてそぎ切りにする。きくらげは水につけてもどし、同様に切る。

4 中華鍋を強火で熱し、ごま油をひいてしょうがとにんにくのみじん切りを入れて炒め、玉ねぎを入れ、塩少々（分量外）をふって右回転で炒める。しいたけ、きくらげ、キャベツ、白菜も同様にして塩をふりながら順に炒め合わせていき、にんじんは陽性なので塩をふらずに炒める。最初は強火で一気に炒め、野菜がしんなりして火が通ってきたら中弱火にして炒める（最初の火が弱いと、温度が下がって野菜から水が出てきてしまう）。

5 全体にほぼ火が通ったらアツアツの昆布だし汁を加え、煮立ったら酒を入れ、再度煮立ったらしょうゆと薄口しょうゆ、塩、こしょうを入れて味をととのえる。

6 ごま油をたらし、*1*の葛粉の水溶きを回し入れ、右回転でかき混ぜる。白濁していたのが透明になって、とろみがついたら火を止める。ゆでて汁気をきっためんを入れた丼によそう。

典加　鍋もののページ（P48）で書いたけど、これは冬の回転食のサイクルに入ってたメニューだよね。陽性な葛でとじるから、あったまるんだよねー。

ばあちゃん　冬はみそ味にもしたね。2種類のみそを合わせて、水分は少なくして。

典加　タンメンは、子どもたちに好評だったよねー。具をごはんにのせれば中華丼になるしね。

ばあちゃん　腎臓の薬になるきくらげもたっぷりね。薬膳に使われてるくらいだから。旬の野菜をガッチリ食べれば、冬でもパワー全開さ。

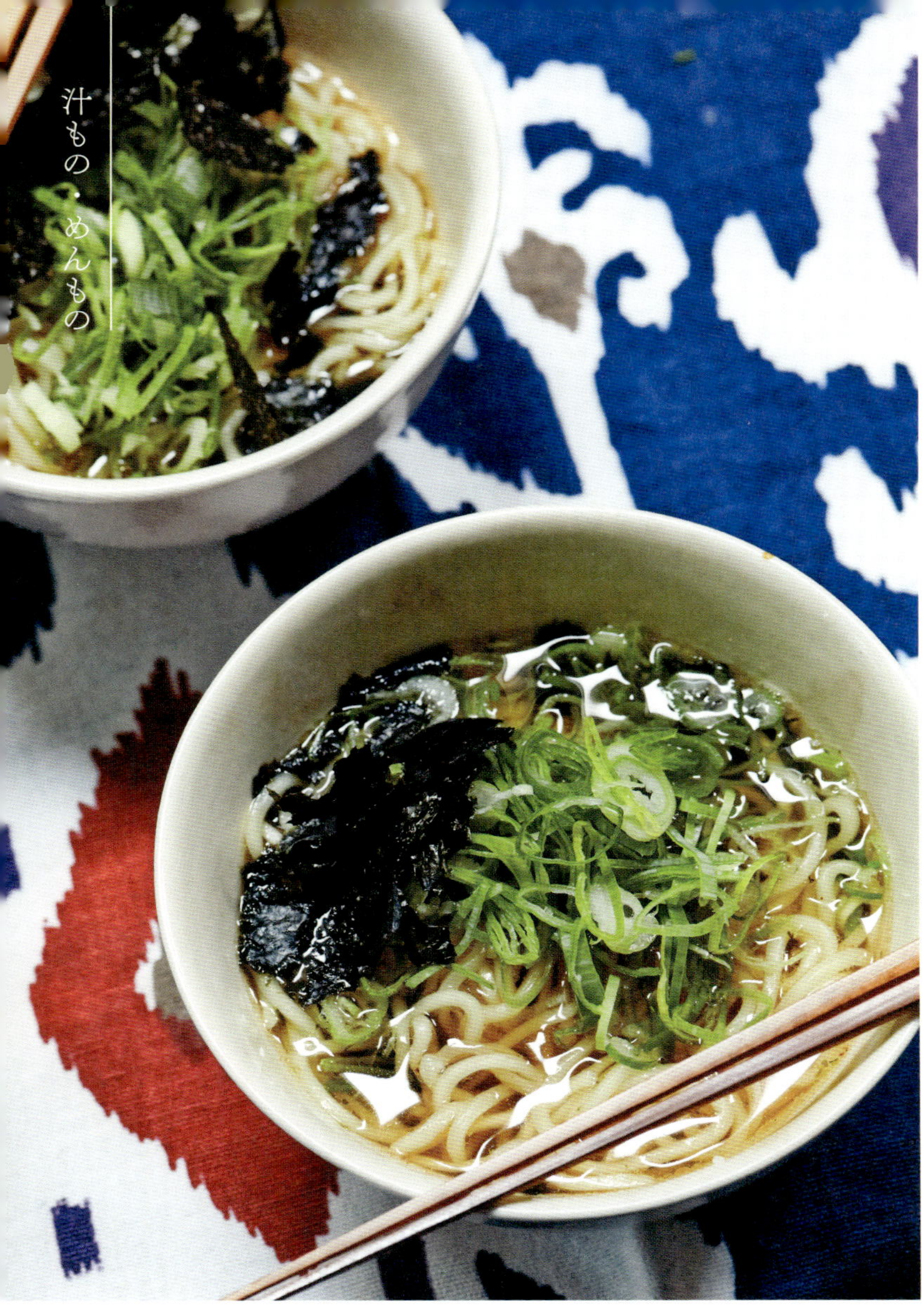

簡単しょうゆラーメン

材料（1人分）

生中華めん…1玉
（または全粒粉そうめん80g）
青ねぎ…10g
板のり…1枚
昆布だし汁（P80）…150㎖
しょうゆ…小さじ½
薄口しょうゆ…小さじ1
焼き塩（P47）…小さじ½
こしょう、またはラー油…少々
ごま油…小さじ½

作り方

1. ねぎは小口切りにし、めんをゆでる湯と昆布だし汁はわかしておき、丼は熱湯をくぐらせて温めておく。
2. 丼にしょうゆと薄口しょうゆ、焼き塩、こしょうを入れ、あぶってちぎった板のりを加える。
3. 2にアツアツの昆布だし汁を注ぎ、ゆでて湯をきっためんを入れ、ごま油をたらして1のねぎをのせる。

ばあちゃん　これぞ、究極の「貧乏ラーメン」！

典加　また出た（笑）。まあ、うちではそう呼んでたけどね。にんにくとねぎのチャーハンも、「貧乏チャーハン」って言ってたし。

ばあちゃん　超簡単で質素！　焼き塩としょうゆとのり、ごま油……。材料さえよければ、絶品に。20年前から、これ食べてきたからね。以前は全粒粉そうめんで作ってたけど、それもおいしいよ。

典加　最近は、玄米めんなどが手に入るものね。

ばあちゃん　ラーメンは段取りが肝心。めんがゆであがるときには、だし汁もアツアツだよ。目と気を離さないで、同時にサッサと作っていかないと、めんがのびちゃうからね。

野草・野菜・お茶・調味料を活用して症状をラクに！

若杉ばあちゃんの手当て法

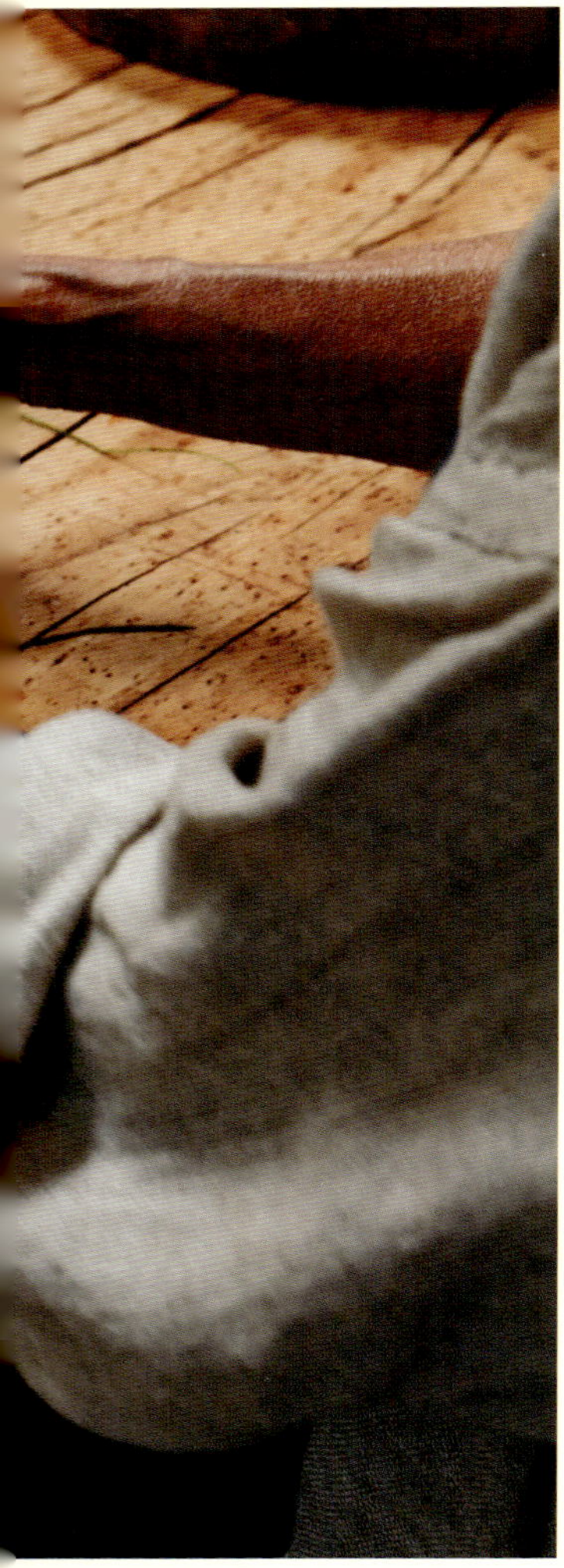

昔は民間療法、家庭療法で治していた

大分の私が育った村はけっこう大きな村で、住んでた人も大勢いたけど病院はたった一軒だったんだよ。それが、さびれ果ててね。それは今より自然な食べものを食べてたから、ほとんど病人もいなかった。それに、村の人たちは皆、民間療法を知ってたから医者はいらなかったんだよ。末期状態になったら往診に来ていたけどね、ちょっと具合が悪いくらいなら、どんどん自分で治したものさ。

子どもの頃、のどが痛いときはれんこんのしぼり汁を飲まされたし、やけどしたらアロエのヌルヌルしたところを貼ってもらった。そうやって、日本中で民間療法、家庭療法が当たり前に行われていたんだよ。ちょっと前までの日本ではね。

それが今では、なんでもかんでも医者や薬に頼って、昔からの手当てなんて、どんどん忘れ去られて……。

30年以上前、マクロビオティックの創始者の桜沢如一さんの食養の本に出会ったときは本当に感激だった。手当てがたくさん載っていて、目からうろこだったんだよ。その中に、昔から受け継がれてきた家庭療法がいっぱい載っていた。元気で野性的に生きていた時代の日本人の知恵が、その本にはギッシリ詰まっていて、舞い上がるほどうれしかったよ。

草で体がラクになるのが本当の「薬」

ビジネスで作られた肉や卵を食べ、その反動で砂糖やアルコールを大量に摂取して、病気になって、薬に頼る。それが、今の日本人。でも、薬で体はよくなっているかい？ どんな薬にも副作用があるし、薬を使うことで、自ら治ろうとする自然治癒力が阻害され、かえって体をダメにしているのが現実だと思うよ。化学物質で、体が治るわけないから。

解熱剤で熱が下がったりすると、一見、薬でよくなったかのように見えるよね。でも食事を変えなければ、何度でも病気になる。それは、同じ

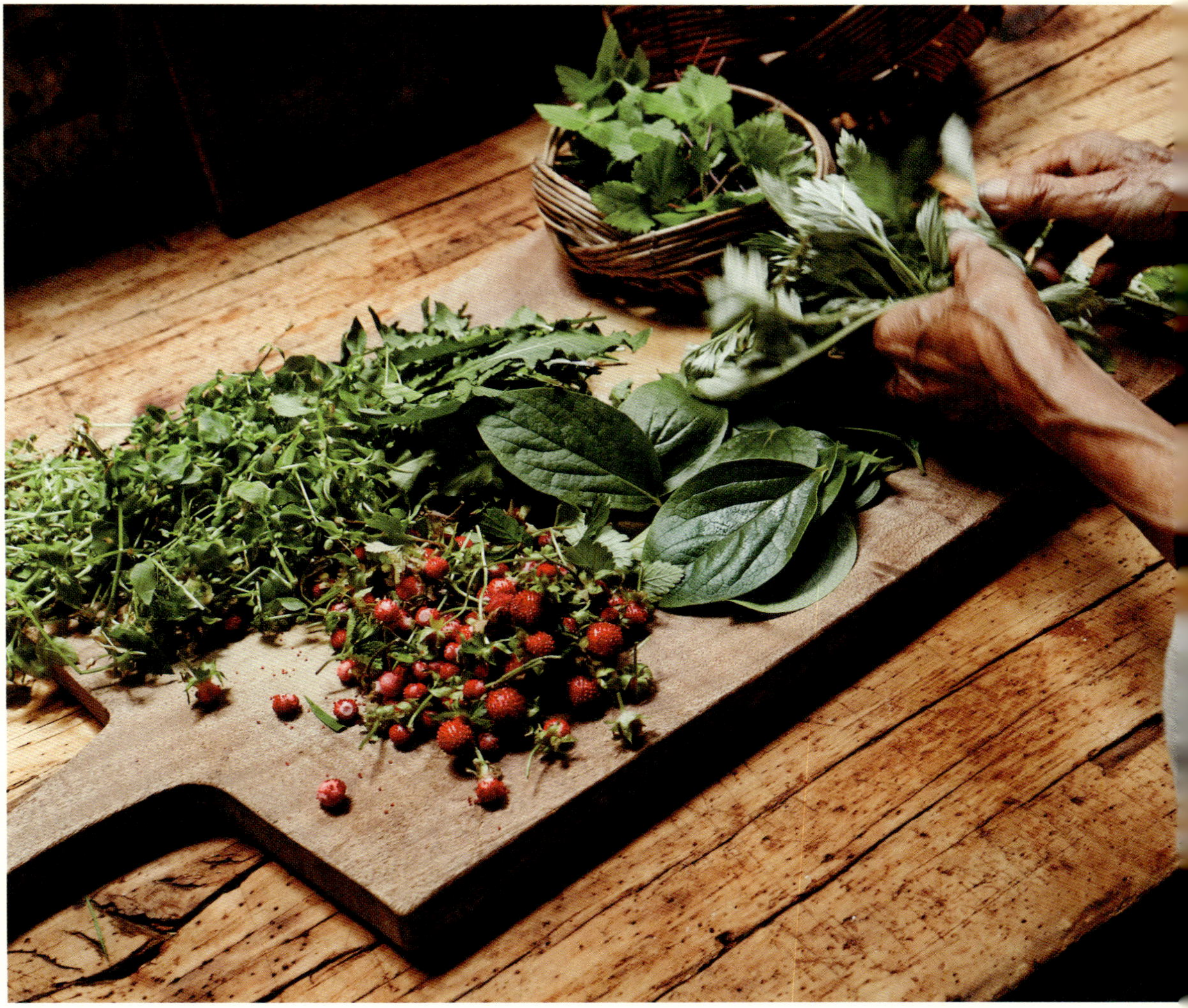

症状とは限らなくて、手を変え品を変え、いろいろな症状を次から次へと出してくるんだ。

不自然なものを食べて病気になって薬を飲んだり手術するより、日頃から病気にならない食事をして丈夫な体にしていたほうがいい生き方だ。

熱を出したり、けがをしたり、やけどしたりすることはあるから、そんなときには台所にある野菜や調味料やその辺に生えてる草を使って、手当てをすればいい。効き目は抜群！　副作用はないし、子どもにだって安心して施せるよ。

特に、野草の手当ての効果は格別だよ。典加の長男が子どものときに、ガラスで額をザックリ切って血が噴き出したことがあったけど、よもぎをペースト状にして塩を少し入れて貼ったら、1分もしないうちに血がピタリと止まって、家族全員びっくり仰天。「救急車を呼べ！」って夫が叫ぶくらいの大けがだったけどね。

干したよもぎは煎じて腰湯にすれば婦人病にいいし、お風呂に入れればアレルギー症状の改善にもなる。

草かんむりに楽と書いて「薬」というんだから、草で体がラクになるのが本当の薬なんだよ。

よもぎの足湯

内臓疾患や慢性病に、疲労時、冷え性、頭痛、肩こりにも

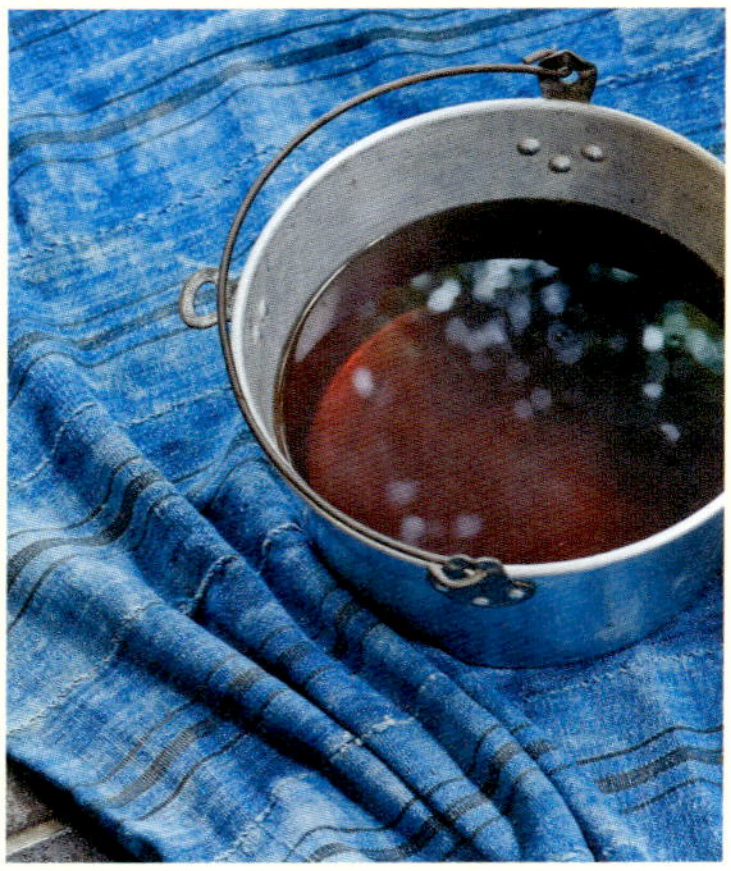

ばあちゃん　何か症状もってたら、まず足湯だね。冷え性や貧血の人はもちろんだけど、内臓疾患でも、慢性病でも、いろんな症状にいいからね。普段疲れたり頭痛や肩こりのときにも、よもぎの足湯をするといい。風邪ひいたときなんか、一発だよ！

典加　うつ傾向があったり、心の状態が不安定な人にもいいよね。たいがい低体温だから、この足湯で汗が出て、血行がよくなって体温が上がれば、気分もアップするし。

ばあちゃん　体にたまっていた毒素や老廃物が出ていくから、体だけじゃなく精神までラクになるんだよ。よもぎを干して陽性にして、煮出してさらに陽性にして、塩の陽性もプラスするだろ。この陽性が、毒素を引き出してくれる力だからね。

材料・器具

乾燥よもぎ（下記）…50g
粗塩…ひとつかみ
水
バケツ（金属製）
タオル
保温ポット
しょうが油（P95）…適量

乾燥よもぎ

作り方

よもぎを刈る。できるだけ、地面スレスレのところを刈るようにする（大きく生育したものでもOK。葉だけでなく、茎や種も使用可）。
すぐにゴザの上などに広げ、日向で1日干す（広げられない場合は束ねてつるしても）。
2日目からは陰干しする。根元で束ねて、軒下などにつるすとよい。カラカラに乾いたら、足湯や腰湯、入浴に使用できる。
※すぐに使用しないものは、そのまま陰干ししておいてよい。ただし、雨に当てないこと。
※よもぎを入手できなかったり、干せないときは、市販品（P95）を利用するとよい。

手順

1. 大きめの鍋に湯をわかして干したよもぎを入れ、沸騰したら弱火で20分ほど煮出して茶色い煎じ汁を作る（二番煎じ不可）。
2. 足湯する前に、梅しょう番茶（P105）を飲んでおく（汗をかいて塩気が抜けるので）。
3. 1の半量をバケツに入れ（残りの煎じ汁は保温ポットに入れておく）、水を加えて足をなんとか入れられるくらいの温度に調整し、塩を加える。
4. 最初は熱めの温度にして、足を入れたり出したりしながら慣らしていく（体が陰性だと、とても熱く感じる。適温は人によって違うが、冬は45度くらいを目安に。夏はもう少しぬるめでも）。
5. 20〜25分、ぬるくなりかかったら保温ポットの熱い煎じ汁を差して、高めの温度を保つ（個人差はあるが、足が赤くなって、上半身から汗が出てくる）。
6. 足をタオルできれいにふき、しょうが油をすりこんで、3〜4分リンパマッサージをする。足先から始め、上に向かってひざの表裏までマッサージするが、特に指の股は、爪の生え際を親指と人差し指でつかんでグリグリ押す。足三里や土踏まずの上の涌泉《ゆうせん》という腎臓のツボも押すとよい。

※足湯をした日はお風呂に入らないこと。どうしてもという場合は、サッとシャワーを浴びる程度に。

よもぎの腰湯

腰痛、婦人病全般、膀胱炎や前立腺のトラブルにも

ばあちゃん　腰のまわりには、骨盤、子宮、卵巣、腸、腎臓があって、膀胱や前立腺もあるよね。よもぎの腰湯はそれらを全部温めるんだから、あらゆる婦人病にいいし、腸の病気や腎臓病、膀胱炎、前立腺のトラブルの改善にも役立つんだよ。

典加　腰痛がラクになった人も……。

ばあちゃん　血管に血液が詰まって痛覚神経が圧迫されて、痛みが起こっているんだよね。腰湯をすると血管拡張現象が起きて、血液の流れがよくなるから、痛みがピタリと止まるってわけさ。

典加　便秘や生理痛、更年期障害、不眠症で悩んでいる人も、腰湯するといいね。生理痛の人は、生理前の時期にぜひ。

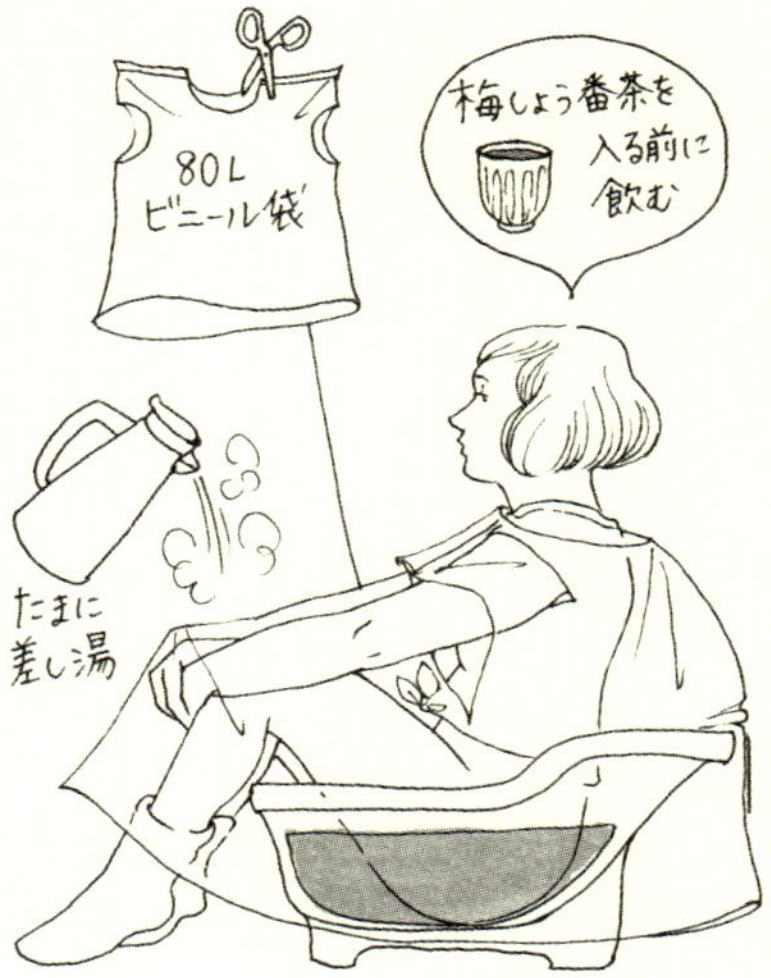

材料・器具

乾燥よもぎ（P94）…100g
粗塩…30g
水
ベビーバス
80ℓのポリ袋
熱湯を入れたポット
しょうが油（下記）…適量

しょうが油

材料

しょうがのしぼり汁…適量
ごま油（良質なもの）…しょうがのしぼり汁と同量

作り方

小さめの器などに、しょうがのしぼり汁と同量のごま油を入れる。人差し指で、1〜2分間右回転で混ぜる（分離していたのが、よくなじんでクリーミーになる）。
※そのつど作るようにし、作りおきはしないこと。

手順

1. 鍋に湯をわかして干したよもぎを入れ、沸騰したら弱火で25分ほど煮出して茶色い煎じ汁を作る（二番煎じ不可）。
2. 80ℓのポリ袋に、首、両腕が入るくらいの切り込みを入れておく（イラストを参照）。
3. ベビーバスにぬるめの湯を入れ、1の煎じ汁を加え、40度くらいに調整し、塩を加える。
4. 腰湯に入る前に、梅しょう番茶（P105）を飲んでおく（汗をかいて塩気が抜けるので）。
5. 上にはTシャツなどを着て、下半身は靴下だけになり、3のベビーバスにお尻をつける。足は開いて子宮にも湯が届くようにし、2のポリ袋を頭からかぶり、全体をおおう。20〜30分、差し湯をしながら高めの温度を保つ。
6. よくふいて、しょうが油をお尻、おなか、腰、股関節などにしっかりすり込み、3〜4分リンパマッサージをする（汚れてもいい下着を用意しておく）。

※症状がある人は、3日に一度くらいを目安に。健康な人も、1か月に1回くらいするとよい。
※腰湯をした日はお風呂に入らないこと。
※一度使用した湯には毒素が出ているので、すぐに捨てる。ほかの人が入らないこと。

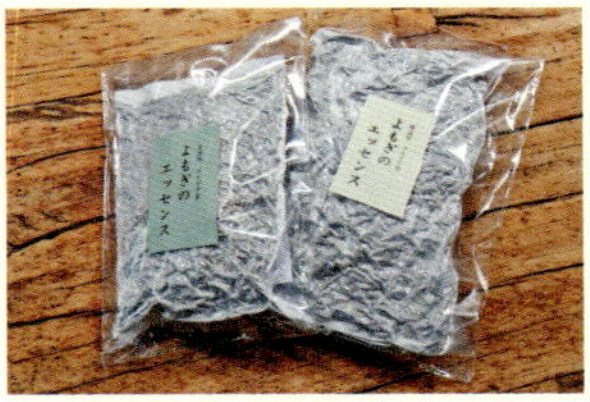

よもぎのエッセンス
京都府綾部市産の天日乾燥よもぎ。腰湯用と半量の足湯用がある。／NORICA STYLE（問い合わせ先は巻末）

こんにゃく温湿布

風邪や下痢、胃腸病に、腰湯ができないときに

典加　風邪をひいたり下痢したり、どこか痛みがあるときには、こんにゃくの温湿布だよね。

ばあちゃん　下痢のときはおなかに当て、せきをするときは胸に、風邪のひき始めに寒気がするようなときは、背中とおなかに当てるといいよ。

典加　胃腸病の人や、四十肩・五十肩の人にもいいね。

ばあちゃん　腰痛や婦人病で腰湯をしたいけど、材料や用具がないってときにも、こんにゃくをゆでて当てるくらいなら、いつでもだれでも簡単にできるよ。

典加　10分ゆでたくらいじゃ、すぐさめちゃうわよね。

ばあちゃん　そんなんじゃダメダメ！　25分以上かけてしっかりゆでたら、30分たってもさめないよ。

典加　たたいてクニャクニャにして、てぬぐいで巻くのがばあちゃん流。

ばあちゃん　たたくと広がるから、皮膚に密着しやすいんだよ。てぬぐいを使うのも同じ理由。最初はかなり熱いので、直接手で触れないこと。タオルでくるんで、だんだん薄くしていったらいいよ。

典加　こんにゃくは、自然食品店とかで売っている生芋を原料にしたものを使ってね。

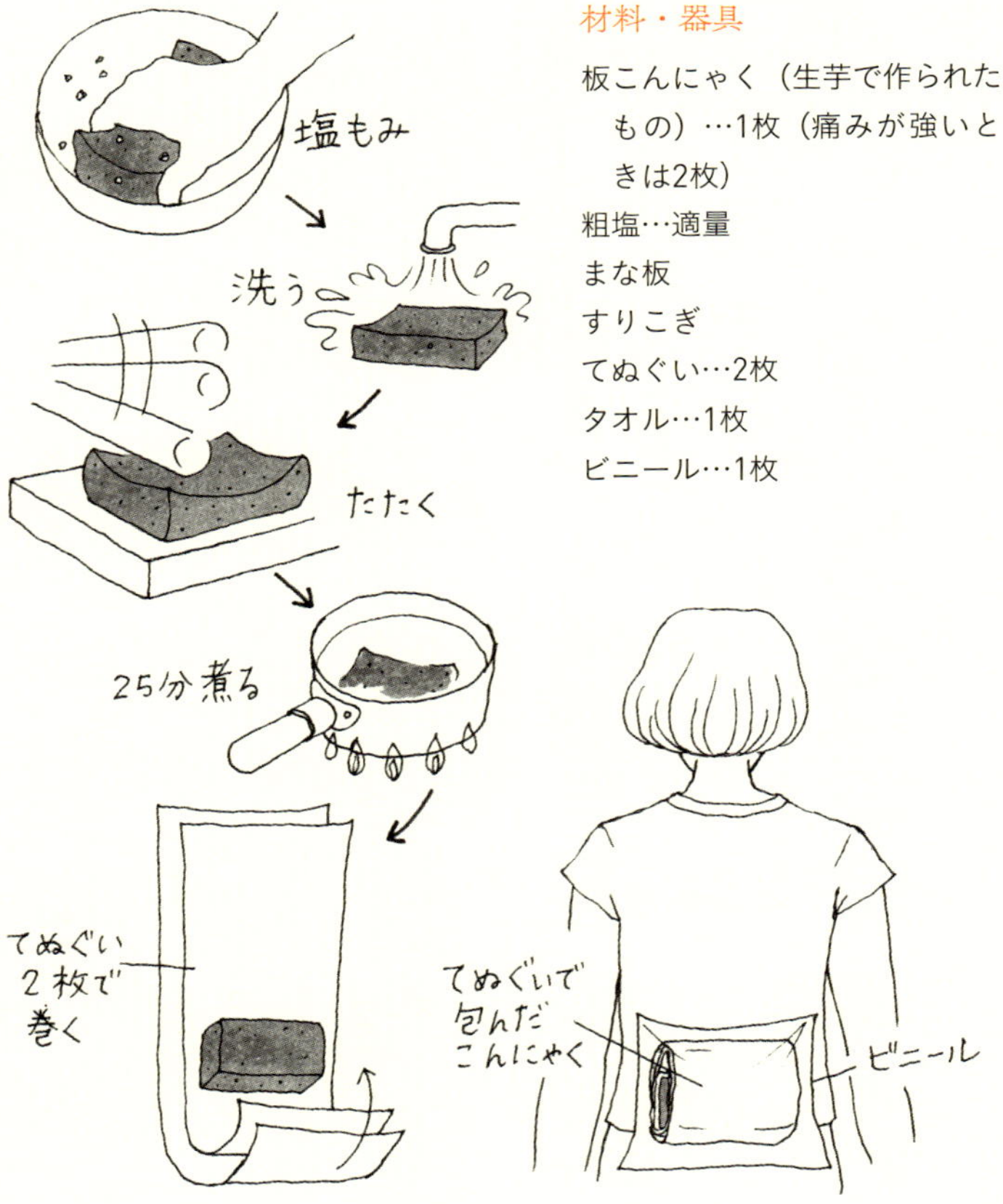

材料・器具

板こんにゃく（生芋で作られたもの）…1枚（痛みが強いときは2枚）
粗塩…適量
まな板
すりこぎ
てぬぐい…2枚
タオル…1枚
ビニール…1枚

手順

1. こんにゃくは洗ってからたっぷりの塩をまぶしてもみ、10分間おく。
2. 塩を洗い落とし、まな板にとってすりこぎでたたく。
3. 鍋に湯をわかし大さじ1の塩を加え、2のこんにゃくを入れてふたをし、沸騰したら弱火で25分間コトコトゆでる。
4. てぬぐいを二重にして3を包み、タオルでくるんでシャツの上からのせ、上にビニールをかぶせてさめないようにする。熱さがおさまってきたら、タオルを少しずつはずしていき、こんにゃくがさめるまで湿布する。

※同じこんにゃくを2〜3回使用することができる。2回目からは、15〜20分ゆでるだけでよい。
※湿布に使ったこんにゃくは食用に使用しないこと。

焼き塩湿布

腰痛や四十肩・五十肩などに

典加 腰痛を焼き塩で治した人、いたよね？

ばあちゃん 農家さんだったけど、焼き塩だと当てたまま野良仕事ができるから助かるって言ってたよ。

典加 しょうが湿布やこんにゃく温湿布をできない人には、とてもいいね。

ばあちゃん 同じように血管拡張現象が起こって、血流がよくなるから、痛みが去っていくよ。四十肩・五十肩にもいいね。

典加 粗塩でいいけど、精製塩でない塩を使ってね。

材料・器具

粗塩…約2カップ
フライパン
茶封筒…大2枚
てぬぐい…1～2枚

手順

1. フライパンを中火にかけ、温まってきたら塩を入れる。中弱火にし、木べらで混ぜながら30分以上いる。
2. 茶封筒を二重にし、1の塩を入れて折り込む（かなり熱いので注意）。
3. てぬぐいを広げ、2を包んで服の上から患部に当て、さめるまで当てておく。

※塩は2～3回使える（使用後に食用不可）

しょうが湿布

腰痛、生理痛、便秘、四十肩・五十肩などに

ばあちゃん しょうが湿布はあらゆる痛みに有効っていうスグレモノなんだよ。

典加 腰痛とか生理痛とか、四十肩・五十肩とか、ラクになった人が大勢いるし、便秘の人にもいいよね。

ばあちゃん 患部に当てている蒸しタオルの上に、熱い蒸しタオルをのせて、取り替えの早業でさめないようにするのがミソだよ。

典加 25～30分繰り返すといいね。

ばあちゃん さめてきたら鍋を火にかけるけど、しょうがの薬効がなくならないよう80度以下にしてね。

材料・器具

しょうが…250～300g
水…適量
塩…ひとつかみ
おろし皿またはおろし金
ガーゼ
輪ゴム
大きめの鍋
タオル…3枚
バスタオル…3枚

手順

1. 鍋に湯をたっぷりわかし、さましておく。
2. しょうがはすりおろし、ガーゼに包んで口を輪ゴムなどでしばる。
3. 1の湯が70～80度になったら2を入れ、塩を加える。
4. タオル2枚を横長にして3のしょうが湯につけるが、両端はつけないでおく（持つときに熱いので）。
5. 4のタオルを1枚引き上げてゆるめにしぼり、よくはたいて（やけどしないようにし）、四つ折りにして患部に当てる。
6. もう一枚のタオルもしぼって四つ折りにし、5のタオルの上にのせる。
7. 6の上にバスタオルをかけて保温する。
8. 3枚目のタオルを鍋のしょうが湯につける。
9. 患部に当てたタオルがさめてきたら、8のタオルをしぼって四つ折りにし、2枚目のタオルの上にのせる。すぐに1枚目のタオルをサッと抜き取り、2枚目のタオルを患部に当てる。
10. 抜き取ったタオルは鍋のしょうが湯につけ、上に熱いタオルをのせては下のさめてきたタオルを抜く。

野草チンキ

虫さされ、やけど、切り傷、アトピー性皮膚炎、肩こりなどに

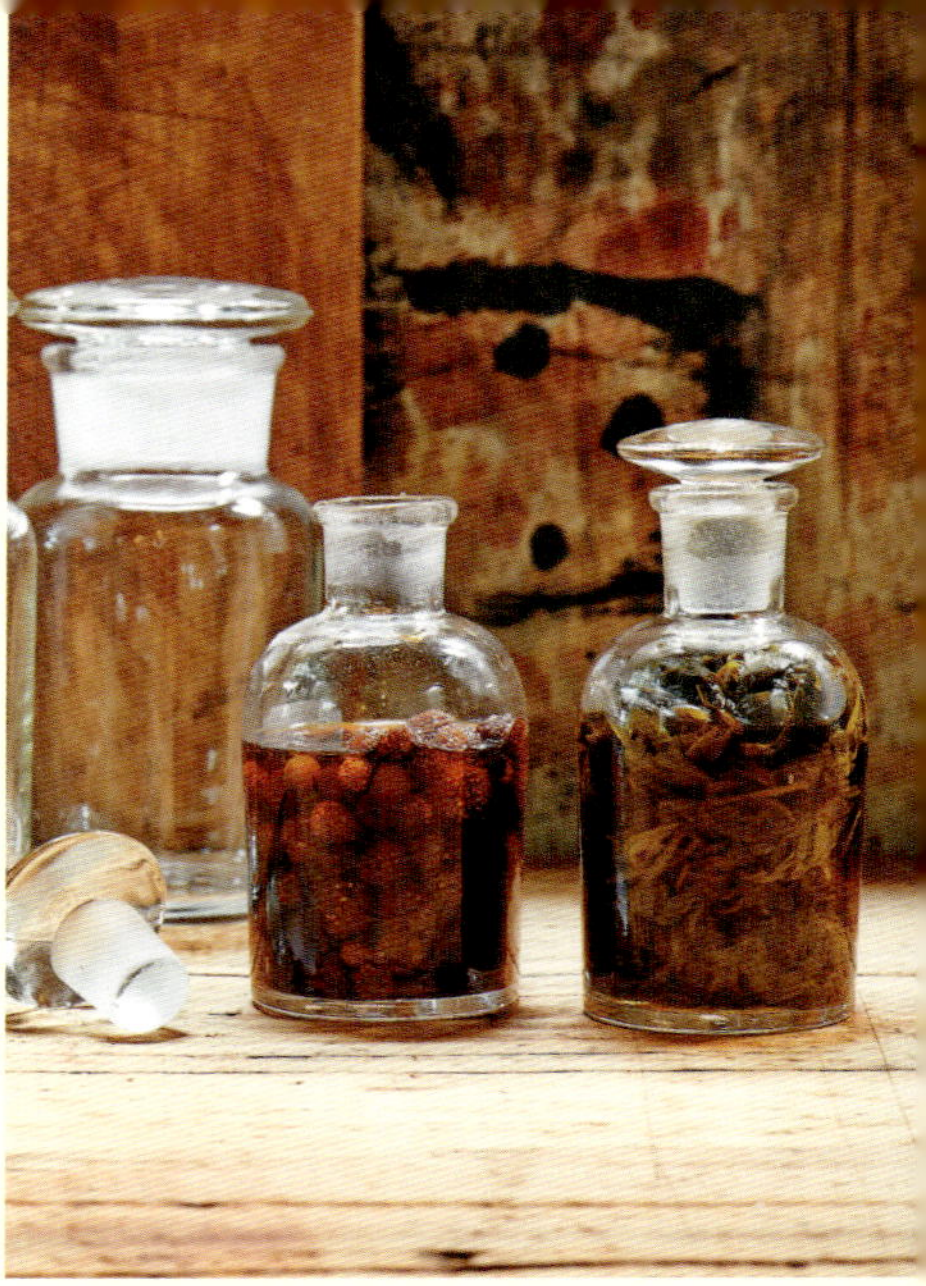

典加　虫さされには野草チンキだね。

ばあちゃん　アッという間にかゆみが治まるから不思議！

典加　やけどや切り傷、腫れものにも塗るといいんだよね。

ばあちゃん　アトピー性皮膚炎の人にも教えてあげたら、喜ばれたよー。

典加　湿疹ややけど、かゆみ、水虫、あせも、かぶれにもいいんだよね。

ばあちゃん　首や肩がこるときにもいいんだよ。手ですり込むと、スーッとするよ。こんにゃく温湿布とか、やってる時間がない人にオススメ。

典加　ねんざや腫れものにもいいよね。あと、ふけが出る人にも。

ばあちゃん　花粉症の人は綿棒に野草チンキをつけて、鼻の穴やのどに塗るといいよ。へびいちご、よもぎ、どくだみのどれもOKだからね。

へびいちごのチンキ

材料・器具

へびいちご…びんを満たす量
焼酎（アルコール度数35度の良質なもの・下記）…適量
びん

手順

1. へびいちごは実だけをとり（ヘタを一緒にとらない）、サッと洗って乾いたタオルや布などの上に広げ、自然乾燥させる。
2. 乾いたへびいちごを、びんの口ギリギリまで入れる。
3. 2に焼酎をひたひたまで注ぎ、ふたをする。
4. 3週間以上たって琥珀色のチンキができたら、液体だけを別のびんに移す（1か月までは一緒に入っていてもよい）。

※できたチンキは、3〜4年使える。

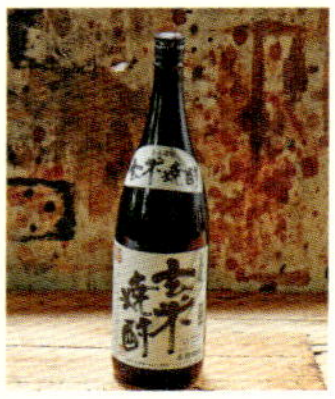

特製 玄米焼酎35度（小正醸造）
玄米を長時間水につけて、二度蒸しして仕込んだ焼酎。アルコール度数35度。／片山（問い合わせ先は巻末）

よもぎのチンキ

材料・器具

よもぎ…びんを満たす量
焼酎（アルコール度数35度の良質なもの・下記）…適量
びん

手順

1. よもぎの葉はとったら洗わずに盆ザルなどに広げ、日なたで半日干す。
2. 水分が飛んでしんなりしたよもぎをびんに入れる（びんの口ギリギリまで入れる）。
3. 2に焼酎をひたひたまで注ぎ、ふたをする。
4. 3週間以上たって琥珀色のチンキができたら、液体だけを別のびんに移す（1か月までは一緒に入っていてもよい）。

※できたチンキは、3〜4年使える。
※どくだみでも同じように作れる。

野草入り里芋パスター

熱をもった腫れ、乳腺炎、骨折、ねんざ、癌にも

典加　パスターって貼り薬だよね。
ばあちゃん　里芋の貼り薬は昔から民間療法で使われてきたんだよ。皮をむいてすりおろした里芋に1割のしょうがと小麦粉を混ぜ、耳たぶよりかたくまとめるんだけど、里芋粉っていう粉があるから、いざというときのために買っておくといいよ。
典加　自然食品店や自然食の通販サイトで売ってるね。
ばあちゃん　里芋粉は水だけで溶くんじゃなくて、どくだみやはこべをプラスすると効果倍増だよ。
典加　腫れて熱をもっているような炎症には、これがいちばんだね。
ばあちゃん　乳腺炎がラクになったという経験者がたくさんいるよ。
典加　骨折や打ち身、ねんざしたときにもいいよね。
ばあちゃん　癌の手当てに使う人もいるね。乳癌の人が、おっぱいに貼って、ブラジャーでうまいこと押さえてるって言ってたよ。
典加　乳腺炎のときもそうだけど、乳首のところははずして、ドーナッツ状にするといいよ。
ばあちゃん　里芋はみそ汁やけんちん汁に入れて食べてもいいね。毒素を排出する力があるから。

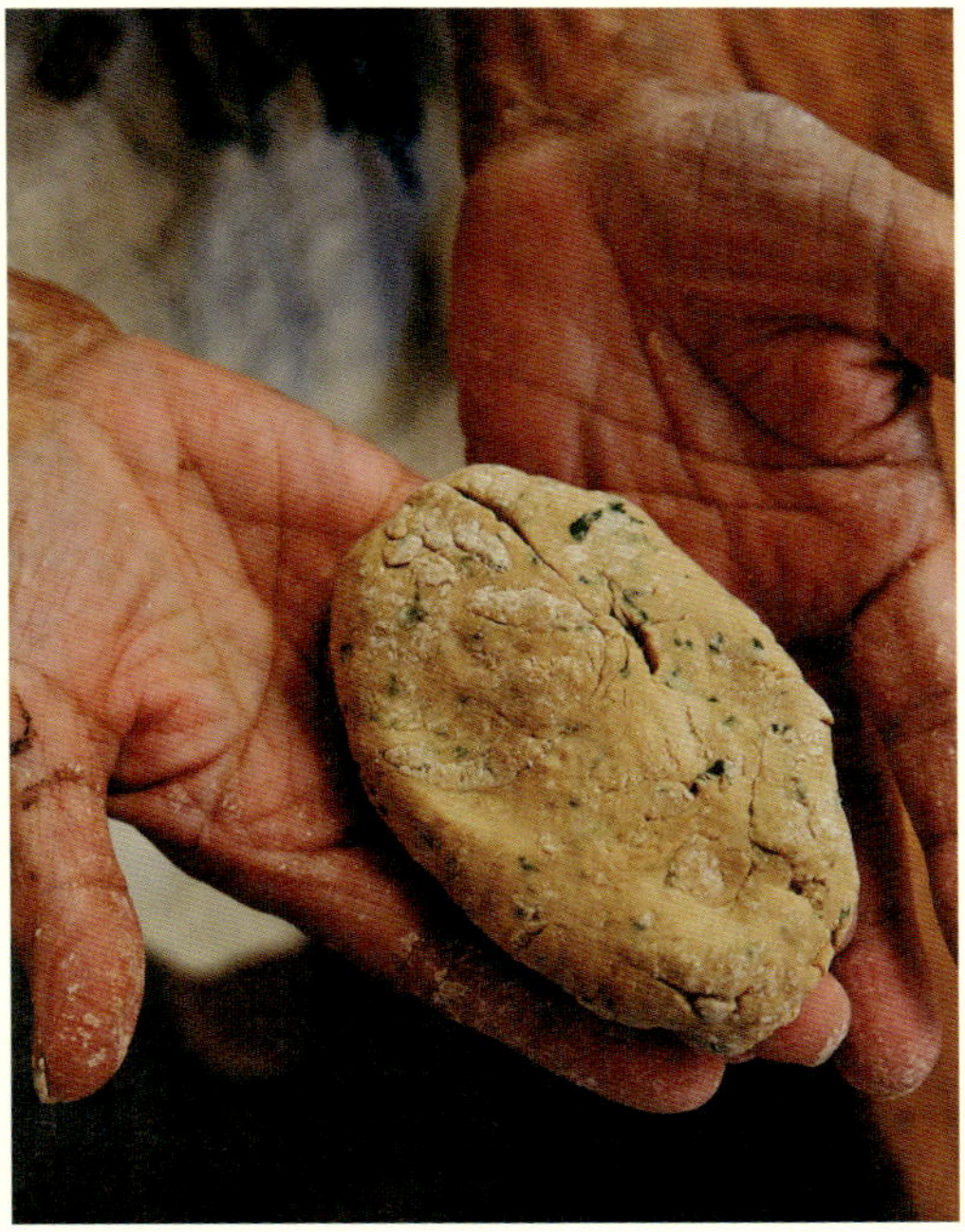

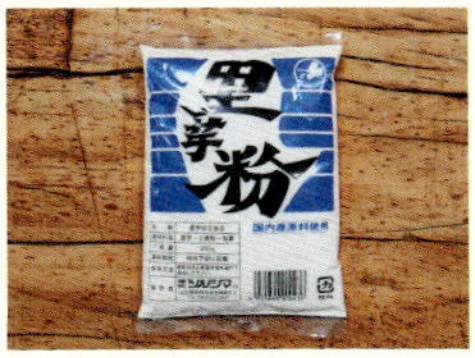

里芋粉（ツルシマ）
国内産の里芋の粉末に小麦粉としょうが粉末が混ざっていて、手軽に里芋パスターができる。／リマの通販（問い合わせ先は巻末）

材料・器具

里芋粉…患部に合わせて適量
どくだみ…粉1カップに対して約10枚（または同量くらいのはこべ）

水…適量
さらしまたはガーゼ
包帯
すり鉢
すりこぎ

手順

1. どくだみの葉またははこべは洗わずに刻んですり鉢に入れ、すりこぎですりつぶし、水を加えてすりのばす（どくだみまたははこべと水をミキサーにかけてもよい）。
2. 1に里芋粉を入れ、菜箸で混ぜてから耳たぶよりかたくまとめる。
3. さらしに2をのせ、患部に当ててさらしや包帯などで固定する（かぶれる人は、肌にごま油を薄く塗ってからパスターを当てるとよい）。3〜4時間で貼り替えること。

はこべの黒焼き

歯肉炎や歯周病、歯茎の病気に

ばあちゃん　最近、歯周病や歯肉炎の人、多いねー。明らかに、甘いものの食べすぎだね。

典加　卵や牛乳もよくないよね。

ばあちゃん　食養をちゃんやってれば、絶対になるわけがないよ。なってしまった人は、はこべの黒焼きを歯茎になすりつけてマッサージしたり、歯ブラシにつけて歯をみがいたりするといいよ。

典加　はこべを干してから炭にするんだよね。

ばあちゃん　土鍋に入れて密封して火にかけて、ほっとくんだよ。できあがったら火を止めるんだけど、さめる前に絶対ふたを開けちゃいけない。開けたとたんに酸素が入って、燃えて白い灰になっちゃうからね。

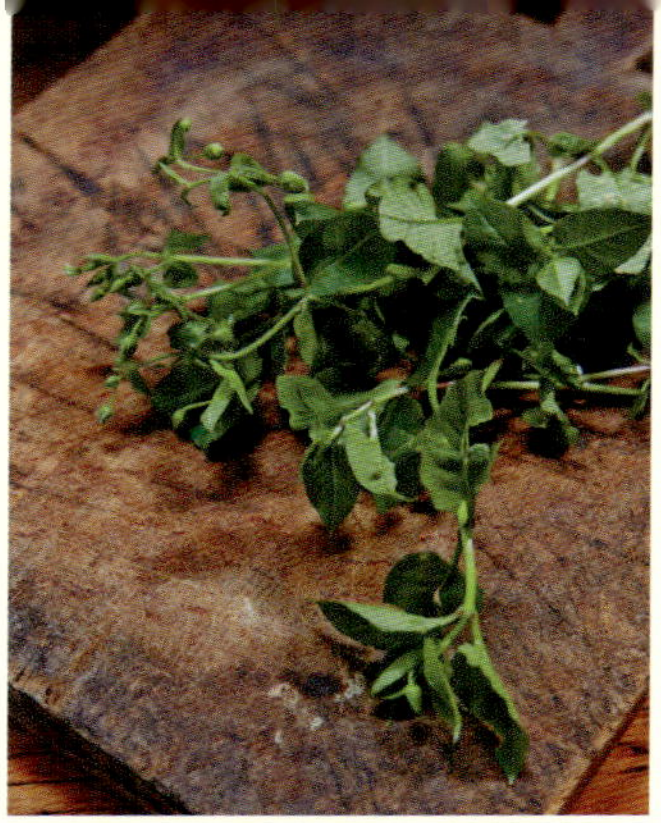

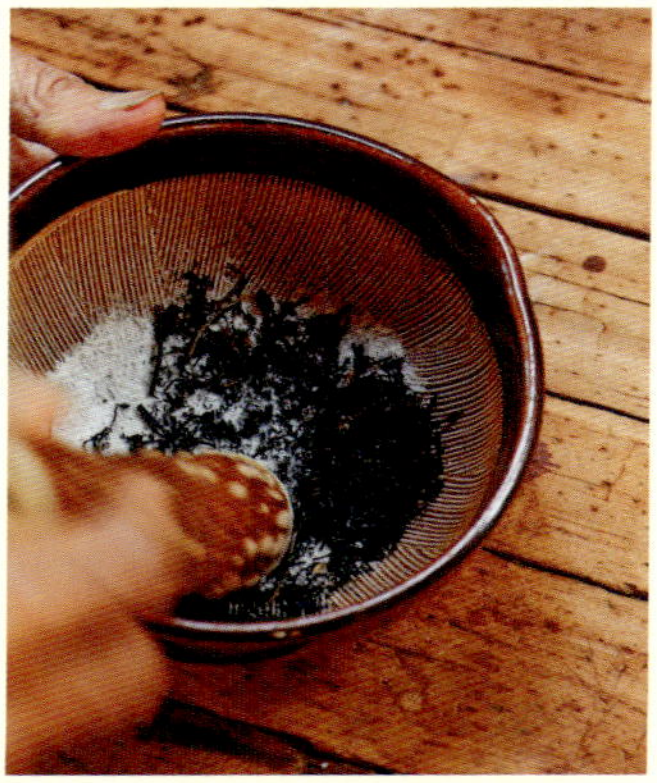

材料

はこべ…適量
塩

手順

1 はこべは洗わずに盆ザルなどに広げ、日なたで1日干す。

2 翌日は1日陰干しにする。

3 土鍋に2を入れてふたをし、ふたの穴を木栓でふさいで弱火にかける。

4 40〜50分加熱したら、火を消してそのままさます。

5 塩は鉄のフライパンで20分弱火でいり、すり鉢で20分すってサラサラの焼き塩にする。

6 4がさめたらふたをとり（さめるまでふたをとらないこと）、真っ黒な炭状になっていたら、ミニすり鉢に移し、すりこぎでつぶして粉々にする。

7 6に5の焼き塩を加え、よくすり混ぜる。朝昼晩、指で歯茎につけてマッサージする。豚毛の柔らかい歯ブラシにつけて、毎日歯をみがくのも効果的。

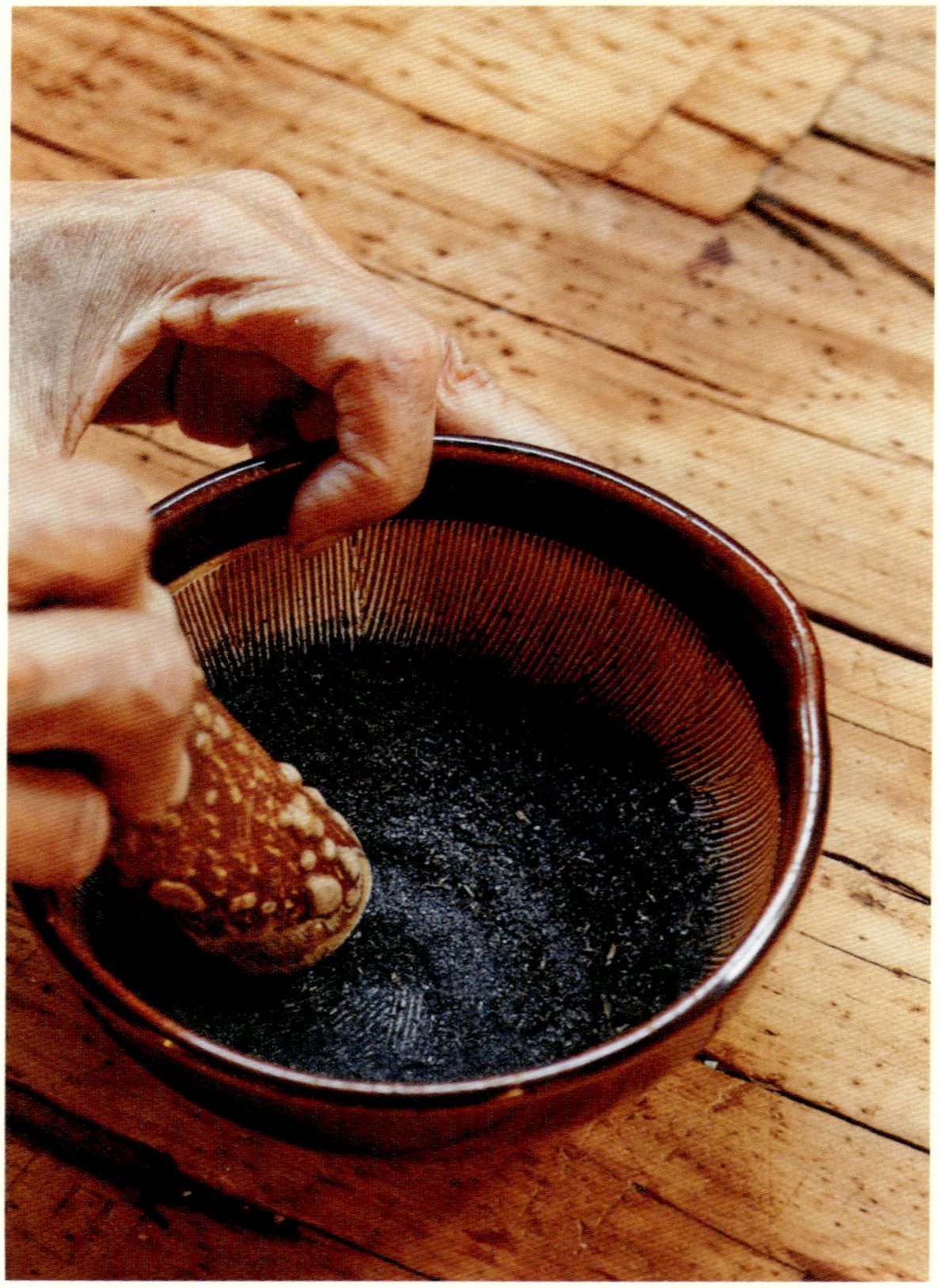

よもぎの葉っぱ湿布

切り傷、すり傷、虫さされに

典加　よもぎを傷口に貼ると、見事に血が止まるんだよね。痛みもとれるし。うちの長男も、よもぎで助けられたっけ（P93）。

ばあちゃん　収れん性の陽性な引き締める力が、よもぎにはあるからね。なたで足を大けがした人によもぎを手でもんで貼ったら、噴き出てた血が止まって、本人もビックリしてた。でも甘いものや果物、生野菜とか、陰性食品をとってると治りが悪いよ。

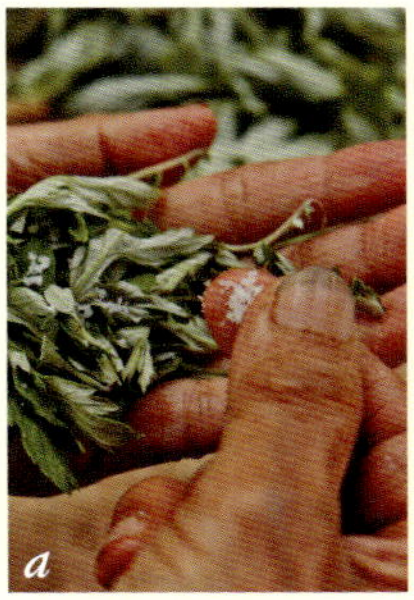
a

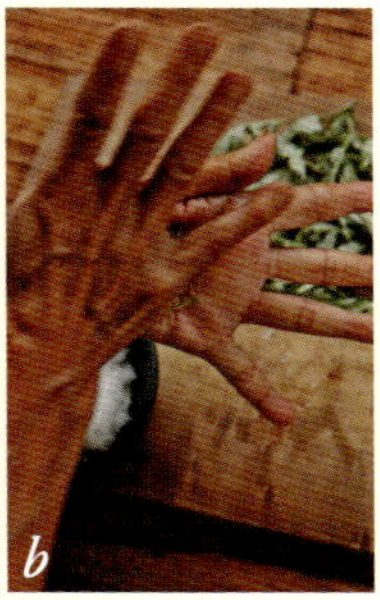
b

すりつぶす場合

材料・器具

よもぎ…患部に合わせて適量
塩…少々
すり鉢
すりこぎ
さらしまたはガーゼ
包帯など

手順

1. 摘みたてのよもぎは洗わずに刻んですり鉢に入れ、すりこぎでゴリゴリとすりつぶす。最初はすりこぎでつくようにして、つぶしていくとよい。
2. よもぎから汁が出てペースト状になったら塩をちょっぴり加えてすり混ぜ、患部に当ててさらしかガーゼでおおい、包帯などで固定する。

手でもむ場合（軽傷）

材料・器具

よもぎ…手の平にのるくらい
塩…少々
ばんそうこう

手順

1. よもぎの葉は摘みたてを洗わずに、手にとって塩をふる（*a*）。
2. 両手でよもぎをはさみ、右回転で右手を回しながら力を入れてもむ（*b*）。
3. 汁が出てきたよもぎを患部に貼り、ばんそうこうなどで固定する。

どくだみの葉っぱ湿布

おでき、魚の目、イボ、タコに

ばあちゃん　どくだみは昔から十薬といって毒出しの妙薬といわれてきたんだよ。化膿して腫れたところにあぶったどくだみの葉を貼れば、膿が吸い出されるし、魚の目やイボ、タコだって簡単にとれるからね。

典加　魚の目やイボ、タコは、1〜2週間かかるけど、だんだん小さくなって、最後にかたい芯がポロンととれるんだよね。

ばあちゃん　魚の目の場合は、貼ると痛みが出るから、毎日貼って、痛くなったらちょっとは休むといい。それでもがまんして続けると、効果はてきめんだよ。

典加　ハチやムカデのような毒虫に刺されたときは、ペースト状にしたどくだみを貼るといいんだよね（上記の「よもぎの葉っぱ湿布」の「すりつぶす場合」を参照）。

材料・器具

どくだみ…2〜3枚
包帯など

手順

1. どくだみは手で持って両面を直火でサッとあぶり（やけどに注意）、2〜3枚重ねてできものや魚の目、イボ、タコなどに裏面を当て、包帯などで固定する。
2. 1日数回貼り替える。

ねぎ湿布

のど痛、せき、たんが詰まるときに

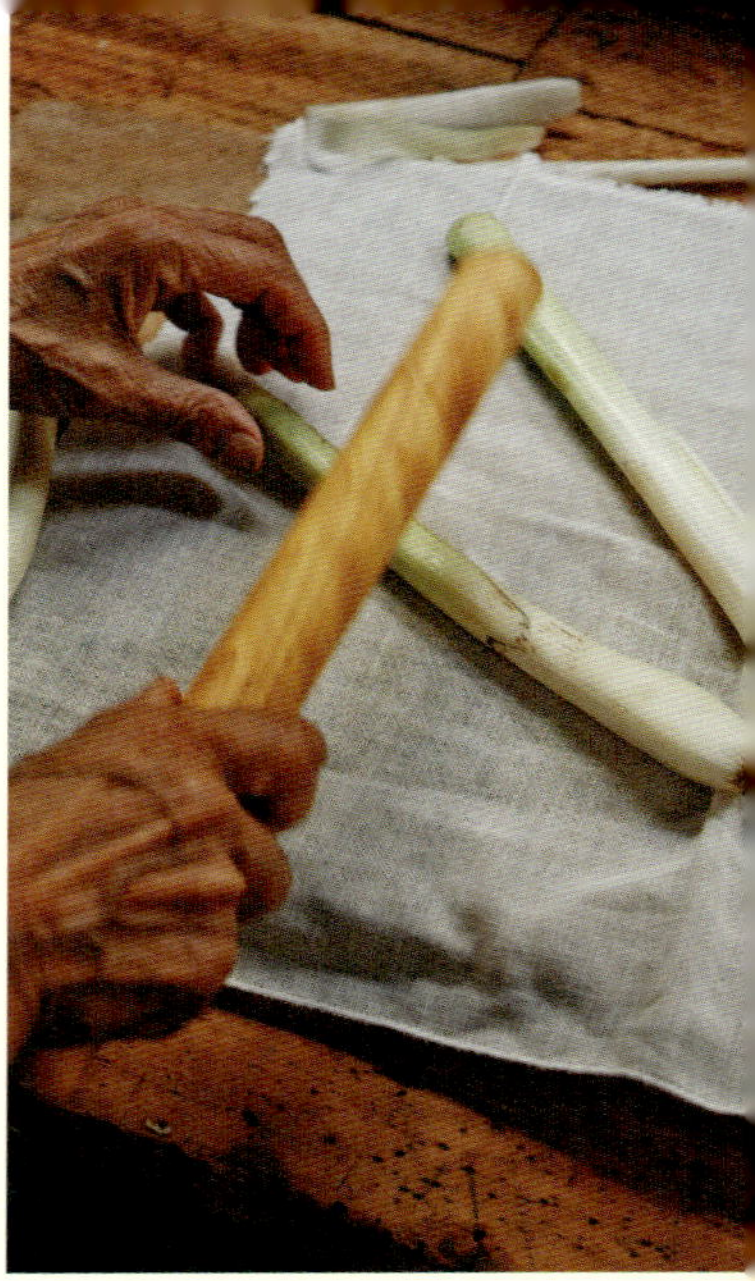

典加　風邪をひいたらねぎを首に巻くのは、昔からの民間療法だよね。

ばあちゃん　のどが痛いときにも、せきが出るときにもいいね。

典加　たんがのどに詰まって苦しいときも、ラクになるよね。

ばあちゃん　ねぎの酵素が毛穴から入って、薬効が働くんだよ。

典加　ねぎならどこの家でもたいがいあるから、手軽にできる手当てだよね。

材料・器具

ねぎ…2本
めん棒またはすりこぎ
さらしまたはガーゼ…首に巻ける長さ

手順

1 ねぎは青い部分を切り落とす。

2 さらしかガーゼを横長に広げて1をのせ、めん棒でたたいて柔らかくする。

3 さらしかガーゼでねぎをくるみ、首に巻いて結ぶ（きつくない程度に）。

まこもたけ湿布

熱をもった炎症ややけど、骨折、関節の痛みに

典加　まこもたけっていうのは、まこもの根元の部分なんだよね。

ばあちゃん　まこもは縄文時代から日本に伝わる古ーい植物なんだよ。お釈迦さまが、病人をまこもで編んだむしろに寝かせてたって話は有名。

典加　まこもの葉を焙煎したお茶を飲むと血液がキレイになって免疫力がアップするし、糖尿病や腎臓病にもいいよね。

ばあちゃん　外用ではめん棒でたたいてそのまま貼りつけて包帯で巻いたり、すりおろして、やけどや打ち身、乳腺炎にいいよ。腫れて熱もってたのが、1時間もしないうちにひいた人もいたんだよ。

典加　すりおろして粉を混ぜれば、やけどや骨折、関節の痛みにいいよ。

ばあちゃん　まこもの薬効はすごいから秋にはせっせと食べるといいよ。

すりおろす場合

材料・器具

まこもたけ（根元）…適量
小麦粉…適量
おろし皿またはおろし金
ボウル
菜箸
さらしまたはガーゼ
包帯など

手順

1 まこもたけの根元の白い部分を皮ごとすりおろし、ボウルに入れる。

2 1に小麦粉を加えて菜箸で混ぜ、耳たぶよりかたくまとめる（骨折のときは酢を少し混ぜる）。

3 2を患部に貼って上からさらしかガーゼでおおい、包帯などで固定する。

たたく場合

材料・器具

まこもたけ（根元）…1本
めん棒またはすりこぎ
まな板
包帯など

手順

1 まこもたけの根元の白い部分を半割りにしてまな板に置き、めん棒またはすりこぎでバンバンたたき、つぶしたものの内側を患部に貼る。

2 包帯などで固定する。

よもぎの帽子

発熱、頭痛、熱中症、めまいやうつ症状にも

ばあちゃん　よもぎの葉っぱを帽子に詰めて、頭にかぶせておくだけなんて、簡単にできる熱の手当てだろ。2時間もするとラクになるよ。

典加　熱中症になったら、よもぎの帽子、ゼッタイかぶったほうがいい。

ばあちゃん　めまいがしたり片頭痛もちの人、うつや精神不安定の人にこれでラクになった人が多いんだよ。

典加　集中力がないときも、これをかぶると落ち着くよね。

材料・器具

よもぎ…適量
帽子

手順

摘みたてのよもぎの葉を帽子の中にめいっぱい詰め込み、ゲンコツで押し込む。これを頭に深くかぶる。

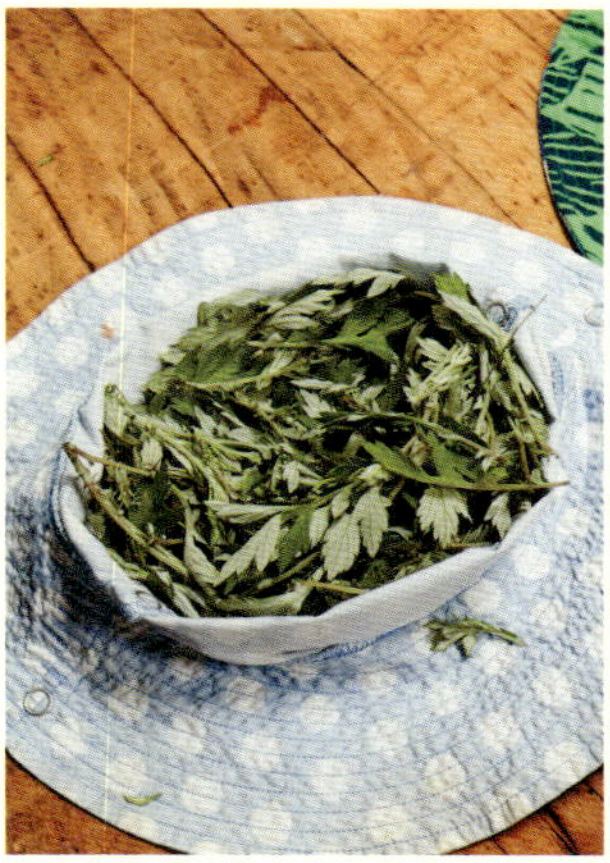

ゆきのした湿布・ゆきのしたの汁

あぶって疲れ目に、しぼり汁は中耳炎に

ばあちゃん　ゆきのしたをあぶって目に当てれば涙目や目やに、パソコンで目が疲れたときにいいよ。

典加　三年番茶（Ｐ105）に塩をちょっと入れて、それで目を洗うのと併用すると、治りが早いよね。

ばあちゃん　ゆきのしたをすりつぶしてしぼった汁は、中耳炎の薬になるよ。一滴で痛みがとれた人が大勢いる。庭に植えておけば、いつでも手当てに使えて重宝だよ。

ゆきのしたの汁

材料・器具

ゆきのしたの葉…2〜3枚
すり鉢
すりこぎ
スポイト

手順

1 摘みたてのゆきのしたは洗わずに刻み、すり鉢に入れてすりこぎでゴリゴリとすりつぶす。最初はすりこぎでつくようにして、つぶしていくとよい。

2 1の汁をスポイトに吸い込んで、耳の中に1滴落とす。

ゆきのした湿布

材料・器具

ゆきのしたの葉…4枚
焼き網
眼帯

手順

1 ゆきのしたは熱した焼き網にのせ、両面をサッとあぶる。

2 1のゆきのしたがさめたら、目を閉じて、まぶたの上から2枚重ねにしてのせ（毛羽のないツルツルした裏側を当てる）、眼帯で固定する。

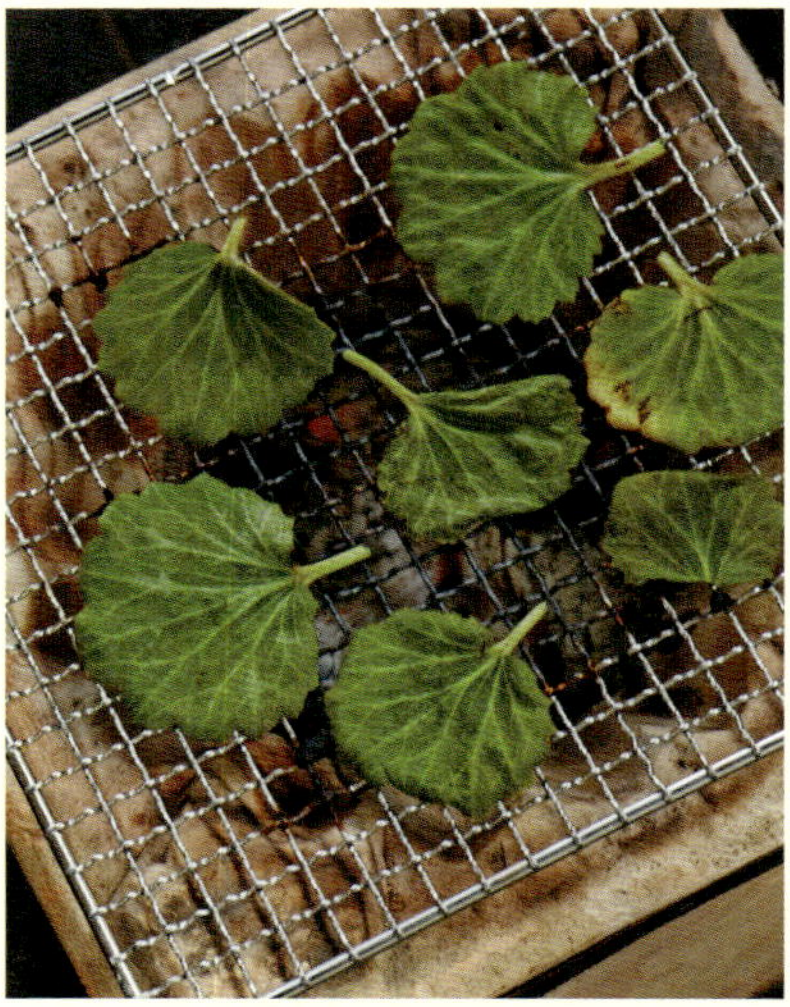

梅干しの黒焼き

頭痛、めまい、貧血、冷え性など陰性症状改善に

ばあちゃん　炭は昔から薬で、黒焼き屋さんには病人が列を作ってたよ。

典加　有害なものを吸着して出す力があるものね。

ばあちゃん　特に陽性が強い梅干しの黒焼きは陰性症状に効果絶大！

典加　体を温めるし、造血作用も。

ばあちゃん　貧血、冷え性、低体温、低血糖症の人にはゼッタイオススメ！　陰性になりすぎて、全身がゆるんで尿もれしてる人は、いますぐ飲んだほうがいいよ。

典加　梅干しの黒焼きをなめて、頭痛やめまいがスーッとラクになるって話、よく聞くね。

ばあちゃん　時差ぼけや二日酔い、車酔いにも効くね。とにかく陰性病で体調が悪いときはひとなめ、動けないくらい具合が悪かったら、一度に小さじ1杯と覚えておくといい。

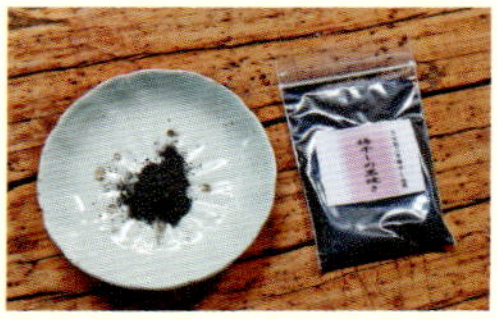

梅干しの黒焼き
和歌山県産・自家製・無肥料・農薬不使用の三年梅干しを、土鍋と薪の火で焼きあげた黒焼き。／NORICA STYLE（問い合わせ先は巻末）

材料（1回分）

梅干しの黒焼き（左記）
…耳かき1杯〜小さじ1

飲み方

1. 舌の上に置いて水を口に含み、飲み込む。
2. 健康維持のためには、耳かき1杯をなめる。
3. 体調をくずしたときは、小さじ$\frac{1}{3}$をなめる。
4. 体調がひどく悪いときや原発事故のような非常時は小さじ$\frac{1}{2}$をとり、立てないくらいのときは小さじ1を摂取。

黒焼き玄米茶

免疫力アップ、老化防止！ あらゆる陰性症状に

ばあちゃん　籾《もみ》つきの玄米を右回転で2時間以上いって炭状にすると、体温を上げる陽性なすばらしいお茶になる。体の中の有害物質を吸着して、ガッチリ排出させてくれるしね。

典加　癌になったうちの父親が宣告された余命を6年延ばせたのは、このお茶のおかげもあると思う。

ばあちゃん　一度は食養で癌を治したのに、食事を元に戻したらあっけなく再発して死んでしまったんだよ。再発後は本人が医者に頼ることを選択して抗がん剤を打ってたけど、副作用がひどくなかったね。黒焼き玄米茶と梅干しの黒焼き（上記）のおかげだったと夫は語ってたよ。

典加　籾に含まれるケイ素がいいみたい。これは血液の中のカルシウムイオンを増やすから、赤血球が元気になるし、骨も強くするんだよね。

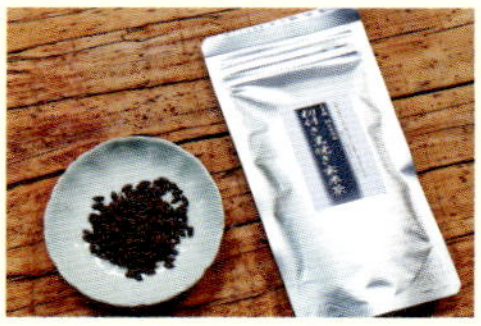

籾付き黒焼き玄米茶
滋賀高島の農薬不使用の朝日米を100%使用。土鍋で右回転でじっくり焙煎。／NORICA　STYLE（問い合わせ先は巻末）

材料（基本の分量）

黒焼き玄米（左記）…1カップ
（陽性タイプは減らす）
水…10カップ

飲み方

1. やかん（あれば土瓶か土鍋）に水と黒焼き玄米を入れ、中火にかける。
2. 沸騰したら弱火にし、20分以上かけて、コーヒーのように真っ黒になるまで煮出して茶こしでこす（残った黒焼き玄米は食べないこと）。薄くして飲みたいときは、濃く煮出したものを薄めること。

※煮出したお茶は、冷蔵庫で1週間保存可能。
※3回まで煮出せる。それ以上は煎じないこと。

梅しょう番茶

陰性症状と陽性症状の両方にいい！ 体と心に効く万能薬

ばあちゃん　梅しょう番茶は万能薬！　便秘や下痢、嘔吐にもいい。胃腸が痛むときや弱っているときにもいい。貧血、冷え性、低体温、低血糖症の人は毎朝欠かさず飲むといいよ。

典加　風邪のひき始めには、梅しょう番茶だよね。頭痛のときにもね。

ばあちゃん　心臓の特効薬でもあるんだよ。

典加　気持ちがうつになって落ち込んだときだって梅しょう番茶で助かるんだから、すごいよね〜。

ばあちゃん　「梅干しは三毒を消す」とか、「梅はその日の難のがれ」って、昔からいわれてきたんだよ。三毒っていうのは、「血の毒・水の毒・食の毒」というんだ。全部消すんだから、スグレモノなんだよ。浄血作用や解毒作用、殺菌作用は半端じゃないってことだよ。

典加　そんなにすごい梅干しにしょうゆとしょうが汁、陽性な三年番茶をプラスすれば、パワー全開だね。

ばあちゃん　即効性があるんだよ。濃さは体調によって変えたほうがいい。朝と晩、欠かさず飲んでるだけで、快食・快便・快眠だよ。

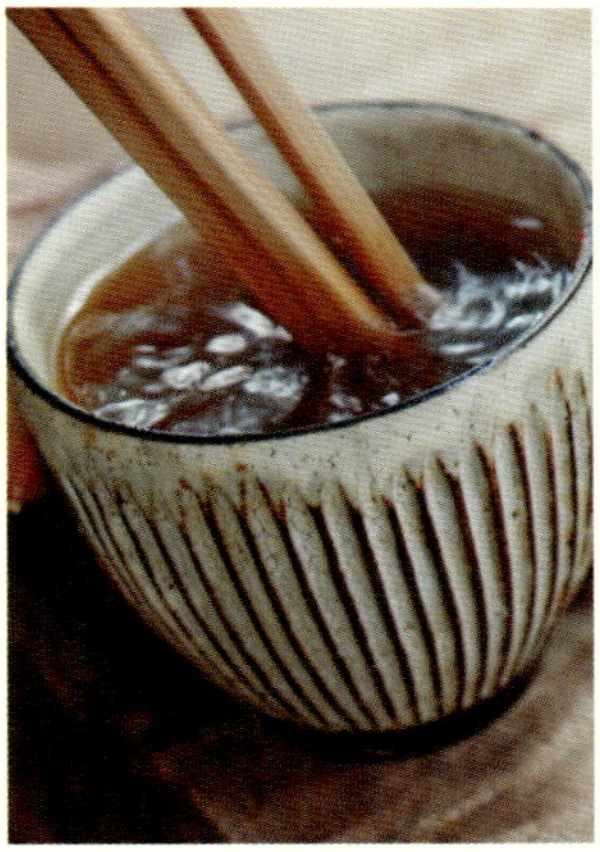

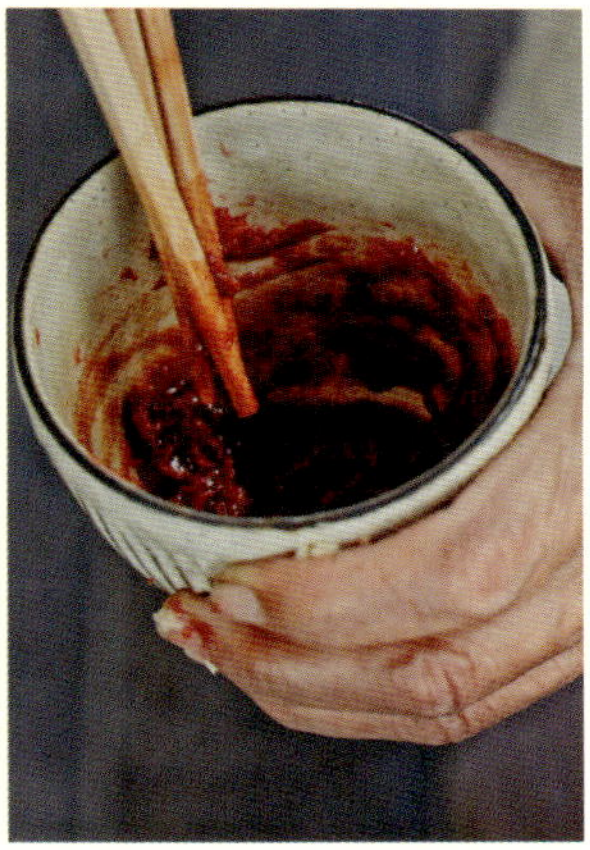

材料（1回分）

梅干し…1個
しょうがのしぼり汁…2滴
しょうゆ…小さじ1
三年番茶（下記）…$^{2}/_{3}$カップ
（体調によって加減する）

飲み方

1. 湯のみに梅干しを入れ、割箸3本でつついて、右回転で回していく。
2. 種がポロッと出てくるので、とり除き、さらにつつきながらグリグリと回して練る。
3. ペースト状になったらしょうがのしぼり汁としょうゆを加え、よく混ぜ合わせる（*a*）。
4. *3*に熱い三年番茶を注ぎ、混ぜてから飲む（*b*）。

※三年番茶を注ぐだけの市販品（左記）を使用してもよい。

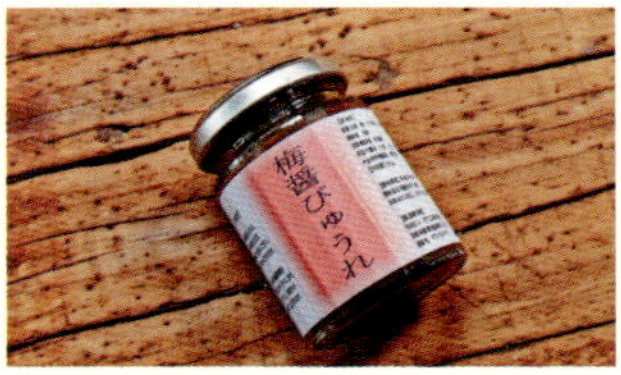

梅醤ぴゅうれ
和歌山県産・自家製・無肥料・農薬不使用の三年梅干しと自家製しょうゆ、高知県産の自然農法のしょうがを使用。／NORICA STYLE（問い合わせ先は巻末）

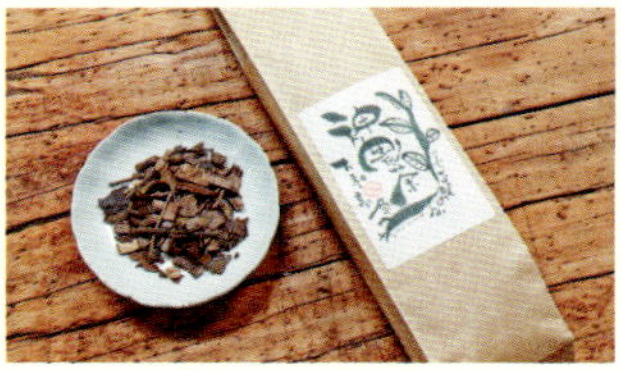

神農茶（健一自然農園）
大和高原（奈良県）の霧が育てた無肥料・農薬不使用のまろやかな三年番茶。／NORICA STYLE（問い合わせ先は巻末）

れんこん湯《とう》・れんこん茶

せき、のど痛、喘息の発作、リンパ腺炎に

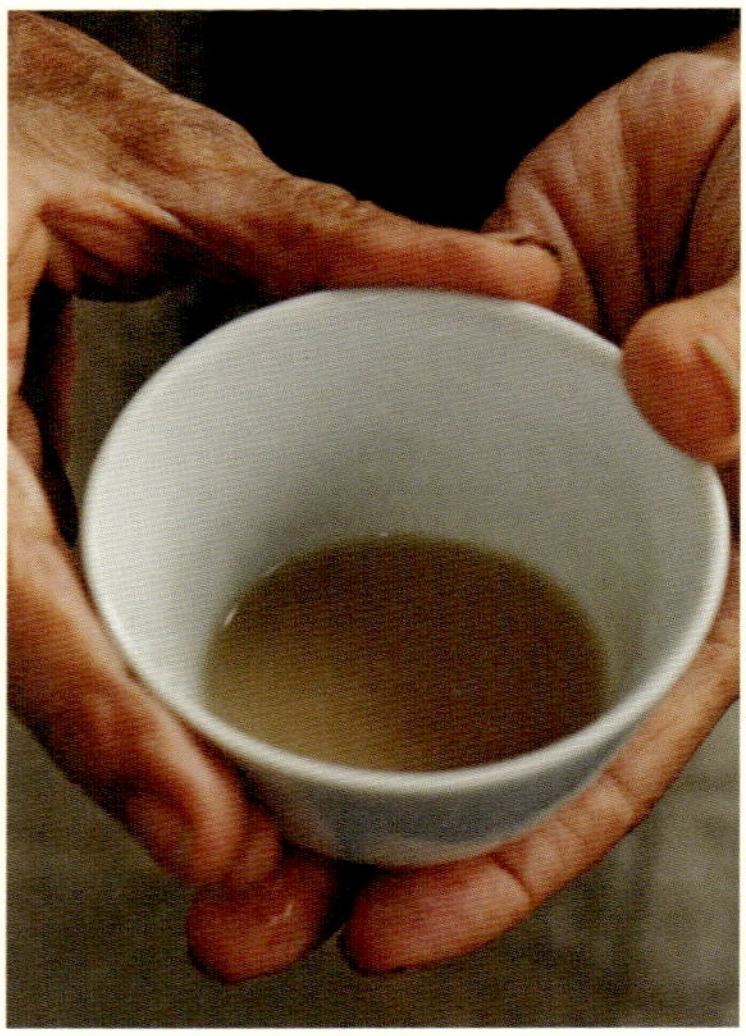

ばあちゃん　れんこんは、昔からせき止めの妙薬として使われてきたんだよ。しぼり汁で作るれんこん湯は、せきが止まらないときや喘息《ぜんそく》の発作がひどいときに飲むといいよ。

典加　のど痛やリンパ腺炎にもね。

ばあちゃん　大人は生のしぼり汁を飲んだほうが早く効くけど、子どもには温めたほうがいいね。

典加　できれば、自然栽培か自然農のれんこんがいいよね？

ばあちゃん　無農薬でも有機肥料をいっぱい使ってたら、でっかくなってるだろ。効き目も違うよ。

典加　入手できないことも多いから、乾燥れんこんでお茶を作るといいね。

ばあちゃん　呼吸器の弱い人は、日頃かられんこん料理を食べてね。

れんこん湯

材料（1回分）

れんこんのしぼり汁、水…各大さじ2
しょうがのしぼり汁…2〜3滴
しょうゆまたは塩…少々

手順

1 れんこんは皮ごとすりおろし、しぼり汁を小鍋に入れ、しょうがのしぼり汁と水を加える。

2 1に微量のしょうゆか塩を入れてサッとわかす。

子ども（中学生以下）のためのれんこん湯

材料（1回分）

れんこんのしぼり汁…大さじ3
水…大さじ4
葛粉、塩…各少々

手順

1 れんこんのしぼり汁と水を小鍋に入れ、葛粉を入れて溶かし、塩を加えて中火にかける。

2 木べらで混ぜながら煮、わいたら火を止め、さましてから飲ませる。幼児は量を少なくする。
※赤ちゃんならしぼり汁大さじ1くらいで作り、大きい子には増やすが、大さじ2を限度に。
※症状がひどいときは、生で飲むとよい。

れんこん茶

材料（基本の分量）

乾燥れんこん（手作り）…50g
水…3カップ
しょうがのしぼり汁…大人は1杯につき2〜3滴、子どもは1滴

手順

1 れんこんを料理する際に節の部分を刻んでカラカラに干し、少しずつためておく（下写真）。

2 やかん（あれば土瓶か土鍋）に水と1を入れ、中火にかける。沸騰したら弱火にし、20分ほど煮出す。

3 3割くらい減ったら火を止め、$^{2}/_{3}$カップを湯のみに入れ、しょうがのしぼり汁を落として飲む。
※子どもは体重比で飲む分量を減らすこと（大人の体重を50kgとして、25kgの子どもなら半量の75mℓにしょうがのしぼり汁1滴を落とす）。

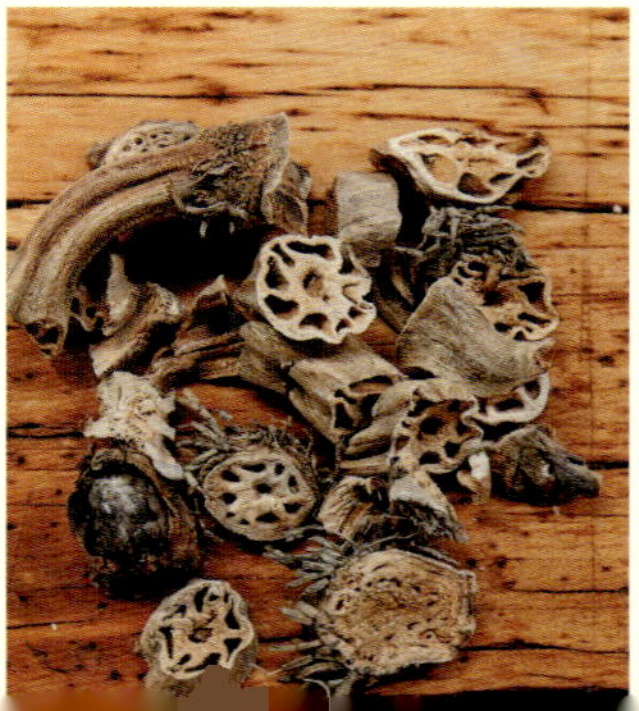

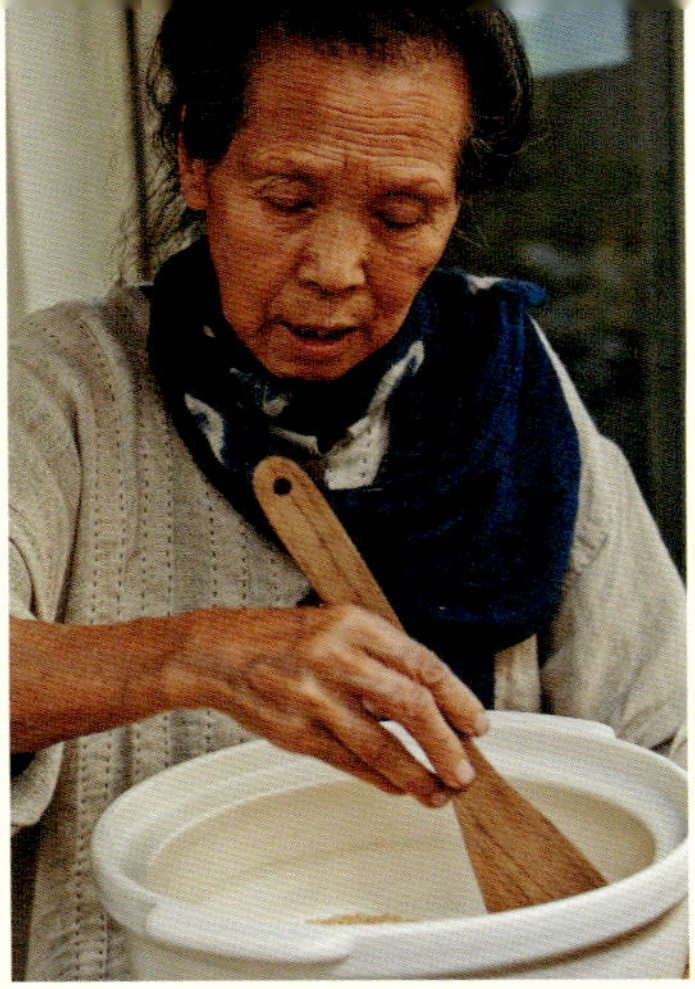

玄米クリーム

最高の病人食! 癌、口内炎、離乳食に

ばあちゃん　玄米クリームは、体が弱っている人の病人食だよ。特に癌の末期の人には、黒焼き玄米茶（P104）と混ぜて食べてほしいね。

典加　玄米の滋養がストレートに体に吸収されるものね。

ばあちゃん　口内炎ができてごはんを食べるのがつらいときにもいいよ。のどに物が通らない人も、これなら食べやすいし、おまけに力が出てくるから。それと、玄米クリームは噛んで食べるほうが効果が大きいよ。

典加　離乳食にはゼッタイすすめたいなぁ。

ばあちゃん　認知症にもね。

典加　ばあちゃんのやり方は裏ごし器を使うからお手軽だし、ぜひ手作りしてみてね。

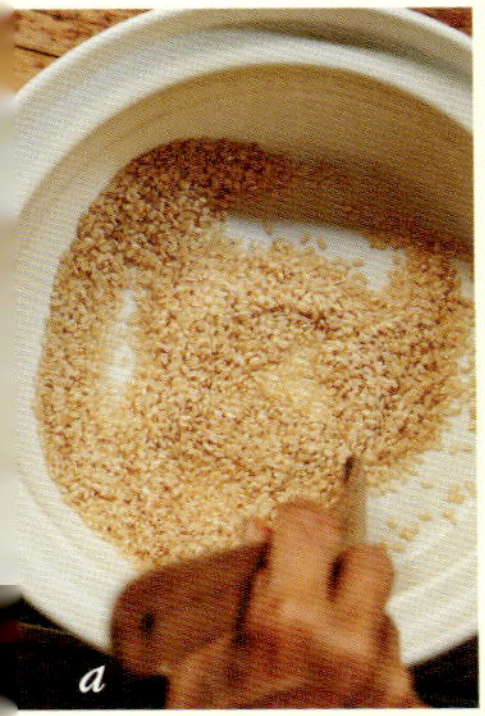
a

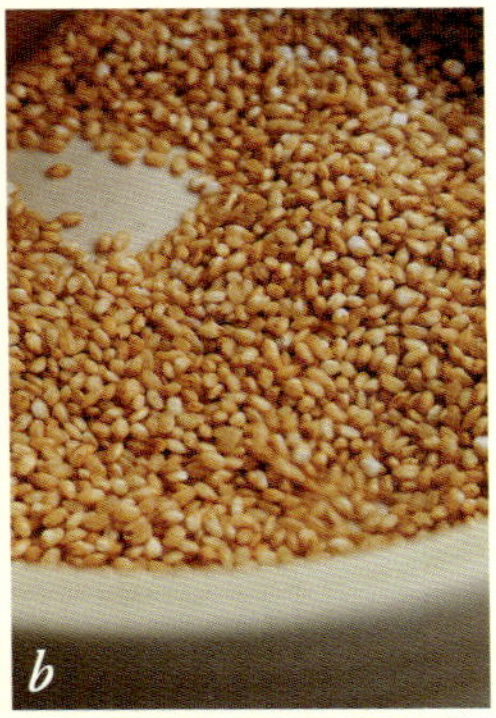
b

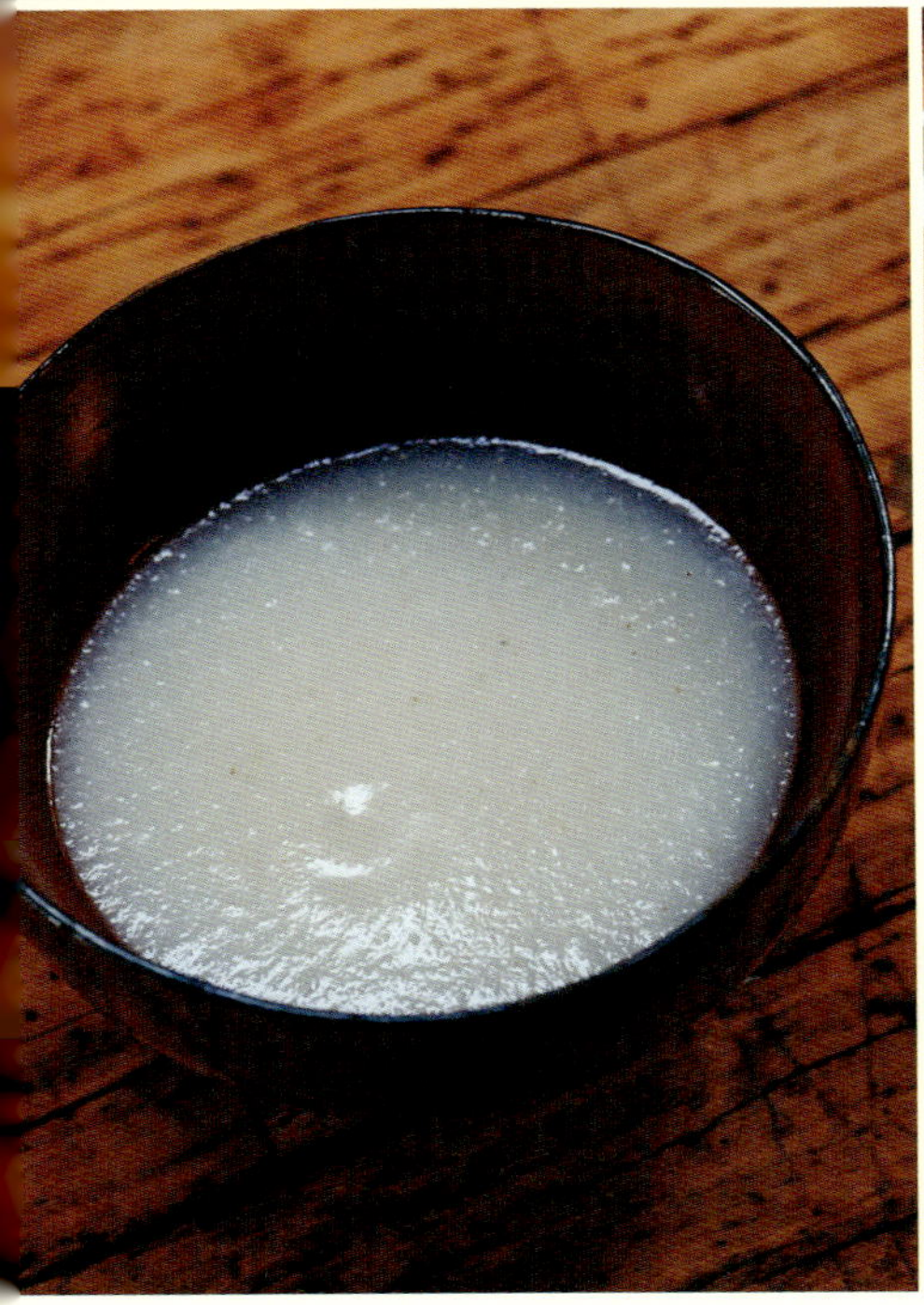

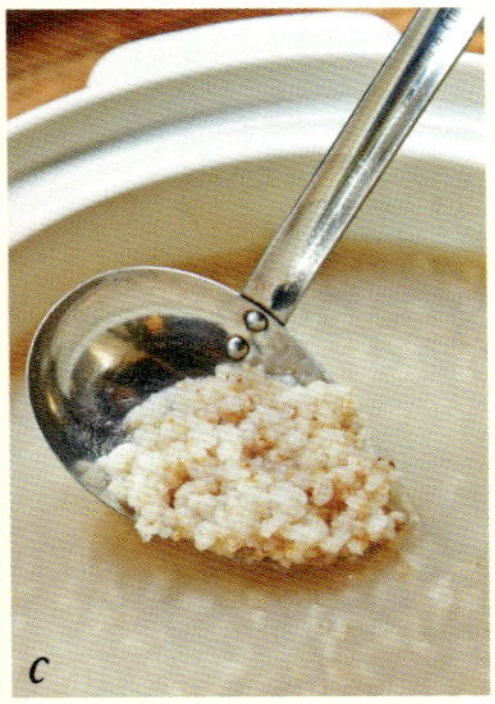
c

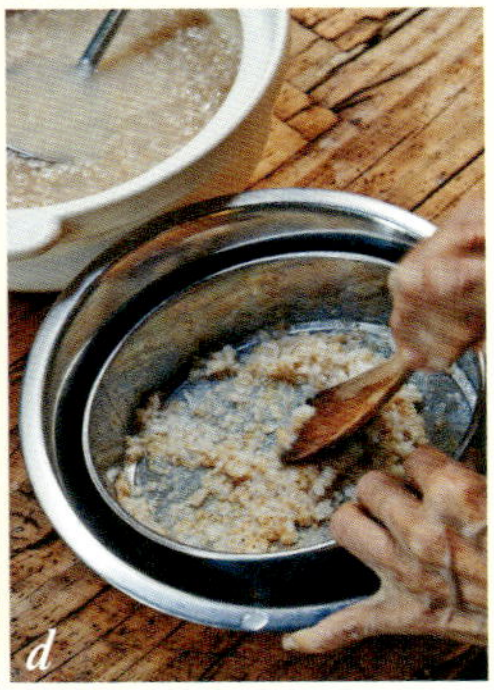
d

材料（基本の分量）

玄米（無農薬）…1カップ
水…10カップ
塩…ひとつまみ

手順

1. 温めた土鍋に玄米（洗っていないもの）を入れ、木べらを使って右回転で混ぜながら弱火でいる（*a*）。
2. 15〜20分いったら火を止め、そのままさます（*b*）。
3. 2が完全にさめたら水を加え、中火にかける。沸騰したら弱火で2時間炊いておかゆ状にする（途中でふたを開けないこと）。
4. ボウルに裏ごし器を逆さにして重ね、3を玉じゃくし1杯ずつとって、木べらでこすりながらこしていく（*c*・*d*）。
5. 4を空いた土鍋に入れ、塩を加えて中火にかけ、木べらで混ぜながら煮込み、なめらかなクリーム状になったら火を止める。

※しぼりカスはコロッケや炒めもの、お焼きなどに混ぜて利用するとよい。

若杉ばあちゃんと典加がオススメする食材・調味料・道具

ばあちゃん　おいしくて、体を元気にする料理を作るには、安全な原料を使って昔ながらの製法で作られた調味料と土鍋が要だよ。

典加　金属の鍋か土鍋かで、同じ材料でもぜんぜん違う味になるよね。

ばあちゃん　ガスか電気か七輪かでも、うま味がまったく違うねぇ。炭を使う七輪は遠赤外線を出すから、陽性な料理になるんだ。出回っている七輪は、珪藻土《けいそうど》の粉を練って作っているから劣化が早いけど、切り出し七輪は軽くて丈夫で、おいしく焼けるよー。

典加　分づき米を精米するのに、家庭用のいい精米機もぜひ！

＊各メーカーの問い合わせ先は巻末に記載しています。

土鍋

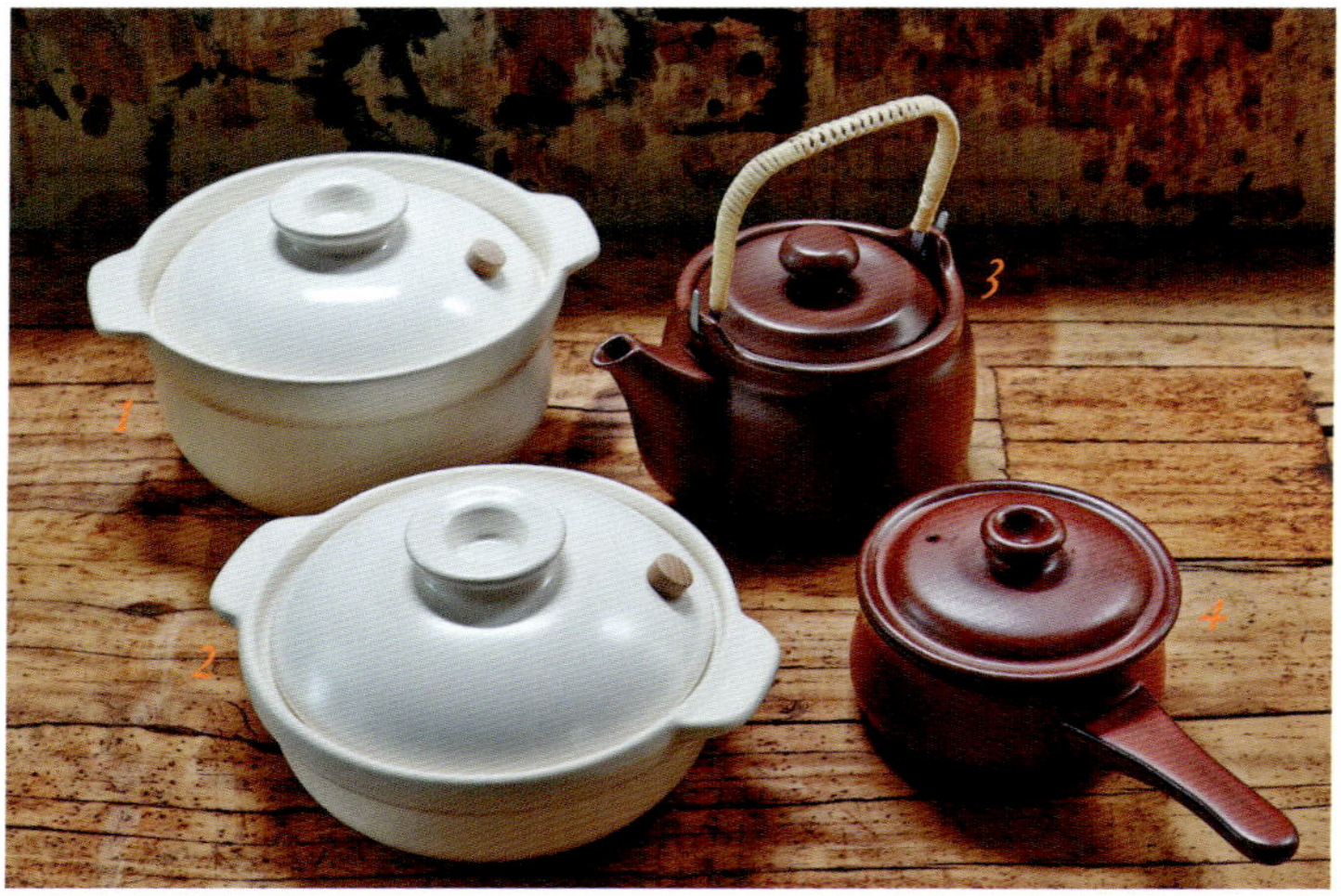

1 NEWマスタークック炊飯用土鍋（健康綜合開発）　遠赤外線の力で、ごはんが芯からふっくら炊け、甘味が増す。*2* マスタークック土鍋・浅鍋（健康綜合開発）　炒めものもできる土鍋。ゆっくり加熱するので甘味とうま味が引き出される。*3* けんこう土瓶（健康綜合開発）　金属製のやかんでは味わえない、まろやかで甘味のあるお茶を堪能できる。*4* けんこう片手鍋（健康綜合開発）　ごまをいったり煮きりみりんでタレを作ったり、寿司酢を作るときなどに重宝。

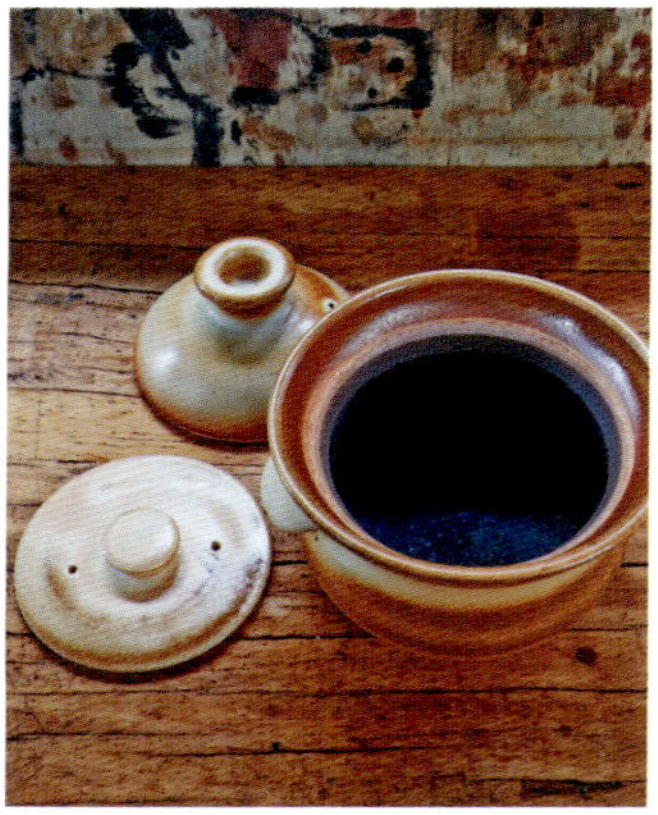

玄米飯炊釜（陰陽ライフ）　職人手作りの肉厚炊飯用土鍋。釜の内側が炭状。水を浄化し、遠赤外線効果が高い。

七輪

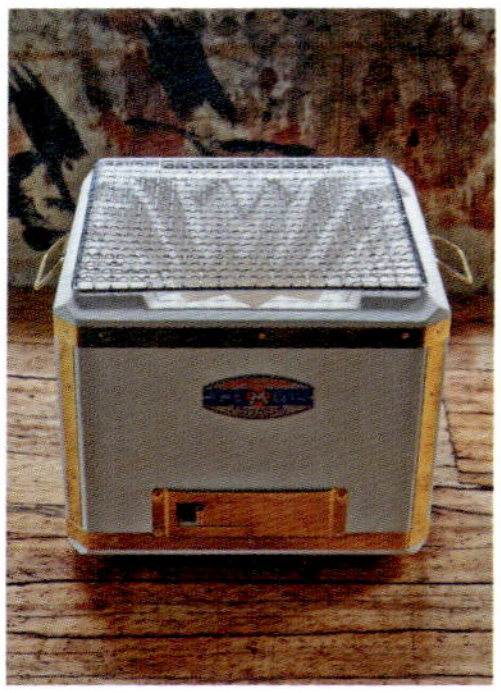

正角七輪（丸和工業）　珪藻土を塊のまま切り出し、手削りで成形して焼きあげた七輪。保温断熱効率が高く、焼きもののおいしさを際立たせる。

精米機

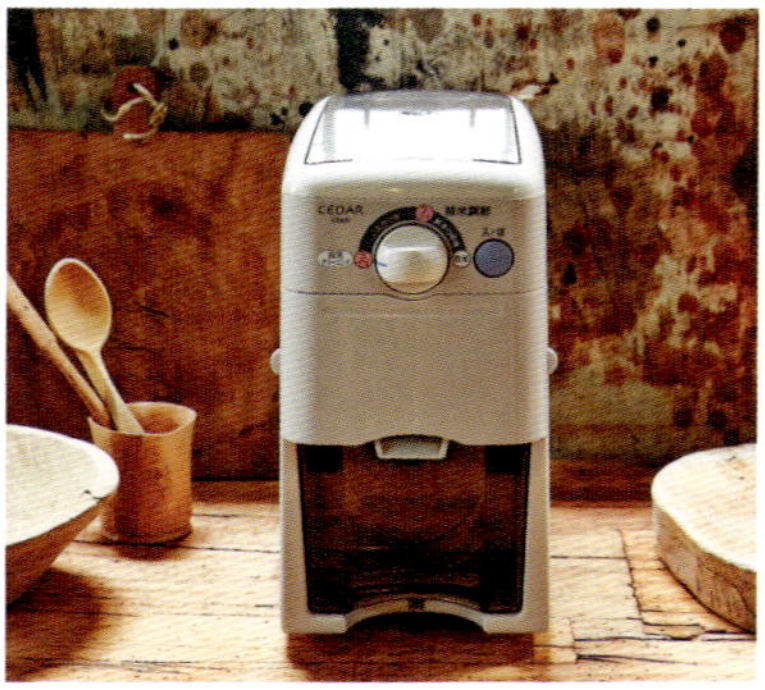

細川製作所CEDARシリーズ家庭用精米器CE851（健康綜合開発）　業務用精米方式の「一回通し」を応用。米が割れにくく、温度上昇が少ないので米の劣化が抑えられる。

調味料・油

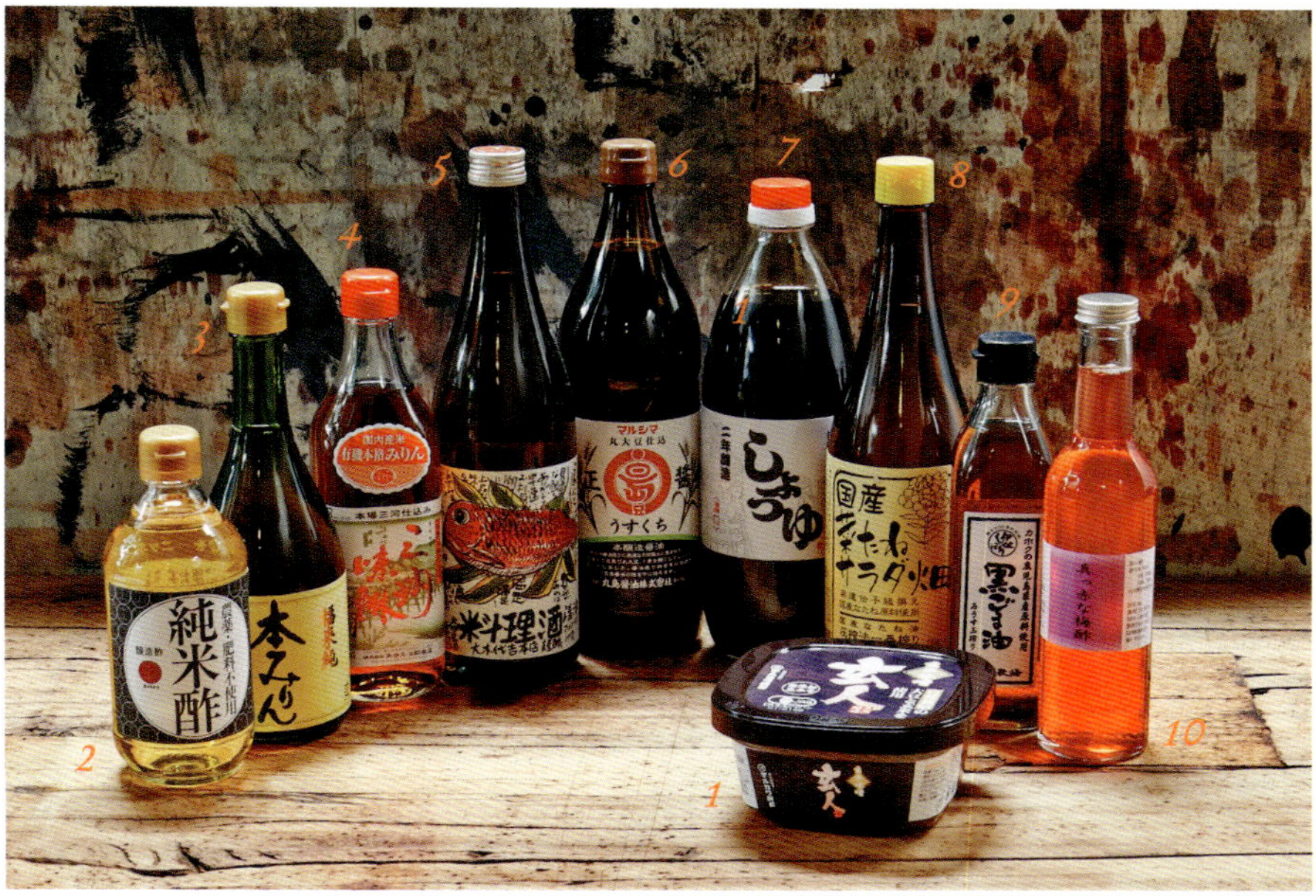

塩

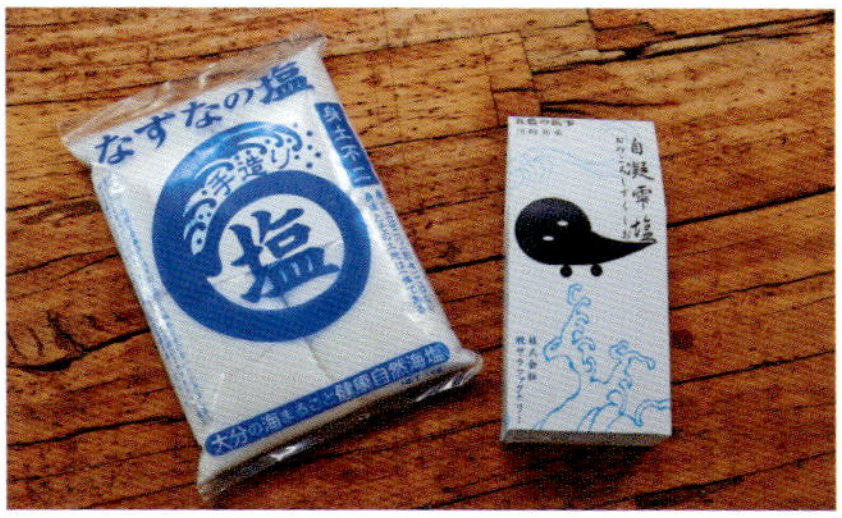

左：なずなの塩（なずなの会）　大分県佐伯市の海岸で、海水を濃縮させて釜炊き。味がまろやか（会員優先で販売）。右：自凝雫塩（脱サラファクトリー）　淡路島の海水を使用。薪を用いて鉄釜で約40時間炊きあげた甘味のある塩。

1 自然栽培玄米みそ 玄人（マルカワみそ）　自然栽培大豆と玄米、蔵つき麹菌を使用。木桶仕込みの天然醸造みそ。2 土のちから 純米酢（NORICA STYLE）　富山県産自家採種・自然農法米使用。蔵つき麹菌で醸し、土蔵で熟成。3 福来純三年熟成本みりん（白扇酒造）　手作業で造られた米麹、自家醸造米焼酎を使用。90日仕込み、3年熟成。4 有機三州味醂（角谷文治郎商店）　国内産の有機もち米、自社蔵仕込みの有機米焼酎を使用。伝統製法で造り、長期熟成。5 こんにちは料理酒（大木代吉本店）　天然のアミノ酸が一般の料理酒の5倍。うま味が違う生成りの料理専用酒。6 純正醤油うすくち（普通のごちそう通販）　丸大豆と小麦を使用し、小豆島でじっくり熟成した無添加しょうゆ。7 二年醸造しょうゆ（中村農園）　無農薬・無肥料栽培丸大豆と丸小麦を使用。杉樽仕込みの二年もの。8 国産　なたねサラダ畑（鹿北製油）　無化学肥料栽培の非遺伝子組み換え菜種（九州・北海道産地）を使用。9 鹿児島県産　黒ごま油（鹿北製油）　鹿児島県産無農薬・無化学肥料栽培黒ごまを使用。薪を焚いて釜煎り。10 真っ赤な梅酢（NORICA STYLE）　和歌山県産無農薬・無肥料栽培梅干しと、自社農園産無施肥の赤じそを使用。

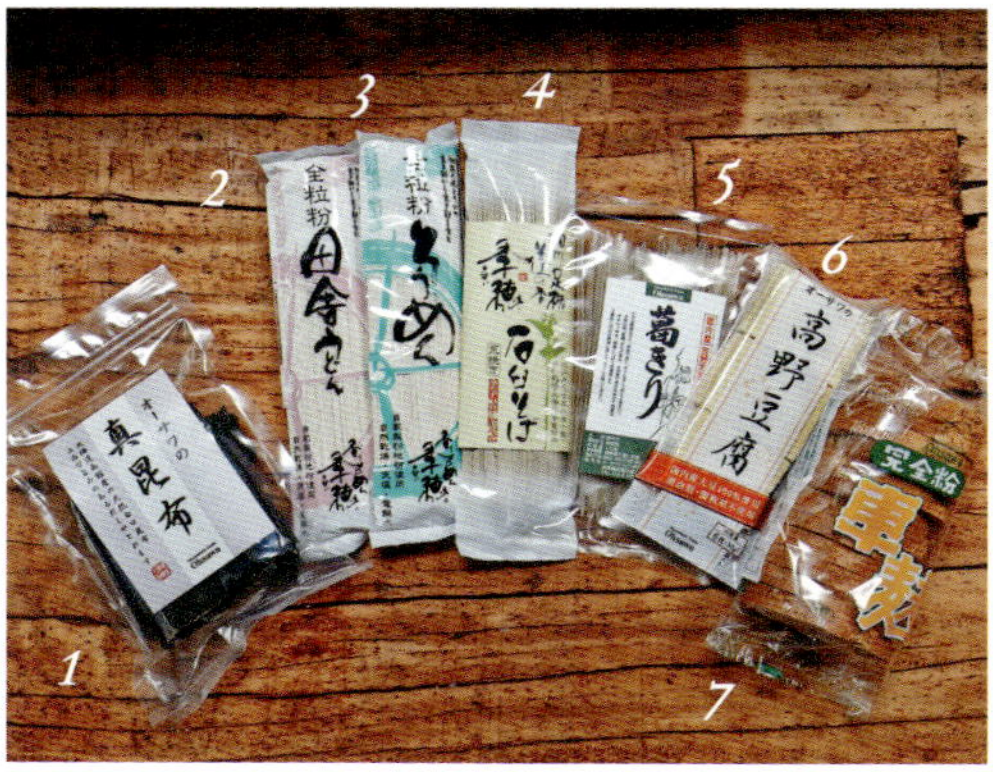

乾物・めん

1 オーサワの真昆布（オーサワジャパン）　北海道函館産天然昆布。肉厚で、うま味のある上品なだしがとれる。2 季穂　全粒粉田舎うどん 中太麺（かねこ製麺）　小麦の粒を丸ごと生かした全粒粉を使用。風味が抜群。3 季穂　全粒粉そうめん（かねこ製麺）　小麦の粒を丸ごと挽いた全粒粉で製造した、コクがあるそうめん。4 季穂 石臼そば（かねこ製麺）　北海道産きたそらち粗挽きそば粉と厳選された国内産小麦を使用。5 葛きり（オーサワジャパン）　近畿・九州産本葛粉を100%使用。歯ごたえよく、ツルツルした口当たり。6 オーサワの高野豆腐（オーサワジャパン）　消泡剤・膨軟剤（重曹）不使用。大豆を生のまま搾った「生搾り製法」。7 車麸（オーサワジャパン）　青森県産全粒粉使用。膨張剤不使用。もっちりとした食感で、コクとうま味がある。

あとがき

「食は命、命は食にあり」といいます。

戦後を境に日本の伝統食は「カロリー・栄養」重視に根底から変わり、以来、巷に病人があふれ、医療費も天井知らずです。先祖代々受けつがれた伝承の知恵は、あまりにも便利すぎる社会から消え失せています。そこに「自然に還り、原点に戻りたい」という声があがり、そのなかからこのレシピ本が作られました。

穀物と野菜、海藻と野草は本来の人間らしい肉体と精神をつくる食事です。これから結婚をする人、子育てをしている人は、ぜひばあちゃんの塩梅のある適塩料理にチャレンジしてみてください。

米、野菜、調味料は毎日食べるのですから、とびきりの本物を求めてほしいと思います。そして、食べる人のことを考えて、真心を込めて料理を作りましょう。

昔のお袋は、「甘い辛いも塩加減」「うまいまずいも塩加減」と言ったものです。塩は基礎体温を上げて血液をつくり、赤血球を守りますから、生きるパワー・治るパワー・デトックスパワーが出てきます。酒は臭みをとってうま味を引き出し、みりんは甘味もつやてりも出し、味をまろやかに決めます。その他この本に記載している調味料の分量は、ばあちゃんが昔から食べてきたものさしです。ちょうどいいか、多いと感じるか足りないと感じるかは体によって違うので、自分や家族に合う味にととのえてください。

昔からの主食副食の割合は、主食の「穀物5」に対して、副食が「野菜2」「動物性食品1」で、これは日本人が失ってはならない無形の文化遺産です。この割合は、私たちの歯が教えてくれています。穀物をすりつぶす臼歯が20本、野菜を切る門歯が8本、肉や魚を食いちぎる犬歯が4本なのですから。

毎日ごはんがおいしい。食べたものが毎日必ず出る。よく眠れる。どんなに働いても疲れない。物忘れをしない。怒らない。人の悪口を言わない。うそをつかない。すべてこの生理的条件・心理的条件は、食べものからやって来るのです。

皆様の健康と幸せを祈ります。

ばあちゃん

心の悩み、体の悩みをもった人が、母の料理教室に来て、だんだんと元気になる。この30年間、それをずっと見て感じてきました。もちろん、私もそのなかの一人です。

その母の料理をレシピ本という形で出版することは、私の希望でもありました。数多くある料理本のなかに、この本が仲間入りさせていただき、これから必要とされている方の手に届くのかと思うとうれしいです。

母は計量カップや計量スプーンを使って料理したことがないので、今回の料理撮影はかなり苦労しましたけれど、「若杉ばあちゃんの味」を一人でも多くの方に知ってほしいという思いで、すべての材料の分量を出しました。この思いが伝わりましたら幸いです。

食事は、天地一切の恵み、そしてそれを作られたすべての人々のご苦労が凝縮したもの。咀嚼《そしゃく》した食べものは体の隅々まで行きわたり、新しい息吹と力となる。「いただきます」「ごちそうさま」、短い言葉だけど、その言葉が祈りとなって力となる。食べものが、私たちを生かしてくれているということ。何を選択して食べるかが、その先の心と体に影響していることに気づいてもらえたら。

食べることこそ、丁寧に大切に！

この度、念願の料理本の出版に際し、ＰＡＲＣＯ出版の堀江さん、編集の吉度さん、カメラマンの寺澤さん、スタイリストの中里さん、ほか多くの関係者の皆様方にお世話になりました。皆様のお力添えに感謝しております。

典加

若杉友子（わかすぎ・ともこ）

1937年大分県生まれ。静岡市で川の水の汚れを減らす石けん運動などのボランティア活動を行うなかで、自然の野草のチカラに着目。食養を世に広めた桜沢如一の教えを学び、1989年、「命と暮らしを考える店・若杉」をオープン。1995年、自給自足の生活を実践すべく、京都府綾部市の上林地区に移住。

現在は故郷の大分県に移り、全国を駆けめぐって陰陽の考え方にもとづいた野草料理と、日本の気候風土に根ざした知恵を伝え続けている。

著書に『若杉友子の野草料理教室』（ふーよよ企画）、『野草の力をいただいて〜若杉ばあちゃん食養のおしえ』（五月書房）、『体温を上げる料理教室』（致知出版社）、『これを食べれば医者はいらない』（祥伝社）、『長生きしたけりゃ肉はたべるな』（幻冬舎）、『子宮を温める健康法』、『一汁一菜子育て法』、『若杉ばあちゃんのアトピー・アレルギーの話』（すべてWAVE出版）、『若杉ばあちゃんの食養相談室〜食い改めのススメ〜』（PARCO出版）などがある。

http://www.wakasugiba-chan.com

若杉典加（わかすぎ・のりか）

1967年大阪生まれ。20代のとき大阪・東京でマクロビオティック、雑穀料理を学び、細野雅裕氏より食養論を、また、母、若杉友子より野草料理を学ぶ。三人の子どもを自宅出産、公開出産し、穀物採食と野草料理で楽々育児を経験する。平成23年、母と同じ道を歩き始める。現在、土鍋を使った料理教室・お手当法講座・食養講座・陰陽講座と各種講座を開催し、無農薬・無肥料栽培の材料にこだわった商品を販売するNORICA STYLEを運営し、食の大切さを伝えている。『陰陽らいふマガジン　むすんでひらいて』を年3回発行。2016年10月より、齋藤典加から若杉典加に名義を変えて活動。

著書に『産む力・育つ力を高める食養』（WAVE出版）がある。

http://www.noricastyle.com/

若杉ばあちゃんの伝えたい食養料理

発行日　2016年11月25日　第1刷
　　　　2024年 1 月22日　第7刷

著者　若杉友子　若杉典加
発行人　宇都宮誠樹
編集　堀江由美
発行所　株式会社パルコ
　エンタテインメント事業部
　東京都渋谷区宇田川町15-1
　https://publishing.parco.jp
印刷・製本　図書印刷株式会社

ISBN978-4-86506-194-9 C2077
Printed in Japan

撮影／寺澤太郎
スタイリング／中里真理子
イラスト／フジマツミキ
ブックデザイン／細山田光宣、鈴木あづさ
（細山田デザイン事務所）
DTP／横村 葵
編集／吉度ちはる（よ・も・ぎ書店）
料理製作アシスタント／齊藤志保、山本久美子、
吉田千秋、白倉直子
協力：ブラウンズフィールド、つるかめ農園、カフェmerci、
アースマーケットプレイス

米・野菜提供
ナチュラル・ハーモニー　TEL 03-3703-0091
http://www.naturalharmony.co.jp/trust
サン・スマイル　TEL 049-264-1903
http://www.sunsmile.org

手当て用品・お茶提供
NORICA STYLE　TEL 0773-55-0779
http://www.noricastyle.com
リマの通販　0120-328-515
http://lima-netshop.jp

魚介提供
スズ市水産　TEL 0470-44-0662
http://www.suzuichi.jp

自然食品・調味料・酒類提供
オーサワジャパン　0120-677-440
http://www.ohsawa-japan.co.jp
マルカワみそ　TEL 0778-27-2111
http://marukawamiso.com
脱サラファクトリー　TEL 0799-30-2501
http://hamashizuku.com
なずなの会　TEL 0974-32-7111
http://www.nazunanokai.com
中村農園　TEL&FAX 048-787-0405（注文はFAXにて受付）
普通のごちそう通販　0120-931-877
http://www.maru-shop.jp
角谷文治郎商店　TEL 0566-41-0748
http://www.mikawamirin.com
白扇酒造　0120-873-976
http://hakusenshuzou.jp
大木代吉本店　TEL 0248-42-2161
https://www.facebook.com/ookidaikichi
鹿北製油　TEL 0995-74-1755
http://www.kahokuseiyu.co.jp
かねこ製麺　TEL 0465-81-0425
http://kanekoseimen.co.jp
片山　TEL 044-541-6336
http://kuranomoto.com

七輪提供
丸和工業　TEL 0768-82-5313
http://www.suzu.co.jp/maruwa

土鍋協力
健康綜合開発　TEL 03-3354-3948
http://kenkosogo.jp
陰陽ライフ　TEL 04-7169-7871
http://inyolife.com